Hans-Jürgen Möller · Norbert Müller (Hrsg.) ■ **Atypische Neuroleptika**

Hans-Jürgen Möller · Norbert Müller
Herausgeber

Atypische Neuroleptika

Der Stellenwert
in der Therapie schizophrener
Psychosen

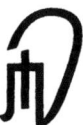 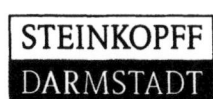

Anschrift der Herausgeber:

Prof. Dr. med. Hans-Jürgen Möller
PD Dr. med. Norbert Müller
Psychiatrische Klinik und Poliklinik mit Konsiliardienst
Großhadern
Klinikum Innenstadt
Nußbaumstraße 7
D-80336 München

Die Deutsche Bibliothek – CIP-Einheitsaufnahme

Atypische Neuroleptika : der Stellenwert in der Therapie
schizophrener Psychosen / Hans-Jürgen Möller ; Norbert Müller
Hrsg. – Darmstadt : Steinkopff, 1999
ISBN-13: 978-3-7985-1179-8   e-ISBN-13: 978-3-642-93709-5
DOI: 10.1007/978-3-642-93709-5

Dieses Werk ist urheberrechtlich geschützt. Die dadurch begründeten Rechte, insbesondere die der Übersetzung, des Nachdrucks, des Vortrags, der Entnahme von Abbildungen und Tabellen, der Funksendung, der Mikroverfilmung oder der Vervielfältigung auf anderen Wegen und der Speicherung in Datenverarbeitungsanlagen, bleiben, auch bei nur auszugsweiser Verwertung, vorbehalten. Eine Vervielfältigung dieses Werkes oder von Teilen dieses Werkes ist auch im Einzelfall nur in den Grenzen der gesetzlichen Bestimmungen des Urheberrechtsgesetzes der Bundesrepublik Deutschland vom 9. September 1965 in der jeweils geltenden Fassung zulässig. Sie ist grundsätzlich vergütungspflichtig. Zuwiderhandlungen unterliegen den Strafbestimmungen des Urheberrechtsgesetzes.

© by Dr. Dietrich Steinkopff Verlag, GmbH & Co. KG, Darmstadt 1999

Die Wiedergabe von Gebrauchsnamen, Handelsnamen, Warenbezeichnungen usw. in diesem Werk berechtigt auch ohne besondere Kennzeichnung nicht zu der Annahme, daß solche Namen im Sinne der Warenzeichen- und Markenschutz-Gesetzgebung als frei zu betrachten wären und daher von jedermann benutzt werden dürften.

Produkthaftung: Für Angaben über Dosierungsanweisungen und Applikationsformen kann vom Verlag keine Gewähr übernommen werden. Derartige Angaben müssen vom jeweiligen Anwender im Einzelfall anhand anderer Literaturstellen auf ihre Richtigkeit überprüft werden.

Verlagsredaktion: Beate Rühlemann – Herstellung: Heinz J. Schäfer
Umschlaggestaltung: Erich Kirchner, Heidelberg
Satz: Typoservice, Griesheim
Druck: Betz-Druck, Darmstadt
Gedruckt auf säurefreiem Papier

Vorwort

Der Stellenwert der atypischen Neuroleptika in der Therapie der schizophrenen Psychose hat in den letzten Jahren deutlich zugenommen. Ausgehend vom Erfolg des Clozapin, das trotz erheblicher Einschränkungen in der Verschreibung und einer sehr strengen Indikationsstellung bis Ende der 80er Jahre kontinuierlich an Bedeutung gewonnen hat, war es Ziel der pharmazeutischen Industrie, Neuroleptika zu entwickeln, die vergleichbar geringe extrapyramidalmotorische Nebenwirkungen mit guter antipsychotischer Effektivität verbinden, ohne das Risiko der Agranulozytose aufzuweisen.

Ob und inwieweit dies mit der Neuentwicklung von Sertindol, Olanzapin, Risperidon, Seroquel oder Ziprasidon und den etwas älteren Sulpirid, Amisulprid und Zotepine gelungen ist, wird in dem vorliegenden Band einer kritischen Prüfung unterzogen. Dabei werden nicht nur unterschiedliche Definitionen und Klassifikationen der „Atypika" und deren Abgrenzung zu den klassischen Neuroleptika diskutiert, sondern auch differentielle Effekte auf schizophrene Positiv- und Negativsymptome sowie das Spektrum der Risiken und Nebenwirkungen.

Als Fazit kann gezogen werden, daß die Atypika aufgrund des günstigeren Wirkungs-/Nebenwirkungsverhältnisses nach dem derzeitigen Kenntnisstand einen erheblichen Fortschritt in der Therapie mit Neuroleptika darstellen, wenn auch mit diesen Präparaten noch nicht die Fülle von Erfahrungen besteht wie mit den klassischen Neuroleptika – insbesondere in der Langzeittherapie. Konsequenterweise war ein Punkt der Kontroverse, ob die Verschreibung nebenwirkungsreicher Pharmaka heute noch vertretbar ist.

Bei allen Vorteilen der atypischen Neuroleptika sollte jedoch nicht übersehen werden, daß die typischen Neuroleptika sehr effizient sind, breite Erfahrungen damit vorliegen, und sie von vielen Patienten bei adäquater Dosis ohne ausgeprägte Nebenwirkungen vertragen werden. Deshalb wurde davor gewarnt, eine erfolgreiche Therapie mit klassischen Neuroleptika ohne strenge Indikation – z.B. das Auftreten von Spätdyskinesien – auf Atypika umzustellen. Bei Erstmanifestationen, Neueinstellung oder Umstellung hingegen sollte der Einsatz von Atypika erwogen werden.

Vor allem der derzeit hohe Preis und die mangelnde Verfügbarkeit einer Depot-Applikationsform werden als Argumente gegen den Einsatz der Atypika angeführt. Letztere befindet sich in der Entwicklung, Depotpräparate für die Langzeittherapie stehen vermutlich in absehbarer Zeit zur Verfügung.

Der Preis ist in der derzeitigen gesundheitspolitischen Situation in Deutschland der entscheidende Hemmschuh für die rasche Verbreitung der Atypika. Im Interesse unserer Patienten ist auf eine Lösung zu hoffen, welche es auch psychisch Kranken – einer Gruppe ohne starke gesellschaftliche Lobby – ermöglicht, am medizinisch-therapeutischen Fortschritt teilzuhaben.

Wir freuen uns, daß wir für die Diskussion dieser wichtigen Thematik namhafte Experten gewinnen konnten und bedanken uns insbesondere bei der Firma Lundbeck, Hamburg, die nicht nur dieses Buch, sondern auch das zugrunde liegende Symposium unterstützt und organisiert hat.

München, im Juli 1999
Prof. Dr. Hans-Jürgen Möller
PD Dr. Norbert Müller

Inhaltsverzeichnis

Vorwort V

Atypische Neuroleptika: Compliance und Lebensqualität 1
D. Naber, M. Lambert

Wirkung der atypischen Neuroleptika auf die Positivsymptomatik
bei Schizophrenie 17
B. Badenlow, E. Rüther

Atypische Neuroleptika: Ein neuer Ansatz in der Behandlung negativer
Symptome 25
H.-J. Möller

Der Einsatz atypischer Neuroleptika bei therapieresistenten schizophrenen
Psychosen 43
M. Gastpar, S. Bender

Verträglichkeitsaspekte atypischer Neuroleptika 57
M. Schmauß

Internationale Leitlinien der Schizophreniebehandlung 79
W. Gaebel

Anspruch und Wirklichkeit – Therapie schizophrener Erkrankungen
in Landeskrankenhäusern 93
G. Laux, E. Schmälzle

Die Behandlung der Schizophrenie im Landeskrankenhaus 103
R. Steinberg

Therapie mit atypischen Neuroleptika auf der Schizophrenie-Spezialstation
einer Universitätsklinik – Eine Bestandsaufnahme 109
N. Müller, S. Froschmayr, M. Riedel, H.-J. Möller

Anspruch und Wirklichkeit – Therapie schizophrener Erkrankungen beim
niedergelassenen Nervenarzt 117
R. Liesenfeld

**Therapie mit atypischen Neuroleptika aus gesundheitspolitischer Sicht:
Versuch einer gesundheitsökonomischen Analyse** 123
J. Fritze

Sachregister 155

Autorenverzeichnis

PD Dr. med. Dipl. Psych. B. Bandelow
Psychiatrische Universitätsklinik
der Georg-August-Universität
von-Siebold-Straße 5
37075 Göttingen

Prof. Dr. med. J. Fritze
Verband der Privaten
Krankenversicherung
Bayenthalgürtel 26
50968 Köln

Prof. Dr. med. W. Gaebel
Psychiatrische Klinik der
Heinrich-Heine-Universität
Bergische Landstraße 2
40629 Düsseldorf

Prof. Dr. M. Gastpar
Klinik für Psychiatrie und
Psychotherapie der Universität
GH Essen
Virchowstraße 174
45147 Essen

Prof. Dr. med. G. Laux
Bezirkskrankenhaus Gabersee
Fachkrankenhaus für Psychiatrie
Psychotherapie und Neurologie
83512 Wasserburg am Inn

Dr. med. R. Liesenfeld
Solenanderstraße 26
40225 Düsseldorf

Prof. Dr. med. H.-J. Möller
Psychiatrische Klinik der
Ludwigs-Maximilians-Universität
Nußbaumstraße 7
80336 München

Priv.-Doz. Dr. med. Dipl.-Psych.
Norbert Müller
Psychiatrische Klinik LMU München
Nußbaumstraße 7
80336 München

Dr. Dieter Naber
Klinik für Psychiatrie und
Psychotherapie der
Universität Hamburg
Martinistraße 52
20246 Hamburg

Prof. Dr. Max Schmauß
Bezirkskrankenhaus Augsburg
Dr.-Mack-Straße 1
86156 Augsburg

Prof. Dr. R. Steinberg
Pfalzklinik Landeck
Weinstraße 100
76889 Klingenmünster

Atypische Neuroleptika:
Compliance und Lebensqualität

D. Naber, M. Lambert

Einleitung

Seit der Entdeckung der neuroleptischen Wirkung des Chlorpromazins durch Delay und Deniker im Jahre 1952 sind die Neuroleptika von besonderer Bedeutung in der Behandlung schizophrener Patienten, der Nutzen ist sowohl bei akuten Psychosen wie auch in der Langzeitbehandlung bzw. in der Rezidivprophylaxe unbestritten. Ein wesentliches Problem, insbesondere in der Langzeitbehandlung, ist aber die geringe Bereitschaft der Patienten, die Neuroleptika regelmäßig einzunehmen. In zahlreichen Studien waren nur 30-40 % der Patienten compliant, für lange Zeit galt die mangelnde Einsicht in die Krankheit und in die Notwendigkeit einer medikamentösen Therapie als primärer Grund für diese niedrige Compliance. Neuere Studien hingegen deuten an, daß neben der Beziehung zwischen Arzt und Patient die subjektive Wirkung der Neuroleptika sowie objektive Nebenwirkungen für die Compliance von besonderer Bedeutung sind (27, 79). So zeigte schon die frühe Untersuchung von van Putten (72) eine signifikante Beziehung zwischen motorischen Nebenwirkungen, insbesondere der subjektiv sehr quälenden Akathisie und der geringen Bereitschaft, langfristig Neuroleptika einzunehmen.

Ein entscheidender Schritt in der Verbesserung der neuroleptischen Therapie resultierte aus der Einführung des Clozapin im Jahre 1967. Im Gegensatz zu den klassischen Neuroleptika wurde bei dieser Substanz eine gute antipsychotische Wirksamkeit ohne gleichzeitiges Auftreten extrapyramidalmotorischer Nebenwirkungen beobachtet und diese Substanz erstmals als atypisches Neuroleptikum kategorisiert (25). Inzwischen existieren eine Reihe weiterer atypischer Antipsychotika, wobei in Deutschland derzeit neben Clozapin vier derartige Neuroleptika zur Therapie schizophrener Störungen eingesetzt werden (Amisulprid, Olanzapin, Risperidon, Zotepin), 1999 bzw. im Jahr 2000 werden voraussichtlich Quetiapin und Ziprasidon auch auf dem Markt sein.

Parallel zur Weiterentwicklung antipsychotisch wirksamer Medikamente kam es seit Anfang der 90er Jahre zur einer Veränderung der Zielkriterien neuroleptischer Therapien. Während in den letzten Jahrzehnten der Schwerpunkt in der Psychosebehandlung der Symptomreduktion bzw. der Vermeidung des Wiederauftretens produktiv-psychotischer Symptome galt, wurden in den letzten Jahren zunehmend die Patientenperspektive und subjektive Neuroleptikawirkungen mitberücksichtigt. Dies erscheint um so bedeutender, da die generelle Behandlungsempfehlung auf eine neuroleptische Langzeitmedikation zielt, in deren Verlauf zunehmend Verträglichkeit und selbstbeurteilte Befindlichkeit die Compliance bzw. Lebensqualität bedingen (33).

Pharmakotherapie mit atypischen Antipsychotika

Ein Grundprinzip der Behandlung schizophrener Patienten stellt die Erkenntnis dar, daß eine lang andauernde medikamentös unbehandelte Psychose bzw. wiederholte psychotische Schübe den Verlauf und die Prognose der schizophrenen Erkrankung deutlich verschlechtern (78). Daraus folgt, je früher die Neuroleptikabehandlung beginnt, desto besser ist die Langzeitprognose. Die antipsychotische Therapie sollte aber nicht nur möglichst früh beginnen, sondern auch kontinuierlich sein. So konnten Gaebel et al. (19) zeigen, daß eine intermittierende Therapie für die große Mehrzahl der Patienten mit einem hohen Rezidiv-Risiko einhergeht bzw. daß den meisten Patienten eine kontinuierliche Langzeitbehandlung empfohlen werden sollte. Generell unterschieden werden muß zwischen ersterkrankten und chronischen schizophrenen Patienten. Erstere zeigen als neuroleptika-naive Patienten eine höhere Sensibilität gegenüber akuten neurologischen Nebenwirkungen, so daß niedrigere Dosierungen in der Akutbehandlung gewählt werden sollten. Ersterkrankte schizophrene Patienten stellen aber auch aus anderen Gründen eine besondere Zielgruppe für die Behandlung mit atypischen Neuroleptika dar. Da sie erstmals Kontakt mit der Psychiatrie haben bzw. erstmals mit Psychopharmaka behandelt werden, stellt gerade bei ihnen die erste Erfahrung mit Neuroleptika die Basis für die weitere Compliance dar.

Im folgenden sollen die verschiedenen pharmakotherapeutischen Bedingungsfaktoren für eine bessere Compliance bzw. Lebensqualität vor dem Hintergrund des Vergleiches zwischen typischen und atypischen Antipsychotika dargestellt werden. Diese Unterschiede resultieren einerseits aus verschiedenen Defiziten typischer Neuroleptika, andererseits aus Vorteilen atypischer Antipsychotika v.a. in Behandlungsbereichen, die erst in den letzten Jahren in den Fokus der psychopharmakologischen Behandlung schizophrener Patienten gerückt sind (Tabelle 1).

Bessere Verträglichkeit atypischer Neuroleptika

Im Vergleich zu verschiedenen Referenzsubstanzen konventioneller Neuroleptika (u.a. Haloperidol, Fluphenazin oder Chlorpromazin) wurde über eine bessere Verträglichkeit atypischer Neuroleptika, v.a. im Bereich akuter extrapyramidalmotorischer Nebenwirkungen (36, 55, 56, 58, 64, 70). Zudem scheinen, auch wenn der Anwendungszeitraum für einige atypische Neuroleptika noch nicht als ausreichend einzustufen ist, Spätdyskinesien unter diesen Antipsychotika geringer zu sein bzw. gar nicht aufzutreten (unter typischen Neuroleptika treten bei 20–30 % der Patienten nach 5 Jahren Neuroleptikaexposition tardive Dyskinesien auf; z.B. Tollefson et al. (66). Im Gegenteil werden atypische Neuroleptika, vor allem Clozapin und Olanzapin, als erste Umstellungsvariante bei manifester tardiver Dyskinesie empfohlen (10).

Tabelle 1. Vorteile und Defizite typischer und atypischer Antipsychotika in der Behandlung schizophrener Patienten

☐ **Vorteile typischer Neuroleptika:**
  - Erhältlich als Depot-Medikation für nicht-compliante Patienten

☐ **Defizite typischer Neuroleptika:**
  - Höhere Nebenwirkungsrate:
    - Akute extrapyramidal-motorische Nebenwirkungen bei bis zu 75 % der Patienten
      – Einschränkungen der subjektiven Befindlichkeit
      – Erhöhte Rate an schädlichem Substanzgebrauch (v.a. bei Akathisien)
      – Größere Gefahr der Entwicklung einer tardiven Dyskinesie (Parkinson-Syndrom)
      – Erniedrigte Medikamenten-Compliance
      – Soziale Konsequenzen (v.a. Stigmatisierung und schlechtere Lebensqualität)
    - Sexuelle Dysfunktionen bei 30–55 % der Patienten
      – Einschränkungen der subjektiven Befindlichkeit
      – Erniedrigte Medikamenten-Compliance
      – Soziale Konsequenzen (v.a. schlechtere Lebensqualität)
    - Auftreten von Spätdyskinesien (etwa 20–30 % nach 5 Jahre Neuroleptikaexposition)
      – Einschränkungen der subjektiven Befindlichkeit
      – Erniedrigte Medikamenten-Compliance
      – Soziale Konsequenzen (v.a. Stigmatisierung)
    - Verursachung oder Verschlechterung von negativen, depressiven oder kognitiven Symptomen
      – Schlechteres Outcome und
      – Schlechtere soziale Integration bzw. Reintegration
  - Schlechtere Wirksamkeit auf negative, depressive und kognitive Symptome
  - Häufigeres Auftreten bzw. schlechtere Wirksamkeit bei Therapieresistenz

☐ **Vorteile atypischer Neuroleptika:**
  - Breiteres therapeutisches Spektrum:
    - Weniger residuale Positivsymptomatik (Therapieresistenz)
    - Effektivität in der Behandlung der Negativsymptomatik
    - Antidepressive und angstlösende Wirkung
    - Verbesserung kognitiver Funktionen
    - Mittel der ersten Wahl bei manifester tardiver Dyskinesie
  - Reduzierte Nebenwirkungs-Rate:
    - Geringere Prävalenz akuter extrapyramidal-motorischer Nebenwirkungen
    - Geringeres Spätdyskinesierisiko
    - Weniger sexuelle Dysfunktionen (auch durch niedrige bzw. keine Prolaktinerhöhungen)
    - Weniger emotionale Beeinflussungen
  - Bessere Compliance
  - Erniedrigte Rehospitalisierungsrate
  - Höhere Lebensqualität
  - Verbesserte Psychorehabilitation
  - Bessere soziale Integration bzw. Reintegration
  - Niedrige Gesamtbehandlungskosten

☐ **Nachteile atypischer Neuroleptika:**
  - Höhere Gewichtszunahme, v.a. unter Clozapin und Olanzapin
  - (Noch) Nicht als Depot-Präparat erhältlich

Wie wichtig gerade dieser Verträglichkeitsunterschied im Bereich von akuten EPMS ist, zeigen Untersuchungen über klinische und soziale Konsequenzen dieser neurologischen Nebenwirkungen (Tabelle 1). Von Bedeutung sind v.a.

- Einschränkungen der subjektiven Befindlichkeit (9)
- eine erhöhte Rate an schädlichem Substanzgebrauch (15)
- eine größere Gefahr der Entwicklung einer tardiven Dyskinesie (31)
- eine erniedrigte Medikamenten-Compliance (79) sowie
- eine Reihe von sozialen Konsequenzen (v.a. Einschränkungen der Lebensqualität und soziale Stigmatisierung; 8)

Hinsichtlich der subjektiven Beeinträchtigung durch neuroleptische Nebenwirkungen wurden von Buis (9) 44 mit Depot-Neuroleptika behandelte schizophrene Patienten befragt und nachfolgend deren Einschätzungen nach dem Schweregrad der subjektiven Einschränkung geordnet (Tabelle 2). Hierbei wurde ebenfalls deutlich, daß die mentalen und emotionalen Einschränkungen durch die Neuroleptika von den Patienten als wesentlich belastender empfunden werden im Vergleich zu den motorischen Nebenwirkungen.

Ein weiterer Vorteil folgt aus der Beobachtung, daß klassische Neuroleptika zu einem Anstieg des Prolaktinspiegels mit der Folge von sexuellen Dysfunktionen führen können (30 % bei weiblichen und 55 % bei männlichen Patienten). Auch wenn diese Störungen der Sexualität schizophrener Patienten nicht alleine auf die psychopharmakologische Behandlung zurückgeführt werden können, werden Hyperprolaktinämien unter der Behandlung mit atypischen Antipsychotika nur noch vereinzelt und weniger ausgeprägt beobachtet, was einen präferentiellen Einsatz v.a. bei weiblichen Patienten rechtfertigt.

Tabelle 2. Nebenwirkungen typischer (Depot-) Neuroleptika, geordnet nach dem Schweregrad der subjektiven Beeinträchtigung (nach 9)

Nebenwirkung	Schwere der subjektiven Beeinträchtigung
Schläfrigkeit/Sedation	Schwerste Beeinträchtigung
Asthenie	
Gewichtszunahme	
Innere Anspannung und Unruhe	
Konzentrationsschwierigkeiten	
Akathisie	
Depression	
Sexuelle Dysfunktionen	
Gedächtnisstörungen	
Tremor	
Hypokinesie/Akinese	
Orthostatische Dysregulation	
Dystonie/Hyperkinesie	
Akkomodationsstörungen	
Mundtrockenheit	
Rigidität	Leichteste Beeinträchtigung

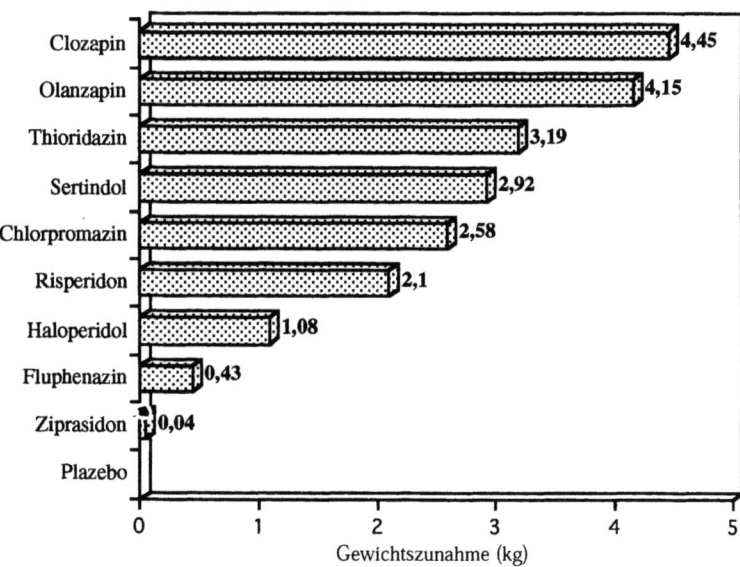

Abb. 1. Gewichtszunahme (kg) unter 10wöchiger Neuroleptikatherapie – Metaanalyse (Basis: 78 Studien) von Allison et al. (1)

Ein Verträglichkeitsproblem der atypischen Neuroleptika stellt die teilweise erhebliche Gewichtszunahme dar. Von Allison et al. (1) wurde dahingehend eine Metaanalyse von 78 verschiedenen Studien vorgelegt (10wöchige Neuroleptikatherapie; Abb. 1). Demnach geht eine antipsychotische Behandlung mit Clozapin oder Olanzapin mit einer im Vergleich zu typischen Neuroleptika wie Haloperidol größeren Gewichtszunahme einher.

Bessere Wirksamkeit auf Negativsymptomatik

Unter dem Aspekt, daß die günstige Wirkung bestimmter Neuroleptika auf die Negativsymptomatik mit der Serotonin-5-HT$_2$-Blockade, der geringeren Inzidenz extrapyramidal-motorischer Nebenwirkungen und einer verbesserten antidepressiven und anxiolytischen Wirksamkeit erklärt wird, sind für atypische Antipsychotika eine Reihe von Studien hinsichtlich der Effektivität in der Behandlung negativer Symptome durchgeführt worden. Hier konnten Vergleichsstudien zwischen Plazebo bzw. Haloperidol und verschiedenen atypischen Antipsychotika eine Überlegenheit der Atypika in der Behandlung der schizophrenen Negativsymptomatik zeigen (38, 39, 44, 55, 56, 64, 65). Aufgrund der Tatsache, daß die meisten Befunde zur Wirksamkeit auf die schizophrene Negativsymptomatik an Patienten mit akuten Exazerbationen gewonnen wurden – eine Ausnahme bildet z.B. die Amisulprid-Studie von Loo et al. (43) – bedarf es weiterer klinischer Prüfungen, um zu klären, ob diese günstigen Ergebnisse auch auf die Negativsymptomatik im Rahmen chronischer Residualzustände übertragen werden können. Da jedoch die Reduktion der Positiv- und Negativsymptomatik sehr stark miteinander korreliert, können die atypischen Antipsychotika über ihre günstigeren Effekte auf die sekundäre Negativsymptomatik, z.B. durch die geringere Inzidenz extrapyramidal-motorischer Nebenwirkungen, zur Behandlung der schizophrenen Negativsymptomatik empfohlen werden.

Bessere Wirksamkeit auf depressive Symptome

Neben negativen und kognitiven Symptomen leiden viele schizophrene Patienten unter depressiven Symptomen. Hinsichtlich der Prävalenz depressiver Symptome wurden unterschiedliche Angaben gemacht (Tabelle 3). Diese Variation resultiert u.a. aus differierenden diagnostischen Kriterien, der mangelhaften Unterscheidung zwischen Erst- und Mehrfacherkrankten, Untersuchungen in verschiedenen Krankheitsphasen, der Schwierigkeit, depressive Symptome von anderen schizophrenen Symptomen abzugrenzen, sowie dem Problem, depressive Symptome während floriden psychotischen Phasen zu erkennen. Insgesamt wurde über eine Prävalenz von bis zu 81 % berichtet (49).

In bezug auf die Wirksamkeit atypischer Antipsychotika auf eine depressive Begleitsymptomatik liegen für Clozapin (51), Olanzapin (68); Risperidon (56) oder Amisulprid (59) Studien vor. Zum Beispiel wurde die Wirkung von Olanzapin auf depressive Symptome in einer Phase-III-Doppelblindstudie untersucht (68). Bei Aufnahme in die Studie hatten mehr als die Hälfte der Patienten (55 %) eine mittelgradige depressive Symptomatik (MADRS $\geq$ 16). Am Ende der 6wöchigen Akutbehandlung zeigten die Olanzapin-Patienten eine im Vergleich zu den Haloperidol-Patienten signifikante Verbesserung der begleitenden depressiven Symptomatik (MADRS-Gesamtwert: -5.97 vs. -3.06, $p < 0.05$).

Von Rein et al. (59) wurde eine Analyse der Wirksamkeit von Amisulprid auf die depressive Begleitsymptomatik in der schizophrenen Akutphase vorgelegt. Hierzu wurden 4 verschiedene Amisulprid-Akutphasevergleichsstudien mit insgesamt 730 Patienten (17, 48, 58, 76) hinsichtlich des BPRS-Angst/Depressions-Subfaktors reanalysiert. Als Ergebnis zeigte sich, daß es unter der Therapie mit Amisulprid, im Vergleich zu Haloperidol ($p < 0.05$) und Flupentixol ($p < 0.05$), zu einer signifikant größeren Verbesserung depressiver Symptome in der schizophrenen Akutphase kommt. Im Vergleich zu Risperidon wurde kein signifikanter Unterschied beobachtet.

Tabelle 3. Studien zur Prävalenz depressiver Symptome bei schizophrenen Patienten (30, 44, 49)

Studie	Patientenzahl	% mit depressiven Symptomen
• Johnston et al. (1985)	37	19
• House et al. (1987)	68	22
• Mandel et al. (1982)	211	25
• Leff et al. (1998)	31	45
• WHO (1973)	588	81

Bessere Compliance, weniger Rehospitalisierung

Ein essentieller Bestandteil der Behandlung schizophrener Patienten stellt die Compliance hinsichtlich des beschriebenen Medikamentenregimes dar. Mit einer konsequenten Einnahme der Antipsychotika können akute Zustandsbilder behandelt und psychotische Episoden verkürzt bzw. verhindert werden (13). Daraus resultiert eine bessere Prognose der schizophrenen Erkrankung.

Hinsichtlich des Zusammenhangs zwischen dem Auftreten extrapyramidalmotorischer Nebenwirkungen und der Abnahme der medikamentösen Compliance konnten Young et al. (79) in einer Übersichtsarbeit in 11 von 12 Studien eine positive Korrelation finden. Verschiedene andere Untersuchungen kommen zum gleichen Ergebnis: 1/3–2/3 der Patienten geben Nebenwirkungen als Ursache des Absetzens der Medikation an (14). Vor allem für die initiale „dysphorische Reaktion" und die Akathisie konnte ein direkter Zusammenhang zur Verweigerung der neuroleptischen Medikation nachgewiesen werden (72, 74, 75). Dagegen konnte in verschiedenen anderen Studien, in denen primär motorische und andere objektive Nebenwirkungen berücksichtigt wurden, kein Zusammenhang zwischen Non-Compliance und extrapyramidal-motorischer Nebenwirkungen festgestellt werden (45, 57).

Die relativ hohe Compliance schizophrener Patienten unter der Langzeitbehandlung mit Clozapin wurde übereinstimmend beobachtet. Unter typischen Neuroleptika liegt sie meist nur bei 20–50 %, unter Clozapin war sie in Abhängigkeit von der sehr unterschiedlichen Dauer der Behandlung und der Patientenpopulation in zahlreichen Untersuchungen mit 50–70 % (26), 68 % (54), 86 % (61), 87 % (53) und ca. 90 % (42) deutlich erhöht.

Doppelblind wurde in einer US-Studie (60) über ein Jahr u.a. die Compliance unter Clozapin und Haloperidol, beide in aus europäischer Sicht hohen Dosierungen ermittelt. Unter 28 ± 5 mg Haloperidol waren nur 28 % compliant, unter 552 ± 229 mg Clozapin 57 % ($p < 0.01$).

Im Vergleich zwischen typischen und anderen atypischen Antipsychotika wurde die Compliance vorwiegend mittels Abbruchraten erhoben. In bezug auf die Compliance unter Olanzapin liegen Daten aus einer Langzeitstudie im Vergleich zu Haloperidol vor (64). Während in der Haloperidol-Gruppe lediglich 46,8 % (n = 309 von 660) der Patienten die Behandlung über ein Jahr abschlossen, lag diese Rate bei den Olanzapin-Patienten mit 66,5 % (n = 888 von 1336) signifikant höher ($p < 0.001$).

Daniel et al. (12) zeigten in einer doppelblind-kontrollierten Studie, daß ambulante schizophrene Patienten unter 24 mg Sertindol pro Tag (n = 140) seltener rehospitalisiert wurden ($p < 0,05$) und länger compliant waren ($p < 0,05$) als Patienten unter 10 mg Haloperidol pro Tag (n = 142). Ähnliche Ergebnisse liegen auch für andere atypische Neuroleptika vor.

Bessere subjektive Befindlichkeit

Viele Patienten berichten unter typischen Neuroleptika nicht nur über motorische Nebenwirkungen, sondern auch über Einschränkungen von Emotionalität, Sexualität, Willensstärke, Spontanität und Lebensfreude (2). Diese individuell sehr unterschiedlichen, oftmals herkömmlichen Untersuchungsmethoden nicht zugänglichen subjektiven Beschwerden über Einschränkungen von Kognition und Emotion sind seit Beginn der neuroleptischen Therapie bekannt und mit einer Vielzahl von unterschiedlichen Begriffen benannt worden, u.a.

- pharmakogene Depression (24)
- postremissives Erschöpfungssyndrom (22)
- akinetische Depression (73)
- neuroleptische Dysphorie (16)
- neuroleptisch-induzierte Anhedonie (77) oder
- neuroleptisch-induziertes Defizitsyndrom (35).

Die o.a. Autoren, insbesondere Heinrich (22), betonen dabei die Schwierigkeit in der ätiologischen Differenzierung, vor allem im Querschnitt beim einzelnen Patienten. Zum einen kann es sich bei den Beschwerden um die Grundkrankheit selbst handeln bzw. um die Negativsymptome der Schizophrenie, zum anderen um eine psychogene Reaktion des Patienten auf seine durchlebte Psychose. Es gibt mittlerweile aber keine Zweifel daran, daß gerade typische Neuroleptika das Ausmaß des depressiv-anhedonen Symptoms erheblich verstärken. Die dysphorischen anhedonen Wirkungen von Neuroleptika beziehen sich auf weitgehend remittierte Patienten in der Langzeitbehandlung, z.B. 6–12 Wochen nach dem Beginn der neuroleptischen Therapie. Sie stehen in keinem Widerspruch zu den Untersuchungen, die gezeigt haben, daß bei akutpsychotischen Patienten depressive Syndrome unter einer neuroleptischen Therapie reduziert werden (34, 47). So zeigte auch eine Langzeitstudie, daß medikamentös unbehandelte schizophrene Patienten weniger depressiv waren als solche unter Neuroleptika (6), und Johnson (30) fand, daß depressive Syndrome besonders häufig sind bei den schizophrenen Patienten, die hochdosiert mit typischen Neuroleptika behandelt wurden.

In Anbetracht der häufigen Verabreichung von Neuroleptika seit mehr als 40 Jahren ist es überraschend oder erschreckend, daß in der Therapieforschung die subjektiven Wirkungen bei schizophrenen Patienten und insbesondere ihr Einfluß auf die Lebensqualität erst in den letzten Jahren allmählich zunehmend systematisch untersucht wurden (3). Nur in einigen wenigen Untersuchungen wurde die klinische Relevanz der subjektiven Wirkung von Neuroleptika systematisch geprüft (29, 41, 63, 73). Diese Untersuchungen zeigen z.B., daß eine initiale Dysphorie nach der Einnahme von typischen Neuroleptika mit einer schlechten Wirkung und insbesondere mit schlechter Compliance korreliert. Darüber hinaus zeigen die o.a. Untersuchungen, daß die subjektive Wirkung von Neuroleptika für die Lebensqualität schizophrener Patienten häufig von größerer Bedeutung ist als die objektive Psychopathologie. Im Hinblick auf den Vergleich zwischen atypischen und klassischen Neuroleptika zeigen einige Studien, daß die subjektive Befindlichkeit unter atypischen Antipsychotika, insbesondere unter Clozapin (50) oder Olanzapin (40) deutlich besser ist als unter konventionellen Neuroleptika.

So zeigte sich mit einer Selbstbeurteilungsskala zur Messung der subjektiven Befindlichkeit unter Neuroleptika, der SWN („subjective well-being under neuroleptic treatment" (51)) bei 40 Patienten unter Clozapin und 40 Patienten unter klassischen Neuroleptika trotz der negativen Selektion für die Clozapin-Patienten, die zuvor unter den klassischen Neuroleptika mit Therapieresistenz oder schwerwiegenden motorischen Nebenwirkungen reagiert hatten, eine signifikante Überlegenheit des atypischen Neuroleptikums.

In einer weiteren offenen Pilotstudie wurde die subjektive Befindlichkeit unter Olanzapin bei 24 Patienten über den Zeitraum von 14 Wochen untersucht (71). Eingeschlossen wurden Patienten, die zuvor mit konventionellen (n = 11) oder anderen atypischen Neuroleptika (Clozapin: n = 9; Risperidon: n = 4) behandelt und nachfolgend auf Olanzapin (5–20 mg/Tag) umgestellt wurden. Als Ergebnis wurde eine signifikante Verbesserung der subjektiven Befindlichkeit festgestellt ($p < 0.03$). Zudem wurde eine hochsignifikante Verbesserung des globalen Funktionsniveaus (GAF: $p < 0.001$) beobachtet.

Bessere Lebensqualität

Der Aspekt der Lebensqualität bei schizophrenen Patienten (Quality of Life = QoL) als Erfolgskriterium einer neuroleptischen Therapie hat sich in den letzten Jahren bei der Beurteilung von Behandlungskonzepten bzw. deren Erforschung etabliert (4). Entgegen dem klinischen Eindruck vieler Psychiater zeigen etliche Studien, daß 63–95 % der weitgehend remittierten schizophrenen Patienten in der Lage sind, ihr Befinden bzw. ihre Lebensqualität in Selbstbeurteilungsfragebögen adäquat zu äußern (27, 50). Häufig zeigte sich auch, daß subjektives Wohlbefinden, insbesondere bezüglich des affektiven Erlebens, durch Fremdbeurteilung kaum bzw. nur eingeschränkt zu messen ist. Daher hat es sich bewährt, die Lebensqualität getrennt von der psychopathologischen Symptomatik zu erfassen.

In der ersten Studie, in der der Einfluß von Neuroleptika auf die Lebensqualität schizophrener Patienten untersucht wurde, konnten Meltzer et al. (46) nach offener Verabreichung von Clozapin über 6 Monate bei 38 therapieresistenten Patienten zeigen, daß 6 Monate nach Absetzen der typischen Neuroleptika bzw. Umsetzen auf Clozapin die Lebensqualität, gemessen mit der methodisch allerdings fragwürdigen Heinrichs-Skala, in allen 4 Bereichen hochsignifikant anstieg. Unterstützt wurde dieses Ergebnis durch eine doppelblind-kontrollierte Studie, in der über ein Jahr bei 400 Patienten die Lebensqualität unter Clozapin (552 ± 229 mg/Tag) und Haloperidol (28 ± 5,3 mg/Tag) beurteilt wurde (60). Angesichts der extrem hohen Dosierung ist die „Blindheit" der Untersucher fraglich, Clozapin war hinsichtlich der „completion rate" bzw. Compliance (57 vs. 28 %, $p < 0.001$) und der Lebensqualität ($p = 0.02$) dem Haloperidol hochsignifikant überlegen.

Die tägliche klinische Erfahrung, wonach auch andere atypische Neuroleptika die Lebensqualität schizophrener Patienten verbessern, wurde unterstützt durch eine Untersuchung von Franz et al. (18), in der die subjektive Lebensqualität schizophrener Patienten unter atypischen Neuroleptika (Clozapin, Risperidon, Zotepin, n = 33) mit der unter typischen Neuroleptika (n = 31) verglichen wurde. Die Patienten unter atypischen Neuroleptika, insbesondere die unter Clozapin und Risperidon, zeigten in dieser Studie über 4 Monate signifikant bessere Werte in den Bereichen körperliches Wohlbefinden, Sozialleben und Alltagsfunktionen.

Die Lebensqualität unter der Behandlung wurde erstmalig von Tollefson et al. (64) doppelblind kontrolliert gemessen in einer Olanzapin vs. Haloperidol-Phase-III-Studie mittels der QLS (23). Dabei zeigte sich, daß die Patienten unter der Therapie mit Olanzapin und Haloperidol über eine Verbesserung ihrer Lebensqualität berichteten, im Vergleich beider Antipsychotika stärker unter Olanzapin, jedoch ohne signifkanten Unterschied. Unter der Behandlung mit 10–15 ± 2,5 mg Olanzapin pro Tag wurde im Vergleich zu Placebo über eine signifikante Verbesserung der Lebensqualität berichtet (21). Auch in der Vergleichsstudie zwischen Olanzapin und Risperdal (69) wurde die Verbesserung der Lebensqualität mit der QLS gemessen. Hier nahm die Lebensqualität der Behandelten beider Gruppen zu. Ein signifikanter Unterschied ergab sich nur in einem der 4 Subscores: zwischenmenschliche Beziehungen. Katschnig (32) untersuchte in einer Olanzapin-Anwendungsbeobachtung bei 221 ambulanten Patienten die Veränderung der subjektiv eingeschätzten Lebensqualität, wobei es innerhalb des 6wöchigen Behandlungszeitraumes zu einer wesentlichen Verbesserung kam.

In der größten Amisulprid-Langzeitstudie durch Colonna et al. (11) wurde neben der Wirksamkeit und Verträglichkeit von Amisulprid (200–800 mg/Tag; n = 370) im Vergleich zu Haloperidol (5–20 mg/Tag, Erhöhung auf 30 mg möglich; n = 118) auch die Lebensqualität der Patienten mittels der QLS erhoben. Hier zeigte sich nach 52 Wochen ein signifikanter Vorteil einer Amisulpridbehandlung gegenüber einer Therapie mit Haloperidol (–0.64 vs –0.30, $p < 0.001$).

Auch für Sertindol beobachteten Daniel et al. (12), daß die Lebensqualität (mittels QLS gemessen) im Vergleich zu den Patienten, die mit Haloperidol behandelt wurden, unter Sertindol besser war. Die Sertindol-Patienten zeigten eine Besserung von 9,3 (± 3,2) Punkten, während die Haloperidol-Patienten mit –0,5 (± 1,8) Punkten keine Veränderung der Lebensqualität erfuhren ($p < 0,05$) (52).

Für Risperidon liegen neben der o.a. kontrollierten Studie von Tran et al. (69) 2 offene systematische Studien zur Lebensqualität vor (5, 7). Ayuso-Gutiérrez et al. (5) untersuchten in einer offenen 6monatigen Studie die Lebensqualität bei 980 mit Risperidon behandelten Patienten mittels der QLS. Im Ergebnis zeigte sich eine Verbesserung der Lebensqualität bei 85,8 % der Patienten, lediglich bei 14,2 % wurde eine Verschlechterung beobachtet. Bobes et al. (7) untersuchten 362 chronisch schizophrene Patienten hinsichtlich der Veränderung der Lebensqualität nach 2, 4 und 8 Monaten Behandlung mit Risperidon. In dieser Studie wurde die Lebensqualität mittels der SF-36 untersucht. Nach 8 Monaten Behandlung mit Risperidon wurde eine signifikante Verbesserung der Lebensqualität in allen Bereichen der SF-36 gefunden ($p < 0.001$). Eine besondere Verbesserung zeigte sich in den Bereichen emotionale Befindlichkeit und soziales Funktionsniveau. Gleichfalls hochsignifikant verbessert zeigten sich die Gesamtbereiche physische und mentale Gesundheit ($p < 0.01$). Die größten Verbesserungen wurden bei Frauen, Patienten mit der Diagnose einer paranoiden Schizophrenie und Patienten ohne einen gleichzeitigen Konsum psychotroper Substanzen gefunden.

Zusammenfassung

Atypische Neuroleptika bieten eine neue Chance in der Behandlung schizophrener Patienten. Wenngleich nach wie vor eine Diskussion über die Definition atypischer Medikamente besteht, so ist doch unbestritten, daß die neuere Generation von Neuroleptika mit einem selektiven Wirkmechanismus (wie z.B. Olanzapin, Serdolect, Quetiapin, Risperidon und Zotepin) neben dem als eigentliches

Atypikum geltenden Clozapin von den Patienten hinsichtlich des Erlebens subjektiver Nebenwirkungen häufig besser eingeschätzt werden als herkömmliche Neuroleptika (18, 37, 46). Dadurch verbessern sie nicht nur die Behandlungsbereitschaft im allgemeinen, sondern gerade im Hinblick auf die Möglichkeit einer umfassenden Teilnahme an einer Rehabilitation auch die Behandlungschancen. Desweiteren zeigen sich atypische Neuroleptika in der Behandlung der Minussymptomatik wie auch der kognitiven Störungen den konventionellen Neuroleptika überlegen (37).

Erfolgskriterien einer neuroleptischen Behandlung sollten daher neben der objektiven Psychopathologie, der Rückfallhäufigkeit und Rehospitalisierungsrate auch die Verträglichkeit, das neuropsychologische Funktionsniveau, die Compliance einschließlich selbstbewerteter Befindlichkeit sowie die Lebensqualität sein. Letztendlich sind auch die Kosten einer Behandlung im Längsverlauf zu berücksichtigen, wobei der Anteil der Medikamente an dem Gesamtaufwand der Behandlungskosten nur ca. 7 % beträgt (62).

Atypische Neuroleptika bieten hier gegenüber den konventionellen Neuroleptika deutliche Vorteile und beinhalten eine neue Chance der Behandlung. Wenngleich auch sie nicht völlig nebenwirkungsfrei sind, Gewichtszunahme und sexuelle Funktionsstörungen nach wie vor sehr belastend wirken können, zeigen sie doch durch die im Vergleich mit konventionellen Neuroleptika fehlenden relevanten motorischen und affektiven Nebenwirkungen eine bessere subjektive wie objektive Verträglichkeit ohne die gravierende soziale Stigmatisierung unerwünschter extrapyramidal-motorischer Medikamenteneffekte. Gerade die für den sozialen Kontakt wichtigen gestischen und mimischen Ausdrucksmöglichkeiten sind unter der Therapie mit Atypika deutlich weniger beeinträchtigt als unter konventionellen Antipsychotika. Ferner bedingen die zu den atypischen Neuroleptika zählenden neueren Medikamente durch eine bessere Wirksamkeit auch auf die Negativsymptomatik ein höheres subjektives Wohlbefinden und dadurch eine Verbesserung der Lebensqualität. Hierdurch ist zu erwarten, daß Patienten bzgl. dieser Medikamente eine höhere Compliance zeigen. Patienten scheinen eher dazu bereit zu sein, die Medikamente über die empfohlene Zeitdauer einzunehmen. Hierdurch ist mit einer geringeren Rückfallrate mit weniger psychotischen Exacerbationen zu rechnen. Die Rehospitalisierungsrate sinkt. Der langfristige Behandlungserfolg hinsichtlich Stabilisierung und Wiedereingliederung scheint weniger gefährdet.

Durch eine verbesserte subjektive Befindlichkeit, eine geringere Rehospitalisierungsrate, weniger Beeinträchtigung durch produktiv-psychotische Symptome und einer geringeren sozialen Stigmatisierung durch unerwünschte Medikamenteneffekte zeigen sich insgesamt bessere Vorraussetzungen zur Teilnahme und zum Erfolg psychosozialer Rehabilitationsprogramme. Hierzu gibt es bisher zwar kaum kontrollierte Untersuchungen. In einer Studie von Rosenheck et al. (60) konnte jedoch gezeigt werden, daß die Teilnahme an Rehabilitationsmaßnahmen bei mit Atypika behandelten Patienten (Clozapin, 580 ± 229 mg/Tag) gegenüber einer Vergleichsgruppe mit Haloperidol (28 ± 5,3 mg/Tag) medizierten Patienten deutlich größer war. Auch in einer Untersuchung von Hamilton et al. (20) waren Olanzapin-behandelte Patienten (n = 551) häufiger in Teil- oder Vollzeitbeschäftigung als Patienten, die mit Haloperidol behandelt (n = 266) wurden. Dies zeigte sich auch in geringeren Kosten in der schizophrenen Akutphase ($p = 0.026$) als auch in der Langzeitbehandlung ($p = 0.16$) (20).

Aufgrund dieser Zusammenhänge kann die folgende Reaktionskette als Folge der Verabreichung von atypischen Antipsychotika vermutet werden:

1. Weniger motorische, affektive und kognitive Nebenwirkungen bzw. bessere Wirksamkeit auf depressive und kognitive Symptome
2. Bessere Compliance
3. Geringere Rückfallrate, seltenere Rehospitalisierung
4. Längere Remission, Ermöglichung der langfristigen Teilnahme an psychotherapeutischen, psychosozialen und rehabilitativen Therapien
5. Besserung der Negativ-Symptomatik
6. Verbesserung der subjektiven Befindlichkeit und der Lebensqualität

Bezüglich der Rehabilitation schizophrener Patienten besteht letztendlich die begründete Hoffnung, daß sich aufgrund o.g. „Reaktionskette", welche durch atypische Neuroleptika ausgelöst werden kann, auch die Langzeitprognose schizophrener Patienten bessern wird.

Schlußfolgerung

Die pharmakotherapeutischen Möglichkeiten in der Behandlung schizophrener Patienten haben sich mit der Einführung weiterer atypischer Antipsychotika in den letzten Jahren deutlich verbessert. Nachdem für fast 20 Jahre mit dem Clozapin nur ein einziges Medikament dieser Art zur Verfügung stand, kamen in den letzten Jahren Präparate wie Risperidon und Zotepin sowie seit 1996 Olanzapin bzw. seit kurzer Zeit Sertindol und Amisulprid dazu. Diese Substanzen sind in der pharmakologischen Wirkung auf die verschiedenen Neurotransmittersysteme und in dem individuellen Nebenwirkungsprofil deutlich unterschiedlich bzw. anders als Clozapin. Sie führen bei den meisten Patienten und insbesondere bei denen, die zuvor als Folge der Behandlung mit typischen Neuroleptika unter erheblichen motorischen Störungen oder affektiven Einschränkungen litten, aufgrund u.a. der besseren Verträglichkeit zu einer klinisch hochbedeutsamen Besserung.

Parallel zu dieser Weiterentwicklung antipsychotisch wirksamer Medikamente kam es seit Anfang der 90er Jahre zur einer Veränderung der Zielkriterien neuroleptischer Therapien. Während zuvor die objektive Psychopathologie bzw. die Fremdbeurteilung durch den Psychiater oft als weitgehend alleiniges Erfolgskriterium einer neuroleptischen Behandlung galt, rückten in den folgenden Jahren auch andere Aspekte in den Vordergrund. Zur differenzierten Beurteilung des Erfolges einer neuroleptischen Therapie gehören mittlerweile eine besondere Beachtung der negativen, depressiven und/oder kognitiven Symptome, der subjektiven Neuroleptikawirkungen und insbesondere Aspekte der Compliance und der Lebensqualität. Für alle atypischen Neuroleptika ist mittlerweile weitgehend belegt, daß wegen der besseren Verträglichkeit die Compliance höher ist als unter typischen Neuroleptika. Daraus resultiert eine seltenere Rehospitalisierung, die wiederum zusammen mit der besseren Wirkung auf die Negativsymptome und der effektiveren Teilnahme an einer psychosozialen Therapie zur Erhöhung der Lebensqualität und vielleicht auch zur Verbesserung der Langzeitprognose führt.

Literatur

1. Allison DB, Mentore JL, Heo M, Weiden P, Cappelleri J, Chandler LP (1998) Weight gain associated with conventional and newer antipsychotics: a meta-analysis. Abstract, Wed-P47. 9th Congress of Association of European Psychiatrists, Copenhagen, Denmark
2. Awad A (1993) Subjective response to neuroleptics in schizophrenia. Schizophr Bull 19: 609–618
3. Awad A, Hogan T (1994) Subjective response to neuroleptics and the quality of life: implications for treatment outcome. Acta Psychiatr Scand 89 (Suppl. 380): 27–32
4. Awad A, Voruganti L, Heslegrave R (1995) The aims of antipsychotic medications. What are they and are they being achieved? CNS Drugs 4: 8–16
5. Ayuso-Gutiérrez J, Barcia D, Herraiz M, Fernández A (1996) Quality of life in schizophrenic patients treated with risperidone. Poster of the 149th Annual Meeting of the APA, New York: NR 559
6. Bandelow B, Müller P, Frick U (1992) Depressive syndroms in schizophrenic patients under neuroleptic therapy. European Archives of Psychiatry and Clinical Neuroscience 141: 291–295
7. Bobes J, Gutiérrez M, Gibert J, González MP, Herraiz L, Fernández A (1998) Quality of life in schizophrenia: long-term follow-up in 362 chronic Spanish schizophrenic outpatients undergoing risperidone maintenance treatment. Eur Psychiatry 13: 158–163
8. Boumans C, de Mooji K, Pam K (1994) Is the social acceptability of psychiatric patients decreased by orofacial dyskinesia? Schizopr Bull 20: 339–344
9. Buis W (1995) Patients' opinions concerning side effects of depot neuroleptics (Letter). Am J Psychiatry 149: 844–845
10. Chiles J, Miller A, Crismon L, Rush J, Krasnoff A, Shon S (1999) The Texas Medication Algorithm Project: Development and Implementation of the Schizophrenia Algorithm. Psychiatric Services 50: 69–74
11. Colonna L, Turjanski S, Dondey-Nouvel L (1998) Amisulpride – long-term efficacy and safety. European Psychiatry 13 (Suppl. 4): 309
12. Daniel D, Wozniak P, Mack R, McCarthy B, Sertindole Study Group (1998) Long-term efficacy and safety comparison of sertindole and haloperidol in the treatment of schizophrenia. Psychopharmacology Bull 34 (1): 61–69
13. Davis J, Janicak P, Singla A, Sharma R (1993) Maintenance antipsychotic medication. In: Barnes T (Ed) Antipsychotic Drugs and Their Side Effects (pp. 183–203). New York, NY: Academic Press
14. Del Campo E, Carr C, Correa E (1983) Rehospitalized schizophrenics: What they report about illness, treatment and compliance. J Psychosocial Nursing Mental Health Serv 21: 29–33
15. Duke PJ, Pantelis C, Barnes TR (1994) South Westminster schizophrenia survey: alcohol use and its relationships to symptoms, tardive dyskinesia, and illness onset. Br J Psychiatry 164: 630–636
16. Emerich D, Sanberg P (1991) Neuroleptic dysphoria. Biol Psychiatry 29: 201–203
17. Fleurot O, Bech P, Turjanski S (1997) Amisulpride versus risperidone in the treatment of acute schizophrenia. Biol Psychiatry 42: 194–202
18. Franz M (1997) Conventional versus atypical neuroleptics: subjective quality of life in schizophrenic patients. Br J Psychiatry 170: 422–425
19. Gaebel W, Frick U, Köpcke W, Linden M, Müller P, Müller-Spahn F, Pietzker A, Tegeler J (1993) Early neuroleptic intervention in schizophrenia: are prodromal symptoms valid predictors of relapse. Br J Psychiatry 163 (Suppl. 21): 8–12
20. Hamilton S, Revicki D, Genduso L, Tollefson G, Edgell E (1998a) Costs of Olanzapine treatment compared with Haloperidol for schizophrenia: Results from a randomized clinical trial. Am Psychiatric Ass, Annual Meeting Toronto
21. Hamilton S, Revicki D, Genduso L, Beaslex C (1998b) Olanzapine versus placebo and haloperidol: quality of life and efficacy results of the North American double blind trial. Neuropsychopharmacology 18: 41–49

22. Heinrich K (1967) Zur Bedeutung des postremissiven Erschöpfungs-Syndroms für die Rehabilitation Schizophrener. Nervenarzt 38: 487–491
23. Heinrich D, Hanlon T, Carpenter WT jr (1984) The Quality of Life Scale: an instrument for rating the schizophrenic deficit syndrome. Schizophr Bull 10: 388–398
24. Helmchen H, Hippius H (1969) Pharmakogene Depressionen. In: Hippius H, Selbach H (eds) Das Depressive Syndrom. Schattauer-Verlag Stuttgart, S 443–448
25. Hippius H, Stille G (1971) Kritische Stellungnahme zum Begriff der Neuroleptika (anhand von pharmakologischen und klinischen Befunden mit Clozapin). Pharmacopsychiatrie 4: 182–191
26. Hirsch S, Puri BK (1993) Clozapine: progress in treating refractory schizophrenia. Br Med J 306: 1427–1428
27. Hogan T, Awad A, Eastwood R (1983) A self-report scale predictive of drug compliance in schizophrenics: Reliability and discriminative validity. Psychol Med 13: 177–183
28. House A, Bostock J, Cooper J (1987) Depressive syndromes in the year following onset of a first schizophrenic illness. Br J Psychiatry 151: 773–9
29. Jaeger J, Bitter I, Czobor P, Volavka J (1990) The measurement of subjective experience in schizophrenia: the subjective deficit syndrom scale. Compr Psychiatry 31: 261–226
30. Johnston D (1985) Studies of depressive symptoms in schizophrenia. The prevalence of depression and ist possible causes. Br J Psychiatry 139: 89–101
31. Kane J, Woerner M, Lieberman J (1988) Tardive dyskinesia: prevalence, incidence and risk factors. J Clin Psychopharmacol 8: 52–56
32. Katschnig H (1998) Zyprexa in der Praxis: Hält es, was es verspricht? Ergebnisse einer Anwendungsbeobachtung bei 221 Patienten niedergelassener Psychiater. Jatros Neurologie Psychiatrie 5: 40–42
33. Kissling W (1992) Neuroleptische Rezidivprophylaxe – eine verpaßte Chance? In: Rifkin A, Osterheider M (Hrsg) Schizophrenie – aktuelle Trends und Behandlungsstrategien. Springer, Berlin, Heidelberg, S 83–91
34. Knights A, Hirsch S (1981) Revealed depression and drug treatment for schizophrenia. Arch Gen Psychiatry 38: 806–811
35. Lader M (1993) Neuroleptic induced deficit syndrome: old problem, new challenge. J Psychopharmacol 7: 392–393
36. Lambert M, Holzbach R, Haasen C, Postel N, Moritz S, Krausz M, Naber D (1998) The atypical antipsychotic medication Olanzapine – results of a clinical acute phase study. Kongress der Deutschen Gesellschaft für Psychiatrie, Psychotherapie und Nervenheilkunde, Essen, 17.–20. Juni
37. Lambert M, Haasen C, Naber D (1999) Pharmakotherapie schizophrener Erkrankungen – der aktuelle Stand. In: Hartwich P, Pflug B (Hrsg) Schizophrenien – Wege der Behandlung, S 95–123
38. Lambert M, Naber D (in Druck, a) Amisulprid (Solian®) – ein atypisches Antipsychotikum in der Behandlung schizophrener Erkrankungen. Fundamenta Psychiatrica
39. Lambert M, Perro C, Holzbach R, Krausz M, Naber D (in Druck, b). Olanzapin (Zyprexa®) – ein atypisches Antipsychotikum in der Behandlung schizophrener Erkrankungen. Psychopharmakotherapie
40. Lambert M, Pajonk F, Moritz S, Naber D (in Vorbereitung) Subjektive Befindlichkeit unter den atypischen Neuroleptika Clozapin, Risperidon und Olanzapin
41. Liddle P, Barnes T (1988) The subjecitve experience of deficits in schizophrenia. Comp Psychiatry 29: 157–164
42. Lieberman JA, Safferman AZ, Pollack S, Szymanski S, Johns C, Howard A, Kronig M, Bookstein P, Kane JM (1994) Clinical effects of Clozapine in chronic schizophrenia: Response to treatment and predictors of outcome. Am J Psychiatry 151: 1744–1752
43. Loo H, Poirier-Littre M-F, Theron M, Rein W, Fleurot O (1997) Amisulpride in the medium-term treatment of the negative symptoms of schizophrenia. Br J Psychiatry 170: 18–22

44. Mandel MR, Severe JB, Schooler NR, Gelenberg AJ, Mieske M (1982) Development and prediction of postpsychotic depression in neuroleptic-treated schizophrenics. Arch Gen Psychiatry 39 (2): 197–203
45. Marder S, Mebane A, Chien C-P, Winsdale W, Swann E, Van Putten T (1983) A comparison of patients who refuse and consent to neuroleptic treatment. Am J Psychiatry 140: 470–472
46. Meltzer H, Burnett S, Bastani B, Ramirez L (1990) Effects of six months of clozapine treatment on the quality of life of chronic schizophrenic patients. Hosp Comm Psychiatry 41: 892–897
47. Möller HJ, von Zerssen D (1981) Depressive Symptomatik im stationären Behandlungsverlauf von 280 schizophrenen Patienten. Pharmacol Psychiatry 14: 172–179
48. Möller HJ, Boyer P, Fleurot O, Rein W (1997) Improvement of acute exacerbations of schizophrenia with amisulpride: a comparison with haloperidol. Psychopharmacology 132: 396–401
49. zitiert nach Montgomery S.A. Mood and related symptoms in schizophrenia. Asia Pacific Regional Neuroscience Conference. 11.–14. February, 1999, Penang, Malaysia
50. Naber D (1995) A self-rating to measure subjective effects of neuroleptic drugs, relationships to objective psychopathology, compliance and other clinical variables. Int Clin Psychopharmacol 10 (Suppl. 3): 133–138
51. Naber D, Hippius H (1994) Indikation, Wirksamkeit und Verträglichkeit von Clozapin. Klinische Erfahrungen bei 1058 stationären Behandlungen. In: Naber D, Müller-Spahn F (Hrsg) Clozapin – Pharmakologie und Klinik eines atypischen Neuroleptikums. Neuere Aspekte der klinischen Praxis. Springer, Berlin, Heidelberg, New York, Tokyo, S 91–101
52. Naber D, Lambert M (1998) Sertindole decreases hospitalisation and improves the quality of life of schizophrenic patients. International Journal of Psychiatry in Clinical practice 2 (Suppl. 2): 73–77
53. Naber D, Holzbach R, Perro C, Hippius H (1992) Clinical Management of clozapine patients in relation to efficacy and side-effects. Br J Psychiatry 160 (Suppl. 17): 54–59
54. Peacock K, Gerlach J (1994) Clozapine treatment in Denmark: Concomitant psychotropic medication and hematologic monitoring in a system with liberal usage practices. J Clin Psychiatry 55: 44–49
55. Petit M, Raniwalla J, Tweed J, Leutenegger E, Dollfus S, Kelly F (1996) A comparison of an atypical and typical antipsychotic, zotepine versus haloperidol in patients with acute exacerbation of schizophrenia: A parallel-group double-blind trial. Psychopharmacol Bull 32: 81–87
56. Peuskens J, the Risperidone Study Group (1995) Risperidone in the treatment of patients with chronic schizophrenia: A multi-national, multi-centre, double-blind, parallel-group study versus haloperidol. Br J Psychiatry 166: 712–726
57. Pristach C, Smith C (1990) Medicationcompliance and substance among schizophrenic patients. Hosp Commun Psychiatry 41: 1345–1348
58. Puech A, Fleurot O, Rein W (1998) Amisulpride, an atypical antipsychotic in the treatment of acute episodes of schizophrenia: a dose-range finding study. Acta Psychiatr Scand 98: 65–72
59. Rein W, Fleurot O, Turjanski S (1998) Amisulpride improves affective symptoms in acute schizophrenia. European Psychiatry 13 (Suppl. 4): 309
60. Rosenheck R, Cramer J, Xu W, Thomas J, Hernderson W, Frisman L, Fye C, Charney D (1997) A comparison of clozapine and haloperidol in hospitalizend patients with refractory schizophrenia. N Engl J Med 337: 809–815
61. Safferman AZ, Lieberman JA, Pollack S, Kane JM (1993) Akathisia and clozapine treatment. J Clin Psychopharmacol 13: 286–287
62. Salize H-J, Rössler W, Reinhard I (1996) Kostenermittlung in einem fragmentierten psychiatrischen Versorgungssystem. Gesundheitswesen 58 (Sonderausgabe): 10–17
63. Selten J, Sijben N, van den Bosch R, Omloo-Vissen J, Warmerdam H (1993) The subjective experience of negative symptoms: a self-rating scale. Comp Psychiatry 34: 192–197
64. Tollefson GD, Beasley CM et al. (1997a) Olanzapine versus haloperidol in the treatment of schizophrenia, schizoaffective and schizophreniform disorders: results of an international collaboration study. Am J Psychiatry 154: 457–465

65. Tollefson GD, Sanger T, Todd M (1997b) Negative Symptoms: A path analytic approach to a double-blind, placebo- and haloperidol-controlled clinical trail with Olanzapine. Am J Psychiatry 154: 466–474
66. Tollefson GD, Sanger T, Todd M (1997c) Blind, controlled, long-term study of the comparative incidence of treatment-emergent tardive dyskinesia with Olanzapine or Haloperidol. Am J Psychiatry 154: 1248–1254
67. Tollefson G, Sanger T, Beasley C (1997d) The course of primary and secondary negative symptoms in a controlled trial with Olanzapine. Focus on Schizophrenia, Psychiatry Global Medical Conference, Indianapolis
68. Tollefson GD, Sanger TM, Lu Y, Thieme ME (1998) Depressive signs and symptoms in schizophrenia – a prospective blinded trial of olanzapine and haloperidol. Archives of Gen Psychiatry 55: 250–258
69. Tran P, Hamilton SH, Kuntz AJ et al. (1997a) Double-blind comparison of Olanzapine versus risperidon in the treatment of schizophrenia and other psychotic disorders. J Clin Psychopharmacol 17: 407–418
70. Tran P, Delva M, Tollefson GD (1997b) Extrapyramidal symptoms and tolerability of olanzapine versus haloperidol in the acute treatment of schizophrenia. J Clin Psychiatry 58 (5): 205–211
71. Tuynman-Qua H, de Roos V, Duivenvoorden H, van Meer R (1998) Subjective experience of patients on olanzapine in comparison to other antipsychotics. Abstr Wed-P76, 9th Congress of Association of European Psychiatrists. Copenhagen, 20–24 September
72. Van Putten T (1974) Why do schizophrenic patients refuse to take their drugs? Arch Gen Psychiatry 31: 67–72
73. Van Putten T, May T (1978) Akinetic depression: in schizophrenia. Arch Gen Psychiatry 35: 1101–1107
74. Van Putten T, May P, Marder S, Wittmann L (1981) Subjective response to antpsychotic drugs. Arch Gen Psychiatry 38: 187–190
75. Van Putten T, May P, Marder S (1984) Akathisia with haloperidol and thiothixene. Arch Gen Psychiatry 41: 1036–1039
76. Wetzel H, Gründer G, Hillert A et al. (1998) Amisulpride versus flupentixol in schizophrenia with predominatly positive symtomatology. Psychopharmacol 137: 223–232
77. Wise R (1991) Neuroleptic-induced anhedonia. Recent studies. In: Tamminga C, Schulz S (eds) Advances in Neuropsychiatry and Psychopharmacology. Schizophrenia Research 1: 323–331
78. Wyatt R (1992) Neuroleptics and natural course of schizophrenia. Schizophr Bull 17: 325–351
79. Young J, Zonana H, Shepler L (1986) Medication noncompliance in schizophrenia: Codification and update. Bull Am Acad Psychiatry Law 14: 105–122

Für die Verfasser:
Dr. D. Naber
Klinik für Psychiatrie und Psychotherapie der Universität Hamburg
Martinistr. 52
20246 Hamburg

Wirkung der atypischen Neuroleptika auf die Positivsymptomatik bei Schizophrenie

B. Bandelow, E. Rüther

Die in den letzten Jahren neu eingeführten Antipsychotika haben Vorteile gegenüber den herkömmlichen Substanzen – in Hinblick auf die extrapyramidalen Begleitwirkungen, die Wirkung bei Negativsymptomatik und teilweise auch auf die Wirkung bei Therapieresistenz. Von größter Relevanz ist allerdings die Frage, ob die Positivsymptomatik durch die atypischen Substanzen ebenso beherrscht wird wie mit den klassischen Neuroleptika.

Die neueingeführten Substanzen sind – nach den bisher vorliegenden Vergleichsstudien zu urteilen – als hochpotent (Olanzapin, Risperidon und Sertindol), mittelpotent (Quetiapin) und niedrigpotent (Amisulprid) einzustufen.

Im folgenden werden die Doppelblindvergleiche der neueren atypischen Neuroleptika mit typischen Referenzneuroleptika dargestellt. Insgesamt kann gesagt werden, daß in den letzten Jahren die methodische Qualität der Neuroleptikastudien deutlich zugenommen hat – möglicherweise unter dem Druck der Zulassungsbehörden.

Risperidon

Risperidon ist ein Benzisoxazolderivat. Die Affinität von Risperidon zu den D_2-Rezeptoren entspricht etwa einem Drittel der Affinität von Haloperidol. Der $5-HT_2$-Antagonismus ist deutlich stärker ausgeprägt als der D_2-Antagonismus. Auch α_1- und Histaminrezeptoren werden mittelgradig besetzt. Anticholinerge Wirkungen sind kaum vorhanden (20).

Die Wirksamkeit von Risperidon wurde in einigen kontrollierten Studien gezeigt (Tabelle 1). Bei vergleichbarer Wirksamkeit wurde in der Mehrzahl der Doppelblindstudien eine geringere Nebenwirkungshäufigkeit als bei den Vergleichspräparaten gefunden (s.u.). Auch in einer offen durchgeführten Langzeitstudie (Behandlung bis zu einem Jahr) zeigte sich die gute Wirkung von Risperidon bei Positiv- und Negativsymptomatik bei moderater EPS-Häufigkeit (24).

Olanzapin

Olanzapin gehört zu der Gruppe der Thienobenzodiazepine und ähnelt hinsichtlich der chemischen Struktur und des Rezeptorbindungsprofiles stark dem Clozapin (5); die D_2- und $5-HT_2$-Blockade ist jedoch stärker ausgeprägt.

Tabelle 1. Risperidon bei schizophrenen Psychosen (Doppelblindstudien). > wirkt besser, < weniger unerwünschte Wirkungen (4, 6, 15, 16, 19, 21, 22, 26, 37)

Autoren	Patientenzahl	Wirksamkeit	unerwünschte Wirkungen
Marder u. Meibach (1994)	388	Risperidon = Haloperidol > Placebo	Haloperidol > Risperidon > Placebo
Klieser et al. (1995)	51	Risperidon = Clozapin	Risperidon < Clozapin
Češková u. Švestka (1993)	62	Risperidon = Haloperidol	Risperidon < Haloperidol
Min et al. (1993)	35	Risperidon = Haloperidol	Risperidon < Haloperidol
Peuskens (1995)	1362	Risperidon = Haloperidol	Risperidon < Haloperidol
Blin et al. (1996)	62	Risperidon > Haloperidol = = Levomepromazin	Haloperidol > Risperidon = Levomepromazin
Hoyberg et al. (1993)	107	Risperidon = Perphenazin	Risperidon = Perphenazin
Huttunen et al. (1995)	98	Risperidon = Zuclopenthixol	Risperidon < Zuclopenthixol
Tran et al. (1997)	339	Risperidon = Olanzapin	Risperidon > Olanzapin

Tabelle 2 zeigt die Doppelblindstudien zur Behandlung schizophrener Psychosen. Die antipsychotische Wirksamkeit wurde zunächst in einer placebokontrollierten Studie mit 152 Patienten gezeigt (3). In einer Studie mit 335 Patienten wurden eine niedrige (5±2,5 mg), eine mittlere (10±2,5 mg) und eine hohe (15± 5 mg) Dosis Olanzapin mit Haloperidol (15 ± 5 mg) und Placebo verglichen. Die mittlere und die hohe Dosis waren, ebenso wie Haloperidol, im Vergleich zu Placebo antipsychotisch (14). Eine Studie mit 431 Patienten zeigte ähnliche Ergebnisse; die hohe Olanzapindosis war dabei Haloperidol in der Besserung der Psychopathologie überlegen (2). In einer großen Multicentre-Studie mit 1996 Patienten wurden Haloperidol und Olanzapin doppelblind verglichen. Olanzapin war in folgenden Punkten überlegen: Gesamtbesserung (BPRS), Behandlungsabbrüche wegen fehlender Wirkung oder wegen Nebenwirkungen und Negativsymptomatik (35).

In einer 46wöchigen Studie wurden unter Olanzapin signifikant mehr Rezidive vermieden als unter Placebo (10). In einer Langzeitstudie über ein Jahr war Olanzapin Haloperidol hinsichtlich der Rezidivvermeidung überlegen (36). EPMS traten signifikant weniger auf als unter Haloperidolbehandlung.

Tabelle 2. Olanzapin bei schizophrenen Psychosen (Doppelblindstudien). > wirkt besser, < weniger unerwünschte Wirkungen (2, 3, 14, 35, 37)

Autoren	Patientenzahl	Wirksamkeit	unerwünschte Wirkungen
Beasley et al. (1996)	152	Olanzapin > Placebo	Olanzapin > Placebo
Beasley et al. (1997)	431	Olanzapin = Haloperidol	Olanzapin < Haloperidol
Tollefson et al. (1997)	1996	Olanzapin > Haloperidol	Olanzapin < Haloperidol
Hamilton et al. (1998)	335	Olanzapin = Haloperidol > Placebo	Olanzapin = Haloperidol > Placebo
Tran et al. (1997)	339	Olanzapin = Risperidon	Olanzapin < Risperidon

Sertindol

Sertindol ist ein Phenylindolderivat. Die 5-HT_2-Blockade ist bei Sertindol deutlich stärker als die D_2-Blockade. Diese beiden Rezeptorwirkungen sind im Vergleich zu Clozapin stärker ausgeprägt; dafür hat es keine anticholinergen und histaminergen Wirkungen (17, 18). Die α_1-adrenerge Wirkung ist recht stark. Es hat eine mittelgradig ausgeprägte Wirkung auf die Dopamin-D_3- und D_4-Rezeptoren. Ein solches Rezeptorprofil wurde bei Clozapin mit dessen atypischen Eigenschaften in Verbindung gebracht.

Es gibt Hinweise dafür, daß Sertindol selektiv auf die mesolimbisch/mesokortikalen Bahnen wirkt. Die akute Sertindolgabe führte selektiv zu einer stärkeren Erhöhung des DA-Metaboliten DOPAC im präfrontalen Cortex als im Striatum (11). Die Messung der spontan aktiven DA-Neuronen ergab eine 100fach stärkere Wirkung auf die A_{10}- als auf die A_9-Dopaminneuronen (31, 33). Dieser Effekt wird bei chronischer Anwendung aufgehoben, ohne daß jetzt bekannt ist, welche klinische Bedeutung dieses Phänomen hat (32). Die durch Sertindol ausgelöste Fos-Expression im limbischen System (präfrontaler Kortex) war stärker als im nicht-limbischen dorsolateralen Striatum (12). Aus diesen präklinischen Versuchen konnte also schon vermutet werden, daß Sertindol in antipsychotisch wirksamen Dosen relativ wenig EPMS auslöst.

Zunächst wurde in einer kontrollierten Doppelblindstudie eine signifikant bessere Wirkung als unter Placebo gezeigt (38).

In einer großen Studie mit insgesamt 497 Patienten (40) wurde 8 Wochen lang mit Sertindol (16, 20 oder 24 mg pro Tag), Haloperidol (4, 8 oder 16 mg pro Tag) oder Placebo behandelt. In allen Gruppen außer Placebo kam es zu einer signifikanten Besserung (gemessen mit der PANSS = Positive and Negative Symptom Scale, BPRS = Brief Psychiatric Rating Scale und CGI = Clinical Global Impression). Unter 20 mg Sertindol und 8 mg Haloperidol wurde die beste Wirkung beobachtet. Dabei unterschied sich die Häufigkeit von extrapyramidalen Nebenwirkungen nicht von Placebo. In einer anderen Studie mit 617 schizophrenen Patienten (13) wurden 8, 16, 20 und 24 mg Sertindol und 10 mg Haloperidol gegeben. Alle Bedingungen führten zu einer Besserung des PANSS-Gesamtscores, wobei 16 und 24 mg Sertindol und 10 mg Haloperidol besser waren als 8 mg Sertindol. In der Gruppe mit 16 mg Sertindol war die Reduktion der Minussymptomatik besser als unter 10 mg Haloperidol. Alle Sertindoldosen wurden besser vertragen als Haloperidol. Auch in Langzeitstudien wurde die Wirkung und Anwendungssicherheit bestätigt (8, 25).

Amisulprid

Das Neuroleptikum Amisulprid wurde in Frankreich und Österreich bereits vor mehreren Jahren eingeführt. Es ähnelt dem hier bereits lange verwendeten Sulpirid. Amisulprid ist ein relativ reiner Dopamin-D_2- und D_3-Blocker, Serotonin-, α-Adreno-, Histamin- und Acetylcholinrezeptoren werden kaum beeinflußt.

Tabelle 3. Amisulprid bei schizophrenen Psychosen (Doppelblindvergleiche). > wirkt besser, < weniger unerwünschte Wirkungen (7, 9, 23, 28, 29, 39)

Autoren	Patientenzahl	Wirksamkeit	unerwünschte Wirkungen
Pichot u. Boyer (1988)	39	Amisulprid > Haloperidol	Amisulprid < Haloperidol
Delcker et al. (1990)	41	Amisulprid = Haloperidol	Amisulprid < Haloperidol
Costa e Silva (1990)	40	Amisulprid = Haloperidol	Amisulprid < Haloperidol
Möller et al. (1997)	191	Amisulprid = Haloperidol	Amisulprid < Haloperidol
Puech et al. (1998)	319	Amisulprid = Haloperidol	Amisulprid < Haloperidol
Wetzel et al. (1998)	132	Amisulprid ≥ Flupentixol	Amisulprid < Flupentixol

Tabelle 3 enthält Doppelblindstudien, in denen Amisulprid mit Referenzsubstanzen verglichen wurde. Übereinstimmend wurde in allen Studien eine geringere EPMS-Häufigkeit bei Amisulprid als bei der Vergleichssubstanz gefunden.

Quetiapin

Quetiapin ist ein neues Neuroleptikum, das evtl. 1999 in Deutschland zugelassen wird. Es gehört zu den Substanzen mit einem ausgeprägten $5\text{-}HT_2/D_2$-Verhältnis. Quetiapin verursachte in den bisherigen Studien bei mittelpotenter antipsychotischer Wirkung überhaupt keine EPMS und könnte somit eine bedeutsame Rolle in der Schizophreniebehandlung spielen.

Quetiapin ist ein Dibenzothiazepinderivat. Quetiapin blockt die Serotonin-5-HT_2-Rezeptoren stärker als die D_2-Rezeptoren (30). Ein D_1-Antagonismus konnte in vitro, aber nicht in vivo gezeigt werden. Die anticholinerge Wirkung ist geringer als bei Clozapin. Die α-adrenerge Wirkung der Substanz ist für die unter der Therapie auftretende orthostatische Dysregulation verantwortlich. Die antihistaminische Wirkung ist ebenfalls ausgeprägt.

Nach den bisher vorliegenden Studien ist Quetiapin hinsichtlich der antipsychotischen Wirkung besser wirksam als Placebo und mit Referenzneuroleptika vergleichbar (Tabelle 4). In einem Doppelblindvergleich zweier Dosen von Quetiapin und Placebo waren nur hohe Dosen (≥750 mg) besser wirksam als

Tabelle 4. Quetiapin bei schizophrenen Psychosen (Doppelblindstudien). > wirkt besser, < weniger unerwünschte Wirkungen (1, 27, 34)

Autoren	Patientenzahl	Wirksamkeit	unerwünschte Wirkungen
Small et al. (1997)	280	Quetiapin > Placebo	Quetiapin > Placebo
Peuskens u. Link (1997)	201	Quetiapin = Chlorpromazin	Quetiapin < Chlorpromazin
Arvanitis u. Miller (1997)	361	Quetiapin = Haloperidol > Placebo	Haloperidol > Quetiapin > Placebo

Placebo, nicht aber niedrige Dosen (≤250 mg) (34). In einer Doppelblindstudie mit 201 Patienten wurde Quetiapin mit Chlorpromazin verglichen (27). Die Dosis konnte je nach klinischem Befund und Verträglichkeit angepaßt werden. Die mittleren Dosen betrugen 407 mg für Quetiapin und 384 mg für Chlorpromazin. In einer Studie mit 361 Patienten wurden 75, 150, 300, 600 und 750 mg Quetiapin, 12 mg Haloperidol und Placebo verglichen. In den Dosen 150–750 mg war Quetiapin bezüglich der klinischen Wirkung mit Haloperidol vergleichbar (1). Nach den vorliegenden Studien werden wohl für eine antipsychotische Wirkung Dosen von mindestens 300–400 mg erforderlich sein.

Nachteile der atypischen Neuroleptika in der Behandlung der Positivsymptomatik

Obwohl für alle genannten Substanzen Studien vorliegen, die bei der Behandlung der schizophrenen Positivsymptomatik eine den typischen Neuroleptika vergleichbare Wirkung zeigen, gibt es dennoch einige Einschränkungen. Akut psychotische oder erregte Patienten müssen manchmal zu Beginn mit klassischen Neuroleptika behandelt werden. Die neuen Substanzen müssen zum Teil langsam auftitriert werden, um unerwünschte Wirkungen, z.B. orthostatische Dysregulation, zu vermeiden. Parenterale Anwendungsformen sind noch nicht für alle neuen Substanzen verfügbar.

Die meisten der neuen Neuroleptika haben außerdem ein breitgestreutes Rezeptorbindungsprofil – d.h., sie sind nicht nur reine Dopamin-D_2-Antagonisten, sondern wirken in unterschiedlichem Maße auch auf Serotonin($5HT_2$)-, Adreno(α_1)-, Histamin(H_1)-, und Azetylcholin(M_1)-Rezeptoren. Diese Rezeptorwirkungen mögen zum Teil für die spezifische Wirkung dieser Medikamente verantwortlich sein, haben aber auch zur Folge, daß die therapeutische Breite durch Begleitwirkungen eingeengt wird. Das heißt zum einen, daß bei Patienten, die wegen sehr schwerer Psychosen hohe Neuroleptikadosen benötigen oder nach langjähriger Therapie Neuroleptika-Toleranzphänomene zeigen, eher eine Therapie mit klassischen Neuroleptika angezeigt ist. Neuroleptika mit einem breitgestreuten Rezeptorprofil können außerdem bei älteren Personen oder bei Patienten mit Begleiterkrankungen nur eingeschränkt eingesetzt werden.

Die klinische Praxis wird zeigen, inwieweit durch die neuen Neuroleptika ein Verdrängungsprozeß ausgelöst wird. Eines wird jedoch klar: Wir müssen in der Zukunft mehr über differentielle Indikationen nachdenken. In den letzten Jahren standen uns zahlreiche Präparate zur Verfügung, die teilweise untereinander austauschbar waren und nur ihrer unterschiedlichen Potenz entsprechend angewendet wurden. Mit den neuen Substanzen stehen uns jetzt breitere Auswahlmöglichkeiten zur Verfügung. Stereotypes Verordnungsverhalten wird in Zukunft durch individuelle, auf die Bedürfnisse und Probleme der einzelnen Patienten abgestimmte Pharmakotherapie ersetzt werden. Durch eine solche differenzierte Pharmakotherapie können die atypischen Neuroleptika bei guter antipsychotischer Wirkung die Zahl der Nebenwirkungen reduzieren und so die Lebensqualität schizophrener Patienten verbessern helfen.

Literatur

1. Arvanitis LA, Miller BG (1997) Multiple fixed doses of "Seroquel" (quetiapine) in patients with acute exacerbation of schizophrenia: a comparison with haloperidol and placebo. The Seroquel Trial 13 Study Group. Biol Psychiatry 42 (4): 233-46
2. Beasley CM Jr, Hamilton SH, Crawford AM, Dellva MA, Tollefson GD, Tran PV, Blin O, Beuzen JN (1997) Olanzapine versus haloperidol: acute phase results of the international double-blind olanzapine trial. Eur Neuropsychopharmacol 7 (2): 125-37
3. Beasley CM Jr, Sanger T, Satterlee W, Tollefson G, Tran P, Hamilton S (1996) Olanzapine versus placebo: results of a double-blind, fixed-dose olanzapine trial. Psychopharmacology Berl 124 (1-2): 159-67
4. Blin O, Azorin JM, Bouhours P (1996) Antipsychotic and anxiolytic properties of risperidon, haloperidol, and methotrimeprazine in schizophrenic patients. J Clin Psychopharmacol 16: 38-44
5. Bymaster FP, Calligaro DO, Falcone JF, Marsh RD, Moore NA, Tye NC, Seeman P, Wong DT (1996) Radioreceptor binding profile of the atypical antipsychotic olanzapine. Neuropsychopharmacology 14 (2): 87-96
6. Češková E, Švestka J (1993) Double-blind comparison of risperidone and haloperidol in schizophrenic and schizoaffective psychoses. Pharmacopsychiatry 26 (4): 121-4
7. Costa e Silva JA (1990) Etude comparative en double-insu amisulpride versus halopéridol dans le traitement des états psychotiques aigus. Annales de Psychiatrie 5: 71-78
8. Daniel DG, Schmitz PJ, Staser JA, Holgate KL, Sebree TB, Cravets MW (1996) Two open-label, long-term safety studies of sertindole. Abstract, 149th Annual Meeting of the American Psychiatric Association, 1996. American Psychiatric Press, Washington D.C.
9. Delcker A, Schoon ML, Oczkowski B, Gaertner HJ (1990) Amisulpride versus haloperidol in treatment of schizophrenic patients - results of a double-blind study. Pharmacopsychiatry 23 (3): 125-30
10. Dellva MA, Tran P, Tollefson GD, Wentley AL, Beasley CM Jr (1997) Standard olanzapine versus placebo and ineffective-dose olanzapine in the maintenance treatment of schizophrenia. Psychiatr Serv 48 (12): 1571-7
11. Fink-Jensen A, Hansen L, Nielsen PG, Nielsen EB (1993) Clozapine, risperidone and sertindole preferentially increase interstitial DOPAC levels in rat prefrontal cortex relative to dorsolateral striatum. Soc Neurosci Abstr 19: 81
12. Fink-Jensen A, Kristensen P (1994) Effects of typical and atypical neuroleptics on Fos protein expression in the rat forebrain. Neurosci Lett 182 (1): 115-8
13. Hale A, van der Burght M, Wehnert A, Friberg HH (1996) A European dose-range study comparing the efficacy, tolerability and safety of four doses of sertindole and one dose of haloperidol in schizophrenic patients. Poster, CINP Congress, Melbourne, Australia
14. Hamilton SH, Revicki DA, Genduso LA, Beasley CM Jr (1998) Olanzapine versus placebo and haloperidol: quality of life and efficacy results of the North American double-blind trial. Neuropsychopharmacology 18 (1): 41-9
15. Hoyberg OJ, Fensbo C, Remvig J, Lingjaerde O, Sloth Nielsen M, Salvesen I (1993) Risperidone versus perphenazine in the treatment of chronic schizophrenic patients with acute exacerbations. Acta Psychiatr Scand 88 (6): 395-402
16. Huttunen MO, Piepponen T, Rantanen H, Larmo I, Nyholm R, Raitasuo V (1995) Risperidone versus zuclopenthixol in the treatment of acute schizophrenic episodes: a double-blind parallel-group trial. Acta Psychiatr Scand 91 (4): 271-7
17. Hyttel J, Arnt J, Costall B, Domeney A, Dragsted N, Lembol HL, Meier E, Naylor RJ, Nowak G, Sanchez C (1992) Pharmacological profile of the atypical neuroleptic sertindole. Clin Neuropharmacol 15 (Suppl 1) Pt A: 267a-268a
18. Hyttel J, Nielsen JB, Nowak G (1992) The acute effect of sertindole on brain 5-HT2, D2 and alpha 1 receptors (ex vivo radioreceptor binding studies). J Neural Transm Gen Sect 89 (1-2): 61-9

19. Klieser E, Lehmann E, Kinzler E, Wurthmann C, Heinrich K (1995) Randomized, double-blind, controlled trial of risperidone versus clozapine in patients with chronic schizophrenia. J Clin Psychopharmacol 15 (1 Suppl 1): 45s–51s
20. Leysen JE, Janssen PM, Schotte A, Luyten WH, Megens AA (1993) Interaction of antipsychotic drugs with neurotransmitter receptor sites in vitro and in vivo in relation to pharmacological and clinical effects: role of 5HT2 receptors. Psychopharmacology Berl 112 (1 Suppl): S40–54
21. Marder SR, Meibach RC (1994) Risperidone in the treatment of schizophrenia. Am J Psychiatry 151 (6): 825–35
22. Min SK, Rhee CS, Kim CE, Kang DY (1993) Risperidone versus haloperidol in the treatment of chronic schizophrenic patients: a parallel group double-blind comparative trial. Yonsei Med J 34 (2): 179–90
23. Möller HJ, Boyer P, Fleurot O, Rein W (1997) Improvement of acute exacerbations of schizophrenia with amisulpride: a comparison with haloperidol. PROD-ASLP Study Group. Psychopharmacology Berl 132 (4): 396–401
24. Möller HJ, Gagiano A, Addington DE, von Knorring L, Torres Plank JE, Gaussares C (in press) Long-term treatment of chronic schizophrenia with risperidone: an open-label, multicenter study of 386 patients
25. Nabulski AA, Mack RJ, Sebree TB, Copeland LF, Holgate KL, Wallin BA (1996) Reduction of hospital days in sertindole-treated patients: one-year findings. Abstract, 149th Annual Meeting of the American Psychiatric Association, 1996
26. Peuskens J (1995) Risperidone in the treatment of patients with chronic schizophrenia: a multi-national, multi-centre, double-blind, parallel-group study versus haloperidol. Risperidone Study Group. Br J Psychiatry 166 (6): 712–26
27. Peuskens J, Link CG (1997) A comparison of quetiapine and chlorpromazine in the treatment of schizophrenia. Acta Psychiatr Scand 96 (4): 265–73
28. Pichot P, Boyer P (1988) Etude multicentrique contrôlée en double insu: amisulpride (Solian® 200) versus halopéridol à forte dose dans les états psychotiques aigus. Annales de Psychiatrie 3: 326–332
29. Puech A, Fleurot O, Rein W, Amisulpride Study Group (1998) Amisulpride, an atypical antipsychotic, in the treatment of acute episodes of schizophrenia: a dose-ranging study vs. haloperidol. Acta Psychiat Scand 98: 65–72
30. Saller CF, Salama AI (1993) Seroquel: biochemical profile of a potential atypical antipsychotic. Psychopharmacology 112 (2–3): 285–92
31. Skarsfeldt T (1992) Electrophysiological profile of the new atypical neuroleptic, sertindole, on midbrain dopamine neurones in rats: acute and repeated treatment. Synapse 10 (1): 25–33
32. Skarsfeldt T (1994) Comparison of short-term administration of sertindole, clozapine and haloperidol on the inactivation of midbrain dopamine neurons in the rat. Eur J Pharmacol 254 (3): 291–4
33. Skarsfeldt T, Perregaard J (1990) Sertindole, a new neuroleptic with extreme selectivity on A10 versus A9 dopamine neurones in the rat. Eur J Pharmacol 182 (3): 613–4
34. Small JG, Hirsch SR, Arvanitis LA, Miller BG, Link CG (1997) Quetiapine in patients with schizophrenia. A high- and low-dose double-blind comparison with placebo. Seroquel Study Group. Arch Gen Psychiatry 54 (6): 549–57
35. Tollefson GD, Beasley CM Jr, Tran PV, Street JS, Krueger JA, Tamura RN, Graffeo KA, Thieme ME (1997) Olanzapine versus haloperidol in the treatment of schizophrenia and schizoaffective and schizophreniform disorders: results of an international collaborative trial. Am J Psychiatry 154 (4): 457–65
36. Tran PV, Dellva MA, Baesley CM, Satterlee WG, Cousins LM, Tollefson GD (1996) Abstract: Clinical experience with long-term continuation treatment with olanzapine. Abstract, 149th Annual Meeting of the American Psychiatric Association, 1996. American Psychiatric Press, Washington D.C.

37. Tran PV, Hamilton SH, Kuntz AJ (1997) Double-blind comparison of olanzapine versus risperidone in the treatment of schizophrenia and other psychotic disorders. J Clin Psychopharmacol 17 (5): 407–18
38. van Kammen DP, McEvoy JP, Targum SD, Kardatzke D, Sebree T (1996) A randomized, controlled, dose-ranging trial of sertindole in patients with schizophrenia. Psychopharmacology 124: 168–75
39. Wetzel H, Gründer G, Hillert A, Philipp M, Gattaz WF, Sauer H, Adler G, Schröder J, Rein W, Benkert O (1998) Amisulpride versus flupenthixol in schizophrenia with predominantly positive symptomatology – a double-blind controlled study comparing a selective D2-like antagonist to a mixed D1-/D2-like antagonist. Psychopharmacology 137: 223–232
40. Zimbroff DL, Kane JM, Tamminga CA, Daniel DG, Mack RJ, Wozniak PJ, Sebree TB, Wallin BA, Kashkin KB (1997) Controlled, dose-response study of sertindole and haloperidol in the treatment of schizophrenia. Sertindole Study Group. Am J Psychiatry 154 (6): 782–91

Für die Verfasser:
Priv.-Doz. Dr. med. Borwin Bandelow, Dipl.-Psych.
Psychiatrische Universitätsklinik
von-Siebold-Str. 5
37075 Göttingen

Atypische Neuroleptika:
Ein neuer Ansatz in der Behandlung negativer Symptome?

H.-J. Möller

Zusammenfassung

Es werden die Ergebnisse von kontrollierten Studien zur Wirksamkeit der neueren/atypischen Neuroleptika auf die Negativsymptomatik präsentiert. Die Daten zeigen, daß diese Medikamente eine günstigere Wirkung als die klassischen Neuroleptika wie Haloperidol und Chlorpromazin auf negative Symptome bei akuten schizophrenen Patienten haben. Anscheinend läßt sich die bessere Wirksamkeit bei der Negativsymptomatik nur zum Teil durch die indirekten Wirkungen via bessere extrapyramidale Verträglichkeit, bessere Effekte auf produktive psychotische Symptome usw. erklären. Sie ist auch bis zu einem gewissen Grade durch einen direkten Effekt der atypischen Neuroleptika auf die Negativsymptomatik zu begründen. Dies wird durch die Ergebnisse einer Studie, die die Wirksamkeit eines atypischen Neuroleptikums bei chronisch schizophrenen Patienten mit stabiler, dominierender Negativsymptomatik untersucht, bestätigt. Parallel zur Evaluation der neueren/atypischen Neuroleptika bei der Negativsymptomatik sind große Fortschritte in der Methodik von klinischen Prüfungen in diesem Gebiet erzielt worden.

Einleitung

Eine umfassende Übersichtsarbeit (32) über die Studien zur Wirksamkeit sowohl von den typischen Neuroleptika, sowie von dem ersten atypischen Neuroleptikum Clozapin, ergab Hinweise, daß Neuroleptika, vor allem atypische Neuroleptika, negative Symptome reduzieren können. Die meisten Studien wurden aber bei Patienten mit gleichzeitig bestehenden negativen und produktiven Symptomen während einer akuten Exacerbation einer schizophrenen Psychose durchgeführt. Allerdings handelt es sich bei der gebesserten Negativsymptomatik wahrscheinlich vorwiegend um Negativsymptomatik infolge produktiver Symptome, die im Zusammenhang mit der produktiven Symptomatik remittierte. Auch muß eine Konfundierung der negativen Schizophreniesymptome mit extrapyramidalen Nebenwirkungen sowie depressiver Symptomatik berücksichtigt werden. Es kann sein, daß die unterschiedliche Besserung der Negativsymptomatik unter 2 verschiedenen Medikamenten durch unterschiedliche Wirkungen auf Depression, Akinesie, Sedierung u.a. zu erklären ist. Die unzureichende Methodologie der früheren Neuroleptika-Studien läßt eine abschließende Beantwortung dieser Frage nicht zu.

Auch ein anderer Aspekt muß berücksichtigt werden: Aufgrund der zu unterstehenden heterogenen Ätiologie der Negativsymptomatik können Daten über die Wirkung von Neuroleptika auf Negativsymptomatik bei akut schizophrenen Patienten nicht einfach auf chronisch schizophrene Patienten übertragen werden. Die Hypothese der Wirksamkeit auf Negativsymptomatik muß zusätzlich an Patienten mit chronischer Negativsymptomatik im Rahmen eines Defizitsyndroms der schizophrenen Psychosen untersucht werden.

Inzwischen wurden mehrere neue atypische Neuroleptika entwickelt, wovon einige bereits auf dem deutschen Markt eingeführt wurden, z.B. Risperidon, Olanzapin und Sertindol. Auch wurden neue Studien durchgeführt, um die Wirksamkeit der bereits seit längerer Zeit auf dem Markt befindlichen atypischen Neuroleptika Clozapin, Zotepin und Amisulprid bei negativen Symptomen zu untersuchen. Dies veranlaßt, eine Übersicht über die gegenwärtige Situation in der Beurteilung von neueren atypischen Neuroleptika in der Behandlung negativer Symptome zusammenzustellen. Dabei wird insbesondere methodischen Problemen in der Evaluation der Wirksamkeit von Neuroleptika auf Negativsymptomatik Rechnung getragen.

Für diese Übersichtsarbeit wurde eine sorgfältige Literaturrecherche mit dem MedLine-System durchgeführt. Ferner wurden Abstracts aus Kongreßpräsentationen der letzten Jahre sowie Informationen von pharmazeutischen Firmen, die diese Neuroleptika herstellen, einbezogen.

Methodische Probleme und Lösungsansätze

Die meisten früheren Neuroleptika-Studien berücksichtigten nur unzureichend die komplexen Beziehungen zwischen verschiedenen Faktoren, die zur Wirkung auf negative Symptome in einer klinischen Prüfung beitragen. In diesem Zusammenhang muß als erstes das Konzept der primären und sekundären Negativsymptomatik von Carpenter erwähnt werden (10). Die komplexen Wirkungen des Neuroleptikums auf extrapyramidal-motorische Symptome, depressive sowie produktive Symptome und ihre Interaktion mit Negativsymptomatik, wurde meistens gar nicht oder zumindest unzureichend untersucht. Folglich konnte keine eindeutige Aussage getroffen werden, ob das Neuroleptikum eine im bezug auf die Standard-Vergleichssubstanz bessere direkte Wirkung auf negative Symptome hatte, oder ob das Neuroleptikum lediglich über den Umweg der Wirkung auf produktive Symptome, depressive Symptome bzw. einer besseren extrapyramidalmotorischen Verträglichkeit „indirekt" bessere Wirkung auf Negativsymptomatik zeigte (Tabelle 1). Noch komplexer wird die Argumentation, wenn man auch noch die Komedikationen – z.B. Anticholinergika – miteinbezieht.

Experimentelle Möglichkeiten, in welchen diese verschiedenen Faktoren getrennt modifiziert werden können, existieren praktisch nicht, so daß sie nur mit Hilfe von komplexen statistischen Analysen, wie z.B. der Pfadanalyse, entwirrt werden können. Diese Analyse ermöglicht die quantifizierende Abgrenzung der indirekten Wirkungen auf negative Symptome durch die Beeinflussung von Depression, extrapyramidalen Nebenwirkungen oder positiven Symptomen und damit die Quantifizierung der direkten Effekte auf Negativsymptomatik. Genauer,

Tabelle 1. Mögliche Fehler bei der Interpretation von Daten aus Studien zur Negativsymptomatik

- Unterschiedliche antidepressive Wirkung
  - Neuroleptikum-Typ
  - Effekt der Begleitmedikation
- Unterschiedliche parkinson'sche Nebenwirkungen
  - Neurolektikum-Typ
  - Anticholinergische Begleitmedikation
- Unterschiedliche Wirksamkeit vs. positive Symptome
  - daher unterschiedliche Wirksamkeit bei sekundären negativen Symptomen

im statistischen Sinn, heißt das: Die Pfadanalyse erlaubt die Feststellung der Veränderung der negativen Symptome, die nicht durch gleichzeitige Wirkungen auf depressive Symptome, extrapyramidale Symptome und positive Symptome erklärt werden kann. Nachdem frühere Studien eine solche Differenzierung nicht versuchten, oder wenn überhaupt lediglich die Korrelation zwischen der Reduzierung der negativen Symptome und der Reduzierung der positiven Symptome untersuchten (30, 31, 51), war die Anwendung der Pfadanalyse zur Reanalyse der Daten aus der nordamerikanischen Risperidon-Studie unter diesem Aspekt ein wichtiger methodischer Fortschritt (35). Diese Analyse ergab, daß die Vorteile von Risperidon im Vergleich zu Haloperidol bei der Behandlung der Negativsymptomatik nicht allein durch die bessere extrapyramidale Verträglichkeit und die in dieser Studie stärkere Wirksamkeit auf Positivsymptomatik erklärt werden können (s.u.), daß also zusätzlich ein ausgeprägterer direkter Effekt auf die Negativsymptomatik anzunehmen ist.

Die Möglichkeiten und Grenzen dieser Analyse sollten aber sorgfältig bedacht werden (33). Die Haupteinschränkung der Pfadanalyse, die auf der Kalkulation von Korrelationen basiert, besteht darin, daß eine kausale Beziehung zwischen zwei Variablen nicht abgeleitet werden kann. Die errechneten Korrelationen können also unterschiedlich interpretiert werden. Die Ergebnisse der Reanalyse der nordamerikanischen Risperidon-Studie könnten prinzipiell auch anders interpretiert werden als von den Autoren vorgeschlagen wurde. Zum Beispiel könnten die positiven von den negativen Symptomen abhängen und nicht umgekehrt, was im Sinne des Konzepts der sekundären Negativsymptomatik unterstellt wurde. Die Schlußfolgerung, daß die Reduzierung der positiven Symptome eine Reduzierung der negativen Symptome bewirkt, ist zumindest im Rahmen dieses Konzeptes plausibler. Auch scheint die Annahme plausibler, daß der Schweregrad extrapyramidaler Symptome zu einer Zunahme negativer Symptome führt, da ein Medikamenten-bedingtes Parkinsonoid nach klinischer Erfahrung als Negativsymptomatik imponieren kann (19, 41). Das klinische Erfahrungswissen kann somit die Basis abgeben für die Interpretationsrichtung der Ergebnisse eines korrelationsstatistischen Ansatzes.

Ein weiteres Problem der Pfadanalyse stellt die Annahme einer linearen Beziehung zwischen den Variablen dar. Die Überprüfung mehrerer Streudiagramme der untersuchten Variablen der nordamerikanischen Risperidon-Studie zeigt jedoch, daß die Annahme einer linearen Beziehung zwischen den Variablen doch berechtigt ist. Schließlich ist als weitere Einschränkung des Pfadmodells das Problem der Multikolinearität zu erwähnen. Das bedeutet: Die Signifikanz einzelner Koeffizienten in einem Regressionsmodell wird nicht so genau geschätzt, wenn einige Prädiktoren hoch korrelieren. Die Relevanz dieses Problems wurde im Rahmen einer statistischen Simulationsstudie überprüft, die den Grad der Multikolinearität bei den Prädiktoren reflektiert. Eine signifikante Beeinflussung der Ergebnisse durch dieses statistische Problem ließ sich nicht erkennen (33).

Frühere und auch die meisten neueren Neuroleptika-Studien verglichen entweder eine oder verschiedene Dosierungen des Studienmedikaments mit *einer* Dosis des Vergleichsmedikaments. Dies könnte Nachteile für das zum Vergleich herangezogene „Standard"-Neuroleptikum mit sich bringen, da das Studienmedikament aufgrund der verschiedenen Dosierungen seine Wirkung in einem optimalen Dosisbereich entfalten kann, während dem Vergleichs-Medikament diese Möglichkeit nicht gegeben wird. Dieses Problem wird noch relevanter unter dem Aspekt, daß Haloperidol, das als Vergleichsmedikament in den meisten der neueren Studien eingesetzt wurde, in einigen Untersuchungen in einer aus heutiger Sicht vergleichsweise hohen Dosis (z.B. 20 mg pro Tag) verabreicht wurde.

In bezug auf diese Problematik des Studiendesigns muß die 7armige Sertindol-Studie als wichtiger methodischer Fortschritt erwähnt werden. Die 7armige Sertindol-Studie hat das beschriebene Bias behoben, in dem die zu vergleichenden Neuroleptika in verschiedenen Dosierungen untersucht wurden (53). Es zeigte sich allerdings im Rahmen dieser Studie, daß das beschriebene Bias hinsichtlich der Prüfung gegen *eine* „klinisch gebräuchliche" Dosis des Standard-Neuroleptikums Haloperidol und insbesondere die Vorbehalte gegenüber der Höhe der Haloperidol-Dosis überbewertet wurden.

Die neuen Neuroleptika werden in der Regel nur mit einem hochpotenten Neuroleptikum wie Haloperidol verglichen. Es ist aber allgemein bekannt, daß hochpotente Butyrophenone wie Haloperidol ein hohes Risiko für extrapyramidale Nebenwirkungen haben. Daraus kann ein den negativen Symptomen sehr ähnliches klinisches Phänomen resultieren, das durch die Anwendung standardisierter Ratingskalen zur Beurteilung negativer Symptome nicht differenziert werden kann (s.o.). Dieses Bias zugunsten des neuen Neuroleptikums kann nur durch einen Vergleich mit einem niedrigpotenten Phenothiazin vermieden werden. In diesem Zusammenhang muß das Konzept der Zotepin-Studie, die Zotepin mit 600 mg Chlorpromazin bei nicht therapieresistenten akut schizophrenen Patienten verglich (14), als auch das der Vergleichsstudie mit Clozapin und Chlorpromazin bei therapieresistenten Schizophrenen (21), die allerdings nicht primär auf die Negativsymptomatik abzielte, als methodisch wichtige Prüfstrategien angesehen werden.

Will man das Konzept des chronischen Defizitsyndroms von Carpenter (11) berücksichtigen (Tabelle 2), reicht der Nachweis der Wirksamkeit bei negativen Symptomen, die während einer akuten Episode auftreten und meistens mit produktiven Symptomen verbunden sind, nicht aus. Es ist bekannt, daß diejenigen negativen Symptome, die mit positiven Symptomen während einer akuten schizophrenen Episode assoziiert sind, unter Behandlung mit einem Neuroleptikum reduziert werden; diese Besserung ist mit der Remission der produktiven Symptome korreliert. Aus Studien zu biologischen Korrelaten der Negativsymptomatik ergibt sich obendrein, daß gerade die chronische Negativsymptomatik

Tabelle 2. Kriterien für Schizophrenie mit einem Defizitsyndrom (11)

- Der Patient erfüllt die DSM-III Kriterien für Schizophrenie
- Mindestens zwei der folgenden negativen Symptome sind vorhanden:
  - Eingeschränkter Affekt
  - Reduzierte emotionale Schwingungsfähigkeit
  - Gesprächsarmut mit vermindertem Interesse und verminderter Neugier
  - Verminderte Zielstrebigkeit
  - Vermindertes soziales Interesse
- Negative Symptome, die sich nicht ganz durch einer der folgenden Gründe erklären lassen:
  - Depression oder Angst
  - Medikamentenauswirkung
  - Reizarmut durch Hospitalisierung
- Eine Kombination von zwei oder mehr der o.g. negativen Symptome ist seit mindestens 12 Monaten vorhanden; diese Symptome waren während Zeiten klinischer Stabilität (einschließlich chronischer psychotischer Zustände) oder während der Remissionsphase nach einer psychotischen Exacerbation immer vorhanden.

besser als die Negativsymptomatik im Rahmen akuter Exacerbationen mit einer Reihe von biologischen Parametern assoziert ist (7, 8, 22–24, 42, 43, 45, 47).

Um die Frage zu beantworten, ob die chronische Negativsymptomatik des Defizitsyndroms auf Behandlung mit Neuroleptika anspricht, müssen Studien an Patienten mit chronischer Negativsymptomatik im Rahmen eines Defizitsyndroms durchgeführt werden. Das beste Szenario wäre eine Untersuchung der neuroleptischen Wirkung an Patienten, die ausschließlich an chronischer Negativsymptomatik leiden; solche Patienten lassen sich allerdings im klinischen Alltag schwer finden. Ein Studiendesign, das auf Patienten mit chronischer Negativsymptomatik ohne gleichzeitig bestehende Positivsymptomatik fokussiert, würde zu einer deshalb nicht durchführbaren Studie führen. Aus diesem Grund hat eine Gruppe von europäischen „Universitätspsychiatern" zusammen mit Vertretern der pharmazeutischen Industrie, die sich für die Wirkung von Medikamenten auf negative Symptome interessierten, versucht, Richtlinien für eine realistische Vorgehensweise zusammenzustellen (34). Die Richtlinien fordern stabile und im Vergleich zur Produktivsymptomatik vorherrschende negative Symptome. Außerdem wird gefordert, daß keine oder nur geringgradige depressive Symptome vorhanden sind, um eine Konfundierung der Negativsymptomatik durch depressive Symptomatik zu vermeiden (Tabelle 3). Um den chronischen Zustand der negativen Symptome zu berücksichtigen, wurde eine Studiendauer von mindestens 8 Wochen vorgeschlagen. Die einzige Studie, die im wesentlichen nach diesen Richtlinien durchgeführt wurde, ist die 6monatige placebokontrollierte Studie mit 100 mg Amisulprid bei Patienten mit überwiegender Negativsymptomatik (28). Ihr kommt deswegen Modellcharakter für die Weiteruntersuchung der klinischen Methodologie unter diesem Aspekt zu.

Die europäischen „Richtlinien zur klinischen Untersuchung von medizinischen Produkten in der Behandlung von Schizophrenie" („Note for Guidance on the Clinical Investigation of Medicinal Products in the Treatment of Schizophrenia") (13) haben die Vorschläge der oben erwähnten Expertengruppe weitgehend übernommen, mit dem einzigen Unterschied, daß sie nicht nur eine placebokontrol-

Tabelle 3. Vorschläge der Arbeitsgruppe zu negativen Symptomen bei Schizophrenie zur Vorgehensweise bei klinischen Prüfungen mit atypischen Neuroleptika (34)

- Auswahl der Patienten
  - Positive Symptome dominieren das klinische Bild, z.B. PANSS vom negativen Typ
  - Dauer der negativen Symptome > 6 Monate
  - Stabiler schizophrener Zustand seit > 6 Monate
  - Flacher Affekt und Gesprächsarmut sind negative Kernsymptome
  - kein/niedriger Score für Depression
- Design: doppelblinder Vergleich mit Placebo oder wirksamem Medikament
- Wirksamkeitsparameter: BPRS oder SANS oder PANSS
- Andere Skalen: Depressionsskalen, EPS-Skalen
- Statistische Analyse:
  - Endpunkt-Vergleich
  - Interaktion mit produktiven Symptomen, Depression, EPS

PANSS = Positive and Negative Symptom Scale; BPRS = Brief Psychiatric Rating Scale; SANS = Scale for the Assessment of Negative Symptoms; EPS = Extrapyramidal-motorische Symptome

lierte, sondern eine 3armige Studie verlangen. Die 3armige Studie sollte das neue Medikament mit Placebo sowie mit einem anderen Neuroleptikum („Standard"-Neuroleptikum) vergleichen (Tabelle 4).

Was die Psychometrie betrifft, so ist es von großer Bedeutung, daß alle neueren Studien zur Wirksamkeit von Medikamenten bei Negativsymptomatik umfangreiche Skalen zur Beurteilung der Negativsymptomatik wie z.B. die „Scale for the Assessment of Negative Symptoms" (SANS) oder die Negativ-Subskala der „Positive and Negative Symptom Scale" (PANSS), angewendet haben (36). Damit wurden die Einschränkungen früherer Studien, die keine spezielle Skala zur Beurteilung von negativen Symptomen angewendet hatten, überwunden. Es muß weiter unter-

Tabelle 4. CPMP-Richtlinien: Medizinische Produkte in der Behandlung von Schizophrenie – Kriterien für den Indikationsanspruch „Behandlung von Negativsymptomatik" (13)

U.a. werden folgende Kriterien vorgeschlagen:

- Prospektives Studiendesign, um die Wirksamkeit bei negativen Symptomen zu demonstrieren
- Spezielle Forderungen an solchen Studien vergleichbar mit den Vorschlägen der Arbeitsgruppe „Negative Symptome in der Schizophrenie" (34): u.a. Patienten mit chronischer, prädominanter, stabiler Negativsymptomatik sowie Unterscheidung zwischen direkter und indirekter Wirkung
- Im Gegensatz zu den Vorschlägen dieser Arbeitsgruppe wird ein 3armiges Studiendesign verlangt: Studienmedikation gegen Placebo und gegen ein Vergleichspräparat

Diejenigen Neuroleptika, die eine günstige Wirkung auf negative Symptome bei akuten schizophrenen Patienten zeigen, dürfen diesen besonderen Effekt im pharmakodynamischen Teil der Zusammenfassung der Produktkennzeichnung („Summary of Product Characteristics", SPC) beschreiben. Allerdings ist das nur dann erlaubt, wenn die Studien prospektiv die Hypothese untersucht haben, ob die Studienmedikation eine Besserung der negativen Symptomen bewirkt. Eine nachträgliche Analyse reicht nicht aus.

CPMP = Committee for Proprietary Medicinal Products

sucht werden, ob bestimmte negative Kernsymptome wie Affektverflachung oder Gesprächsarmut zur Kernsymptomatik des Negativsyndroms gehören, ob sie eine besondere Bedeutung in der Beurteilung der Wirksamkeit auf Negativsymptomatik haben und ob diese als primäre Outcome-Kriterien selektiert werden sollten.

Ergebnisse neuerer Studien

Clozapin

Clozapin, ein Medikament mit einem reichen Rezeptorprofil, das sich bereits seit längerem auf dem Markt befindet, wird als Prototyp der atypischen Neuroleptika gesehen. Das Medikament hat seinen besonderen Platz in der Behandlung therapieresistenter Patienten, aber auch aus der Perspektive vieler Kliniker in der Behandlung der Negativsymptomatik.

Bezüglich jüngerer Studien ist die gut geplante Studie an therapieresistenten schizophrenen Patienten von Kane et al. (21) am bekanntesten. Diese therapieresistenten Patienten erhielten nach weiterbestehender Non-Response im Rahmen einer 6wöchigen standardisierten Vorbehandlungsphase mit durchschnittlich 61±14 mg Haloperidol täglich entweder bis zu 900 mg/Tag Clozapin oder bis zu 1800 mg/Tag Chlorpromazin. Die Studie fokussierte hauptsächlich auf die Frage, ob Clozapin in dieser selektierten Gruppe eine bessere allgemeine antipsychotische Wirksamkeit als Chlorpromazin zeigt, vorwiegend im Sinne von Produktivsymptomatik. Eine allgemeine Überlegenheit konnte demonstriert werden. Die mit Clozapin behandelten Patienten wiesen bei den ergänzenden Analysen eine im Vergleich zu den Chlorpromazin-behandelten Patienten statistisch signifikant größere Abnahme des Scores in der „Brief Psychiatric Rating Scale" (BPRS) auf. Auch der Score für extrapyramidale Nebenwirkungen (Simpson-Angus-Skala) ging in der Clozapin-Gruppe im Vergleich zu der Chlorpromazin-Gruppe stärker zurück, obwohl letztere prophylaktisch Benztropinmesylat erhielt. Die Studie zeigte zusammengefaßt nicht nur eine signifikant bessere allgemeine Wirksamkeit von Clozapin im Vergleich zu Chlorpromazin, sondern auch eine bessere Wirksamkeit in der Behandlung von negativen Symptomen. Die Ergebnisse können jedoch nicht auf schizophrene Patienten im allgemeinen übertragen werden, da sie an einer hoch selektierten Gruppe von schwer therapieresistenten Patienten gewonnen wurden. Es ist anzunehmen, daß die Überlegenheit in der Reduzierung von negativen Symptomen auf bessere Wirksamkeit in der Reduzierung von positiven Symptomen sowie auf die niedrigere Rate von extrapyramidalen Symptomen basiert. Diese Hypothese wurde jedoch in der Studie nicht geprüft.

Aus den anderen klinischen Prüfungen sollten 2 offene (eine 6monatige (27) und eine 12monatige (30, 31)) Studien an Patienten mit mehr oder weniger prädominanter und chronischer Negativsymptomatik erwähnt werden. Diese Studien liefern einige Hinweise für eine Wirkung von Clozapin auf negative Symptome. Die Ergebnisse sind jedoch aufgrund des offenen Designs aus methodischer Sicht nicht völlig überzeugend. In diesem Zusammenhang ist die neuere Doppelblindstudie von Breier et al. (6) von größerer Bedeutung. Der erste Teil dieser Studie war eine offene 6wöchige Behandlung mit Fluphenazin. Anschließend wurden diejenigen Patienten randomisiert, die weiterhin negative und/oder positive Symptome hatten; sie erhielten entweder Clozapin oder Haloperidol über 10 Wochen unter doppelblinden Bedingungen. Die Gesamtpsychopathologie verbesserte sich in beiden Behandlungsgruppen; der SANS-Score wurde in der Clozapin-Gruppe um 6 % verringert und stieg um 11 % in der Haloperidol-Gruppe, was zu einem statistisch signifikanten Gruppenunterschied führte. Ein weiteres Ziel der Studie bestand darin, primäre und sekundäre negative Symptome voneinander zu unterscheiden. Wurden nur die primären stabilen negativen Symptome nach der Definition von Carpenter berücksichtigt, war der Unterschied zwischen den beiden Behandlungen nicht signifikant.

Zotepin

Zotepin, ein Medikament mit einer kombinierten $D_2 5HT_{2A}$-Blockade sowie einer Inhibition der Noradrenalin-Wiederaufnahme, befindet sich seit längerem auf dem japanischen Markt. Später wurde es u.a. in Deutschland zugelassen. Um die Zulassung auf internationaler Basis vorzubereiten, wurden in den letzten Jahren einige Studien nach modernen Richtlinien der Arzneimittelprüfung durchgeführt.

Einige Studien mit Zotepin zeigen eine Reduktion der Negativsymptomatik, aber nicht immer Überlegenheit gegenüber der Vergleichsmedikation (15, 16, 25, 37). In einer Doppelblindstudie an einer kleinen Gruppe von 30 Residualsyndrom-Patienten mit ausgeprägter Negativsymptomatik zeigte Zotepin gemessen mit der SANS eine bessere Wirksamkeit als Haloperidol in der Behandlung von negativen Symptomen (1).

Obwohl diese Studie an einer mehr oder weniger selektierten Gruppe von Patienten mit Residualsyndrom und ausgeprägter Negativsymptomatik durchgeführt wurde, sind die Ergebnisse aufgrund der niedrigen Patientenzahl in ihrer Aussage limitiert. Die Ergebnisse einer größeren doppelblinden Vergleichsstudie von Zotepin und Haloperidol an Patienten mit einer akuten schizophrenen Exacerbation unterstützen jedoch diese Befunde. In dieser größeren Studie nahmen die SANS-Scores in der Zotepin-Gruppe signifikant mehr ab als in der Haloperidol-Gruppe (38). Wegen der besseren extrapyramidalen Verträglichkeit von Zotepin muß noch geklärt werden, ob dieses positive Ergebnis teilweise auf eine direkte Wirkung auf negative Symptome basiert, oder ob es hauptsächlich wegen der besseren extrapyramidalen Verträglichkeit zustande kam.

Besonders interessant ist die doppelblinde Vergleichsstudie von Zotepin mit der niedrigpotenten Phenothiazin Chlorpromazin an Patienten mit einer akuten schizophrenen Exacerbation (14). Diese Studie hat große methodische Bedeutung, da Chlorpromazin eine bessere extrapyramidale Verträglichkeit als das meistens zum Vergleich mit den atypischen Neuroleptika herangezogene Haloperidol hat. Die Ergebnisse zeigten, daß Zotepin Chlorpromazin in der Behandlung negativer Symptome überlegen ist. Dies könnte jedoch zum Teil durch die bessere extrapyramidale Verträglichkeit von Zotepin im Vergleich zu Chlorpromazin erklärt werden und muß nicht nur aus einer direkten Wirkung auf negative Symptome resultieren.

Risperidon

Risperidon, ein kombinierter $D_2 5HT_{2A}$-Blocker, war das erste neuere atypische Neuroleptikum; es befindet sich inzwischen seit einigen Jahren auf dem Markt. Der beste Nachweis der Wirksamkeit von Risperidon auf Negativsymptomatik ergab die sog. nordamerikanische Risperidonstudie (29). In dieser 8wöchigen, multizentrischen Doppelblindstudie wurden mehrere Dosierungen von Risperidon (2, 6, 10 oder 16 mg täglich) mit 20 mg/Tag Haloperidol oder Placebo in 388 Klinikpatienten, die an einer akuten Exacerbation von schizophrener Psychose litten, verglichen. Die Besserung in der PANSS-Subskala für Negativsymptomatik in den mit 6 mg Risperidon täglich behandelten Patienten war statistisch signifikant im Vergleich zu der Placebo- oder Haloperidol-Gruppe. Eine ähnliche Studie mit 135 Patienten in mehreren kanadischen Studienzentren erbrachte vergleichbare Ergebnisse (12). Risperidon zeigte besonders bei den niedrigeren Dosierungen eine bessere extrapyramidale Verträglichkeit als die vergleichsweise hohe Dosierung von 20 mg Haloperidol. Wenn man die etwas bessere Wirksamkeit von Risperidon bei den positiven Symptomen berücksichtigt, scheint es sehr wichtig, zu klären, ob die Überlegenheit von Risperidon bei negativen Symptomen an diesen beiden Wirkungen liegt, oder ob Risperidon trotzdem eine relevante direkte Wirkung auf negative Symptome hat. Um diese Frage zu beantworten, wurden die Daten der nordamerikanischen/kanadischen Studie mittels einer Pfadanalyse reanalysiert. Hierbei wurde auf die Ergebnisse der Behandlung mit 6 mg Risperidon fokussiert (35). Die Pfadmodellschätzung (Abb. 1) zeigt, daß auch nachdem indirekte Wirkungen auf sekundäre negative Symptome statistisch kontrolliert wurden, die negativen Symptome sich stärker unter Risperidon als unter Haloperidol verbesserten. Die geschätzte Differenz, die nicht durch Ausgangswerte oder Änderungen in positiven oder extrapyramidalen Symptomen erklärt werden kann, beläuft sich auf 1,7 Punkten auf der PANSS-Subskala für Negativsymptomatik. Das geschätzte Modell erklärt 41 % der Varianz ($p < 0.001$) in der Reduzierung von negativen Symptomen, und alle Parameter sind signifikant.

In der sog. internationalen Risperidonstudie, einer sehr großen, internationalen Doppelblindstudie in der verschiedene Risperidondosierungen (1, 4, 8, 12 und

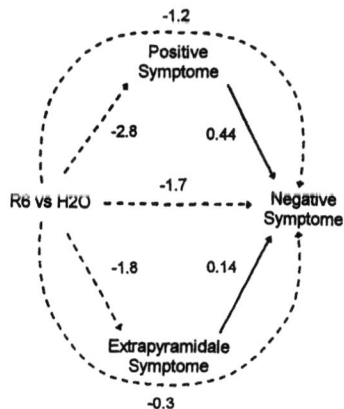

Abb. 1. Geschätzte Koeffizienten für den Vergleich von 6 mg Risperidon (R6) (n = 85) und 20 mg Haloperidol (H20) (n = 85). Durchgehende Linien stehen für gleich gerichtete Beziehungen, gestrichelte Linien für inverse Beziehungen; die Halbkreisen stellen die indirekte Wirkung der Behandlung dar; alle Parameter sind signifikant (p<0,05) (nach 35)

16 mg täglich) mit Haloperidol (10 mg täglich) verglichen wurden, konnte keine signifikante Überlegenheit von Risperidon bei der Negativsymptomatik demonstriert werden (39). Es gab jedoch einige Hinweise, daß sich vielleicht eine niedrigere Dosierung von Risperidon im Bereich 4–8 mg für die Behandlung von negativen Symptomen besser eignet.

Vergleichsstudien mit Clozapin (4, 26) und Perphenazin (20) haben über eine positive Wirkung von Risperidon auf negative Symptome berichtet. Signifikante Unterschiede in der Wirksamkeit von Risperidon und den Vergleichsmedikamenten wurden nicht gefunden.

Eine neuere Metaanalyse (9) der gepoolten Ergebnisse aus 6 Doppelblindstudien ergab, daß die bessere Wirksamkeit von Risperidon (4–8 mg täglich) im Vergleich zu der von aktiven Vergleichsmedikamenten (Haloperidol, Perphenazin, Zuclopenthixol) statistisch signifikant ist.

Sertindol

Sertindol, ein neueres Antipsychotikum, das vorwiegend eine $D_2 5HT_{2A}$-Blockade sowie bevorzugt eine antidopaminerge Wirkung auf limbische Strukturen zeigt, befindet sich seit einigen Jahren auf dem Markt in manchen europäischen Ländern.

In einer 6wöchigen placebokontrollierten klinischen Studie bei akut schizophrenen Patienten (46), zeigten verschiedene Sertindol-Dosierungen (8, 12 und 20 mg täglich) statistisch signifikant bessere Wirksamkeit als Placebo bei produktiven und negativen Symptomen.

In einer multizentrischen (in 11 europäischen Länder) Dosisfindungsstudie mit 4 Dosierungen (8, 16, 20 und 24 mg täglich) von Sertindol und 10 mg/Tag Haloperidol an 617 Patienten mit einer akuten schizophrenen Exacerbation fanden Hale et al. (17) eine statistisch signifikant bessere Wirksamkeit von 16 mg Sertindol in der Reduzierung des PANSS-Subscores für Negativsymptomatik im Vergleich zu Haloperidol. Es wurde aber nicht zwischen primären und sekundären bzw. zwischen direkten und indirekten Wirkungen bei negativen Symptomen differenziert.

Aus methodologischer Sicht ist die 7armige Studie von Zimbroff et al. (53), die 3 verschiedene Dosierungen von Sertindol mit 3 verschiedenen Dosierungen von Haloperidol sowie mit Placebo verglich, von größter Bedeutung (s.o.). Die Studie ergab folgende Resultate: Sertindol und Haloperidol zeigten eine vergleichbare antipsychotische Wirksamkeit und eine bessere Wirksamkeit als Placebo, die für alle Dosierungen statistisch signifikant war. Lediglich die Dosis 20 mg/Tag Sertindol war wirksamer als Placebo in der Behandlung von Negativsymptomatik (Abb. 2). Bei allen Beurteilungen der extrapyramidalen Symptome war Sertindol sowohl klinisch als auch statistisch von Placebo nicht zu unterscheiden; die Häufigkeit von extrapyramidalen Symptomen war dosisunabhängig. Alle Dosierungen von Haloperidol verursachten signifikant mehr extrapyramidale Symptome als Placebo oder Sertindol. Unerwünschte Ereignisse unter Sertindol waren nur schwach ausgeprägt.

Die Überlegenheit von 20 mg/Tag Sertindol ließe sich möglicherweise u.a. durch die bessere extrapyramidale Verträglichkeit erklären. Eine Pfadanalyse wurde durchgeführt, um diese Frage zu analysieren und um zwischen direkten und

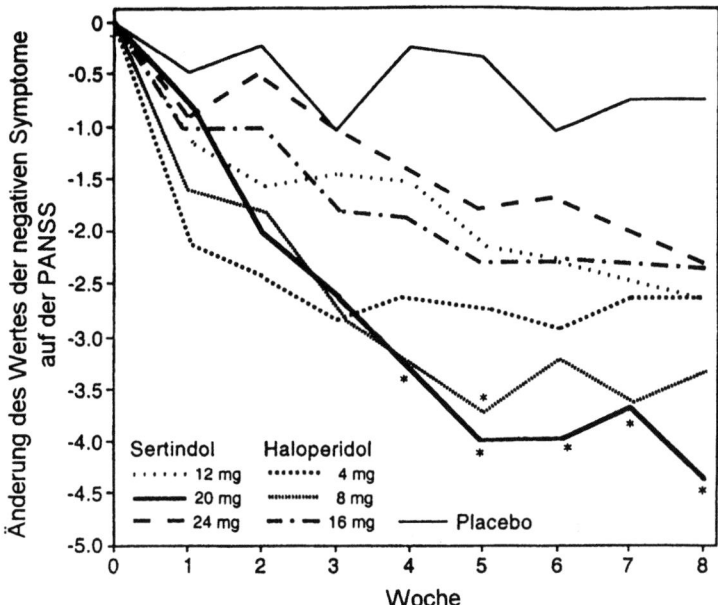

Abb. 2. Mittlere Änderung des Werts auf der PANSS-Subskala Negativsymptomatik bei schizophrenen Patienten, die mit Placebo, Sertindol oder Haloperidol behandelten wurden (nach 53). Ein Sternchen (*) weist auf einen signifikanten Unterschied im Vergleich zur Placebobehandlung hin; für die signifikanten Vergleiche zwischen Sertindol und Placebo p < 0,01, für die zwischen Haloperidol und Placebo p < 0,05.

indirekten Wirkungen zu differenzieren (52). Dieses Modell umfaßt nicht nur die Wirkung auf positive Symptome sowie die Wirkung auf extrapyramidale Symptome – wie in der Risperidon-Analyse –, sondern berücksichtigt auch depressive Symptomatik. Die Ergebnisse zeigen, daß die Hauptveränderung bei den negativen Symptomen nicht durch Änderungen der genannten Parameter erklärt werden kann und deswegen als Ausdruck einer direkten Wirkung auf negative Symptome anzusehen ist.

Olanzapin

Olanzapin, ein neueres Antipsychotikum mit einer „reichen Pharmakologie" ähnlich dem Clozapin, befindet sich seit einigen Jahren auf dem internationalen Markt.

In einer placebokontrollierten Doppelblindstudie mit 152 akut schizophrenen Patienten, wurden 2 Dosierungen Olanzapin (1 mg/Tag und 10 mg/Tag) untersucht. 10 mg/Tag Olanzapin war Placebo in der Behandlung negativer sowie positiver Symptome statistisch signifikant überlegen (2). 10 mg/Tag Olanzapin war mit Placebo vergleichbar hinsichtlich extrapyramidaler Symptome.

Eine große, 6wöchige, placebokontrollierte Vergleichsstudie mit 3 Dosierungen Olanzapin oder 10-20 mg Haloperidol täglich an 335 Patienten mit einer akuten schizophrenen Exacerbation (3) ergab eine signifikant stärkere Reduktion der

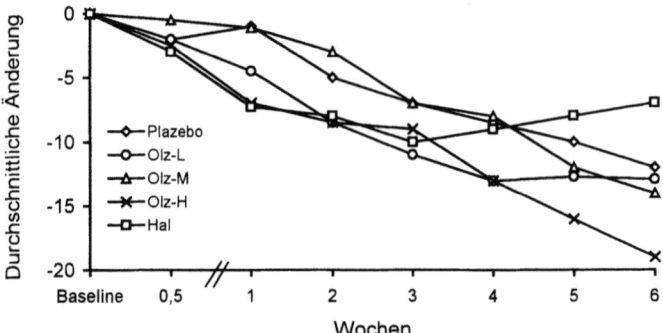

Abb. 3. Wöchentliche Änderung in dem zusammengesetzten Score der „Scale of Assessment of Negative Symptoms" (SANS) (beobachtete Fälle); p ≤ 0,05 (3). Olz-L: 2,5, 5 oder 7,5 mg/Tag; Olz-M: 7,5, 10 oder 12,5 mg/Tag; Olz-H: 12,5, 15 oder 17,5 mg/Tag

SANS-Scores in der höchsten Dosierung von Olanzapin (12,5–17,5 mg täglich). Die niedrigste Dosis (2,5 – 7,5 mg) hatte auch eine bessere Wirkung als Placebo auf den SANS-Score. Hinsichtlich positiver Symptome war Olanzapin in der mittleren sowie höheren Dosierungsgruppe mit Haloperidol vergleichbar (Abb. 3). Es gab bei allen Dosierungen weniger extrapyramidale Nebenwirkungen als unter Haloperidol.

Patienten, die in dieser Studie auf die Behandlung respondierten, konnten dann im Rahmen einer Erhaltungstherapiestudie für 46 Wochen weiterbehandelt werden. Die bereits vorliegenden 24-Wochen-Ergebnisse (n = 76) zeigen deutliche Vorteile gegenüber Haloperidol hinsichtlich der Reduktion von Negativsymptomatik (18).

In einer großen, internationalen, multizentrischen, 6wöchigen Doppelblindstudie mit annähernd 2000 akut schizophrenen Patienten wurden 5–20 mg/Tag Olanzapin mit 5–20 mg/Tag Haloperidol verglichen. Die durchschnittliche Modaldosis betrug 13,2 mg für Olanzapin und 11,8 mg für Haloperidol. Olanzapin zeigte klinische Ergebnisse, die denen von Haloperidol deutlich überlegen waren, und zwar auf dem BPRS-Gesamtscore sowie auf die Negativsymptomatik gemessen mittels PANSS. Das extrapyramidale Nebenwirkungsprofil von Olanzapin war wesentlich günstiger als das von Haloperidol (49).

In einer randomisierten, doppelblinden, 28wöchigen Studie mit 339 akut schizophrenen Patienten wurden 10–20 mg/Tag Olanzapin mit 4–12 mg/Tag Risperidon verglichen. Olanzapin zeigte signifikant überlegene Wirksamkeit bei der Negativsymptomatik sowie bei der allgemeinen Responzrate (50). Einige Experten erklären die ungünstigen Ergebnisse der Risperidon-Gruppe durch eine unangemessene zu hohe Dosierung und beziehen sich auf eine andere bis jetzt unveröffentlichte Studie mit einer niedrigeren Dosierung von Risperidon (ca. 5 mg/Tag), bei der Risperidon günstiger abschneidet.

Es muß bei all diesen Studien erwogen werden, ob die Überlegenheit bei negativen Symptomen einer direkten Wirkung zugeschrieben werden kann oder nicht. Eine Pfadanalyse, die die Wirkung auf positive Symptome, depressive Symptomatik und extrapyramidale Motorik berücksichtigt, zeigt, daß sich die Veränderung der negativen Symptome zum größten Teil nicht durch Veränderungen in diesen

3 Parameter erklären läßt und somit im wesentlichen als direkte Wirkung auf negative Symptome gesehen werden kann (48).

Amisulprid

Amisulprid, ein selektiver D_2/D_3-Dopaminrezeptor-Blocker, befindet sich seit mehreren Jahren auf dem französischen Markt. Zur Vorbereitung der internationalen Zulassung wurden in den letzten Jahren starke Anstrengungen unternommen, um die Wirksamkeit bei positiven sowie negativen Symptomen nach modernen Richtlinien der Arzneimittelprüfung nachzuweisen.

Nach einer 6- bis 12wöchigen Wash-out-Phase wurden in einer 6wöchigen, placebokontrollierten Studie an 104 stationär behandelten schizophrenen Patienten mit prädominanter Negativsymptomatik 2 Dosierungen Amisulprid (100 mg oder 300 mg täglich) verglichen. Bei dem SANS-Score zeigte sich eine signifikante Überlegenheit der beiden Amisulprid-Dosierungen im Vergleich zu Placebo (5).

Eine andere Doppelblindstudie verglich 100 mg Amisulprid mit 4 mg/Tag Fluphenazin an 40 stationär behandelten Patienten mit vorwiegend negativer Schizophrenie. Die Reduzierung des SANS-Scores während der 42tägigen Behandlung war in beiden Gruppen signifikant, wobei es keinen Unterschied zwischen den vergleichsweise niedrigen Amisulprid- und Fluphenazin-Dosierungen gab (44).

In einer anderen Studie mit akut schizophrenen Patienten wurde Amisulprid mit Risperidon verglichen. Beide Medikamente zeigten vergleichbare Wirksamkeit bei Negativsymptomatik (40).

Die placebokontrollierte, 6monatige Studie, in der 141 Patienten mit chronischen, stabilen und prädominanten negativen Symptomen 100 mg/Tag Amisulprid oder Placebo erhielten, ist von größter Bedeutung (28) (Tabelle 5). Die mit

Tabelle 5. Durchschnittsscores (s.d.) der Beurteilungsskalen (28)

	Placebo		Amisulprid		p
Scale for the Assessment of Negative Symptoms (SANS)					
Ausgangswert	81,5	(13,7)	81,9	(13,4)	
Score bei Beendigung der Studie	64,8	(26,1)	48,4	(27)	< 0,0005[2]
Score-Änderung (%)	20	(29,8)	40,9	(30,9)	< 0,0002[3]
Scale for the Assessment of Positive Symptoms (SAPS)					
Ausgangswert	19,4	(12,3)	22,4	(13,5)	
Score bei Beendigung der Studie	19,3	(17,4)	20,8	(23,6)	
Score-Änderung (%)	0,1	(16,8)	1,7	(22,4)	NS[3]
Global Assessment of Functioning (GAF)					
Ausgangswert	33,4	(11,1)	33,1	(11,5)	
Score bei Beendigung der Studie	37,7	(17,6)	44,4	(20,8)	
Score-Änderung (%)	−4,7	(15,7)	−11,5	(19,7)	< 0,03[3]

1 Eine Zunahme im GAF-Score bedeutet eine Verbesserung
2 Score bei Beendigung der Studie vs. Ausgangswert in der Amisulprid-Gruppe
3 Durchschnittliche Besserung als prozentuale Score-Änderung in der Amisulprid- vs. der Placebo-Gruppe

Tabelle 6. Durchschnittsscores auf den Subskalen der Skala zur Beurteilung der Negativsymptomatik („Scale for the Assessment of Negative Symptoms", SANS) (28)

	Placebo		Amisulprid		p[1]
Affektverflachung					
Ausgangswert	20,8	(5,6)	21,4	(4,8)	
Score bei Beendigung der Studie	16,0	(8,1)	10,7	(7,8)	
Score-Änderung (%)	20,6	(38,8)	49,5	(35,4)	< 0,0002
Alogie					
Ausgangswert	10,9	(3,1)	11,1	(3,1)	
Score bei Beendigung der Studie	8,8	(4,2)	6,3	(4,5)	
Score-Änderung (%)	17,1	(39,5)	43,6	(35,9)	< 0,0002
Abulie, Apathie					
Ausgangswert	10,6	(2,4)	10,3	(2,3)	
Score bei Beendigung der Studie	8,6	(3,8)	6,1	(3,8)	
Score-Änderung (%)	16,9	(40,5)	39,9	(37,9)	< 0,0007
Anhedonie, Asozialität					
Ausgangswert	16,1	(2,7)	15,8	(2,7)	
Score bei Beendigung der Studie	13,4	(5,0)	11,3	(5,2)	
Score-Änderung (%)	16,0	(31,0)	29,0	(31,6)	< 0,005
Beeinträchtigung der Aufmerksamkeit					
Ausgangswert	5,3	(2,3)	5,2	(2,2)	
Score bei Beendigung der Studie	4,0	(3,0)	2,9	(3,0)	
Score-Änderung (%)	25,0	(50,0)	43,0	(61,6)	< 0,02

1 Durchschnittliche Verbesserung als prozentuale Score-Änderung, Amisulprid vs. Placebo

Amisulprid behandelten Patienten zeigten eine signifikant größere Besserung des SANS-Gesamtscores, der SANS-Subscores (Tabelle 6) sowie des CGI („Clinical Global Impression") als die Placebo-Patienten. Die Häufigkeit extrapyramidaler Nebenwirkungen war in beiden Gruppen vergleichbar.

Schlußfolgerung

Die klinische Methodologie der Evaluation von Neuroleptika-Effekten auf Negativsymptomatik hat sich im letzten Jahrzehnt erheblich verbessert. Insgesamt zeigt sich auf der Basis neueren Studien, daß die atypischen Neuroleptika stärkere Effekte auf Negativsymptomatik haben als traditionelle Neuroleptika. Eine Reihe von Hinweisen sprechen dafür, daß die bessere Wirksamkeit atypischer Neuroleptika nicht allein über den Umweg einer besseren extrapyramidalen Verträglichkeit u.a. zu erklären ist, sondern zumindest teilweise ein direkter Effekt ist. Auch chronische Negativsymptomatik im Rahmen von Defizitsyndromen scheint durch atypische Neuroleptika beeinflußbar zu sein.

Literatur

1. Barnas C, Stuppack CH, Miller C, Haring C, Sperner UB, Fleischhacker WW (1992) Zotepine in the treatment of schizophrenic patients with prevailingly negative symptoms. A double-blind trial vs. haloperidol. Int Clin Psychopharmacol 7: 23-27
2. Beasley Jr CM, Sanger T, Satterlee W, Tollefson G, Tran P, Hamilton S (1996) Olanzapine versus placebo: results of a double-blind, fixed-dose olanzapine trial. Psychopharmacology Berl 124: 159-167
3. Beasley Jr CM, Tollefson G, Tran P, Satterlee W, Sanger T, Hamilton S (1996) Olanzapine versus placebo and haloperidol: acute phase results of the North American double-blind olanzapine trial. Neuropsychopharmacology 14: 111-123
4. Bondolfi G, Baumann P, Patris M, May JP, Billeter U, Dufour H (1995) A randomized double-blind trial of risperidone versus clozapine for treatment-resistant chronic schizophrenia. Eur Neuropsychopharmacol 5 (3): 349
5. Boyer P, Lecrubier Y, Puech AJ, Dewailly J, Aubin F (1995) Treatment of negative symptoms in schizophrenia with amisulpride. Br J Psychiatry 166: 68-72
6. Breier A, Buchanan RW, Kirkpatrick B, Davis OR, Irish D, Summerfelt A, Carpenter Jr WT (1994) Effects of clozapine on positive and negative symptoms in outpatients with schizophrenia. Am J Psychiatry 151: 20-26
7. Buchanan RW, Breier A, Kirkpatrick B, Ball P, Carpenter Jr WT (1998) Positive and negative symptom response to clozapine in schizophrenic patients with and without the deficit syndrome. Am J Psychiatry 155: 751-760
8. Bustillo JR, Kirkpatrick B, Buchanan RW (1995) Neuroleptic treatment and negative symptoms in deficit and nondeficit schizophrenia. Biol Psychiatry 38: 64-67
9. Carman J, Peuskens J, Vangeneugden A (1995) Risperidone in the treatment of negative symptoms of schizophrenia: a meta-analysis. Int Clin Psychopharmacol 10: 207-213
10. Carpenter Jr WT, Heinrichs DW, Alphs LD (1985) Treatment of negative symptoms. Schizophr Bull 11: 440-452
11. Carpenter Jr WT, Heinrichs DW, Wagman AM (1988) Deficit and nondeficit forms of schizophrenia: the concept. Am J Psychiatry 145: 578-583
12. Chouinard G, Jones B, Remington G, Bloom D, Addington D, MacEwan GW, Labelle A, Beauclair L, Arnott W (1993) A Canadian multicenter placebo-controlled study of fixed doses of risperidone and haloperidol in the treatment of chronic schizophrenic patients. J Clin Psychopharmacol 13 (1): 25-40
13. Committee for Proprietary Medicinal Products [CPMP] (1998) Note for Guidance on the Clinical Investigation of Medicinal Products in the Treatment of Schizophrenia. The European Agency for the Evaluation of Medicinal Products, London
14. Cooper SJ, Tweed J, Raniwalla J, Butler A, Welch C (In Druck) A placebo-controlled comparison of zotepine versus chlorpromazine in patients with acute exacerbation of schizophrenia.
15. Dieterle DM, Muller SF, Ackenheil M (1991) (Effectiveness and tolerance of zotepine in a double-blind comparison with perazine in schizophrenic patients). Fortschr Neurol Psychiatr 59 (Suppl 1): 18-22
16. Fleischhacker WW, Barnas C, Stuppack CH, Unterweger B, Miller C, Hinterhuber H (1989) Zotepine vs. haloperidol in paranoid schizophrenia: a double-blind trial. Psychopharmacol Bull 25: 97-100
17. Hale A, Van der Burght M, Friberg HH, Wehnert A (1996) Dose-ranging study comparing 4 doses of sertindole and 1 dose of haloperidol in schizophrenic patients. Eur Neuropsychopharmacol 6 (Suppl 3): 61
18. Hamilton SH, Revicki DA, Genduso LA, Beasley Jr CM (1998) Olanzapine versus placebo and haloperidol: quality of life and efficacy results of the North American double-blind trial. Neuropsychopharmacology 18: 41-49
19. Hoffman WF, Labs SM, Casey DE (1987) Neuroleptic-induced parkinsonism in older schizophrenics. Biol Psychiatry 22: 427-439

20. Hoyberg OJ, Fensbo C, Remvig J, Lingjaerde O, Sloth NM, Salvesen I (1993) Risperidone versus perphenazine in the treatment of chronic schizophrenic patients with acute exacerbations. Acta Psychiatr Scand 88: 395–402
21. Kane JM, Honigfeld G, Singer J, Meltzer HY (1988) Clozapine for the treatment-resistant schizophrenic: a double-blind comparison versus chlorpromazine/benztropine. Arch Gen Psychiatry 48: 789–796
22. Kirkpatrick B, Buchanan RW (1990) The neural basis of the deficit syndrome of schizophrenia. J Nerv Ment Dis 178: 545–555
23. Kirkpatrick B, Buchanan RW, McKenney PD, Alphs LD, Carpenter Jr WT (1989) The Schedule for the Deficit syndrome: an instrument for research in schizophrenia. Psychiatry Res 30: 119–123
24. Kirkpatrick B, Buchanan RW, Breier A, Carpenter Jr WT (1994) Depressive symptoms and the deficit syndrome of schizophrenia. J Nerv Ment Dis 182: 452–455
25. Klieser E, Lehmann E, Tegeler J (1991) (Double-blind comparison of 3 x 75 mg zotepine und 3 x 4 mg haloperidol in acute schizophrenic patients). Fortschr Neurol Psychiatr 59 (Suppl 1): 14–17
26. Klieser E, Lehmann E, Kinzler E, Wurthmann C, Heinrich K (1995) Randomized, double-blind, controlled trial of risperidone versus clozapine in patients with chronic schizophrenia. J Clin Psychopharmacol 15: 45S–51S
27. Lindenmayer JP, Grochowski S, Mabugat L (1994) Clozapine effects on positive and negative symptoms: a six-month trial in treatment-refractory schizophrenics. J Clin Psychopharmacol 14: 201–204
28. Loo H, Poirier-Littre MF, Theron M, Rein W, Fleurot O (1997) Amisulpride versus placebo in the medium-term treatment of the negative symptoms of schizophrenia. Br J Psychiatry 170: 18–22
29. Marder SR, Meibach RC (1994) Risperidone in the treatment of schizophrenia. Am J Psychiatry 151: 825–835
30. Meltzer HY (1992) Dimensions of outcome with clozapine. Br J Psychiatry (Suppl): 46–53
31. Meltzer HY, Bastani B, Kwon KY, Ramirez LF, Burnett S, Sharpe J (1989) A prospective study of clozapine in treatment-resistant schizophrenic patients. I. Preliminary report. Psychopharmacology Berl 99 (Suppl): S68–S72
32. Möller HJ (1993) Neuroleptic treatment of negative symptoms in schizophrenic patients. Efficacy problems and methodological difficulties. Eur Neuropsychopharmacol 3: 1–11
33. Möller HJ, Müller H (1997) Statistical differentiation between direct and indirect effects of neuroleptics on negative symptoms. Eur Arch Psychiatry Clin Neurosci 247: 1–5
34. Möller HJ, van Praag HM, Aufdembrinke B, Bailey P, Barnes TR, Beck J, Bentsen H, Eich FX, Farrow L, Fleischhacker WW et al. (1994) Negative symptoms in schizophrenia: considerations for clinical trials. Working group on negative symptoms in schizophrenia. Psychopharmacology 115: 221–228
35. Möller HJ, Müller H, Borison RL, Schooler NR, Chouinard G (1995) A path-analytical approach to differentiate between direct and indirect drug effects on negative symptoms in schizophrenia patients. A re-evaluation of the North American risperidone study. Eur Arch Psychiatry Clin Neurosci 245: 45–49
36. Möller HJ, Bottlender R, Groß A, Hoff P, Wittmann J, Wegner U, Strauß A (In Druck) The Kraepelinian dichotomy: Preliminary results of a 15-year follow-up study on functional psychoses: Focus on negative symptoms. Schizophr Res
37. Müller-Spahn F, Dieterle D, Ackenheil M (1991) (Clinical effectiveness of zotepine in treatment of negative schizophrenic symptoms. Results of an open and a double-blind controlled trial). Fortschr Neurol Psychiatr 59 (Suppl 1): 30–35
38. Petit M, Raniwalla J, Tweed J, Leutenegger E, Dollfus S, Kelly F (1996) A comparison of an atypical and typical antipsychotic, zotepine versus haloperidol in patients with acute exacerbation of schizophrenia: a parallel-group double-blind trial. Psychopharmacol Bull 32: 81–87

39. Peuskens J (1995) Risperidone in the treatment of patients with chronic schizophrenia: a multi-national, multi-centre, double-blind, parallel-group study versus haloperidol. Risperidone Study Group. Br J Psychiatry 166: 712–726
40. Peuskens J, Bech P, Möller HJ, Bale R, Fleurot O, Rein W, The Amisulpride Study Group (In Druck) Amisulpride versus risperidone in the treatment of acute exacerbations of schizophrenia. Psychiatry Res
41. Prosser ES, Csernansky JG, Kaplan J, Thiemann S, Becker TJ, Hollister LE (1987) Depression, parkinsonian symptoms, and negative symptoms in schizophrenics treated with neuroleptics. J Nerv Ment Dis 175: 100–105
42. Rao ML, Möller HJ (1994) Biochemical findings of negative symptoms in schizophrenia and their putative relevance to pharmacologic treatment. A review. Neuropsychobiology 30: 160–172
43. Ross DE, Thaker GK, Buchanan RW, Lahti AC, Medoff D, Bartko JJ, Moran M, Hartley J (1996) Association of abnormal smooth pursuit eye movements with the deficit syndrome in schizophrenic patients. Am J Psychiatry 153: 1158–1165
44. Saletu B, Kufferle B, Grunberger J, Foldes P, Topitz A, Anderer P (1994) Clinical, EEG mapping and psychometric studies in negative schizophrenia: comparative trials with amisulpride and fluphenazine. Neuropsychobiology 29: 125–135
45. Strauss ME, Buchanan RW, Hale J (1993) Relations between attentional deficits and clinical symptoms in schizophrenic outpatients. Psychiatry Res 47: 205–213
46. Targum S, Zborowski J, Henry M, Schmitz P, Sebree T, Wallin B (1995) Efficacy and safety of sertindole in two double-blind, placebo-controlled trials of schizophrenic patients. Eur Neuropsychopharmacol 5 (3): 348
47. Thaker G, Kirkpatrick B, Buchanan RW, Ellsberry R, Lahti A, Tamminga C (1989) Oculomotor abnormalities and their clinical correlates in schizophrenia. Psychopharmacol Bull 25: 491–497
48. Tollefson GD, Sanger TM (1997) Negative symptoms: a path analytic approach to a double-blind, placebo- and haloperidol-controlled clinical trial with olanzapine. Am J Psychiatry 154: 466–474
49. Tollefson GD, Beasley Jr CM, Tran PV, Street JS, Krueger JA, Tamura RN, Graffeo KA, Thieme ME (1997) Olanzapine versus haloperidol in the treatment of schizophrenia and schizoaffective and schizophreniform disorders: results of an international collaborative trial. Am J Psychiatry 154: 457–465
50. Tran PV, Hamilton SH, Kuntz AJ, Potvin JH, Andersen SW, Beasley C, Tollefson GD (1997) Double-blind comparison of olanzapine versus risperidone in the treatment of schizophrenia and other psychotic disorders. J Clin Psychopharmacol 17: 407–418
51. Van Kammen DP, Hommer DW, Malas KL (1987) Effect of pimozide on positive and negative symptoms in schizophrenic patients: are negative symptoms state dependent? Neuropsychobiology 18: 113–117
52. Wehnert A, Mack R, Stilwell C, Rasmussen C, Silber C (1997) Direct Effect of Sertindole on the Primary Negative Symptoms of Schizophrenia: A PATH Analysis. Presented as Poster at the 6th World Congress of Biological Psychiatry, Nice, June 22–27
53. Zimbroff DL, Kane JM, Tamminga CA, Daniel DG, Mack RJ, Wozniak PJ, Sebree TB, Wallin BA, Kashkin KB, The Sertindole Study Group (1997) Controlled, dose-response study of sertindole and haloperidol in the treatment of schizophrenia. Am J Psychiatry 154: 782–791

Anschrift des Verfassers:
Prof. Dr. med. H.-J. Möller
Psychiatrische Klinik
der Ludwig-Maximilians-Universität
Nußbaumstr. 7
80336 München

Der Einsatz atypischer Neuroleptika bei therapieresistenten schizophrenen Psychosen

M. Gastpar, S. Bender

Einleitung

Die Wirksamkeit einer neuroleptischen Pharmakotherapie in der Behandlung schizophrener Psychosen steht außer Zweifel. Dennoch gibt es eine nicht unbeträchtliche Zahl von Patienten, deren psychopathologische Auffälligkeiten durch eine solche Behandlung nicht oder nur unzureichend beeinflußt werden können. Die Gründe hierfür sind vielfältig. Es gibt nun Hinweise darauf, daß das bewährte, schon seit langem eingeführte atypische Neuroleptikum Clozapin bei einem Teil der Patienten, die auf eine Behandlung mit konventionellen Neuroleptika nicht ausreichend respondieren, dennoch wirksam ist. Dies läßt hoffen, daß vielleicht auch die neuen, teils gerade erst eingeführten oder kurz vor der Einführung stehenden Neuroleptika einen solchen Effekt haben könnten. Im folgenden soll ein aktueller Überblick zur Therapieresistenz unter konventionellen Neuroleptika und zum Stellenwert atypischer Neuroleptika bei der Behandlung therapieresistenter schizophrener Psychosen gegeben werden.

Therapieresistenz

Definition

Therapieresistenz wird in der Literatur unterschiedlich definiert, wobei die uneinheitliche Begriffsbestimmung die Vergleichbarkeit bisheriger Studien wesentlich einschränkt und dazu beiträgt, daß die berichteten Zahlen zur Häufigkeit von Therapieresistenz zum Teil deutlich variieren. Die angebotenen Definitionsversuche von Therapieresistenz, Therapie-Nonresponse oder therapierefraktärer Schizophrenie ziehen in unterschiedlicher Weise die Dauer und das Ausmaß der Erkrankung ins Kalkül, wobei sich einige (allgemeine) Definitionen auf alle Formen von Therapie, andere (spezielle) Definitionen allein auf eine neuroleptische Therapie beziehen. Frühere Begriffsdefinitionen hoben ganz auf die Chronizität des Krankheitsverlaufes oder auf die Häufigkeit erforderlicher Hospitalisationen ab. Neuere Definitionen berücksichtigen neben der Erkrankungsdauer und dem Ausmaß einer weiteren Behandlungsbedürftigkeit vor allem den Schweregrad der psychopathologischen Veränderungen und der damit verbundenen Beeinträchtigungen.

Eine vielerorts akzeptierte, häufig zitierte allgemeine Begriffsdefinition wurde von einer internationalen Studiengruppe (12) vorgeschlagen: Die Autoren sprechen dann von Therapieresistenz, wenn

1. bei eindeutig diagnostizierter, mindestens 2 Jahre dauernder Schizophrenie
2. trotz üblicher und rationaler psychopharmakologischer und psychosozialer Behandlung über einen ausreichend langen Zeitraum
3. psychotische (positive und negative) Symptome persistieren und
4. mit deutlichen Behinderungen und/oder Verhaltensauffälligkeiten einhergehen.

Während Andreasen (3) verschiedene Kategorien therapieresistenter Patienten unterscheidet (z.B. Patienten auf chronischen Stationen, „Drehtür"-Patienten, Patienten mit andauernden Positivsymptomen oder nichtpsychotische Patienten, die nicht sozial integriert sind oder nicht arbeiten können), schlagen andere Autoren zur Klassifizierung und Differenzierung verschiedener Formen und Ausmaße von Therapieresistenz resp. Therapieresponse dimensionale Ansätze vor, die angesichts der Komplexität des Konstrukts Therapieresistenz einem kategorialen Ansatz überlegen sind: Brenner et al. (12) entwickelten eine „Rating Scale of Treatment Response and Resistance in Schizophrenia", auf der – operationalisiert über Brief Psychiatric Rating Scale (BPRS) und Clinical Global Impression (CGI) – 7 Stufen von Therapieresponse unterschieden werden zwischen „clinical remission" (Level 1) und „severly refractory" (Level 7). Auch May et al. (52) schlagen einen dimensionalen Ansatz vor und unterscheiden 6 Grade des Ansprechens auf eine Therapie, wobei eine schwere Therapieresistenz (Grad 6) dann vorliegt, wenn ein Patient auf eine 6monatige Krankenhausbehandlung einschließlich neuroleptischer Therapie mit adäquaten Plasmaspiegeln und einer begleitenden intensiven psychosozialen Behandlung in keinem brauchbaren Ausmaß anspricht und einer weiteren Krankenhausbehandlung oder äquivalenten psychosozialen Betreuung bedarf.

Spezielle Definitionen von Neuroleptika-Therapieresistenz bestimmen diese als Persistieren einer schweren Symptomatik trotz einer adäquaten neuroleptischen Therapie und schließen zum Teil psychopathologische Ratings ein. So definierten z.B. Schüßler et al. (66) in einer 4wöchigen Neuroleptika-Vergleichsstudie als Response-Kriterium das Erreichen der Stufe 3 („Zustand ist viel besser") im CGI sowie die Reduktion des Ausgangssummenscores im AMP-Befund um 50 %. Keefe et al. (39) sprechen dann von Therapieresistenz, wenn trotz einer 6wöchigen Behandlung mit bis zu 40 mg Haloperidol die Besserung in der BPRS weniger als 20 % oder im CGI weniger als 2 Punkte beträgt. Bei der oben geschilderten Therapieresistenz-Definition von Brenner et al. (12) besteht das pharmakologische Kriterium für eine übliche und rationale Therapie über einen ausreichend langen Zeitraum in 3 je mindestens 6wöchigen Behandlungen mit Antipsychotika verschiedener chemischer Klassen in einer Tagesdosis von mindestens je 1000 mg Chlorpromazin während der letzten 2 Jahre. Die heute in Studien verwendeten Definitionen von Therapieresistenz gehen wesentlich auf die Arbeit von Kane et al. (38) zurück. Danach liegt eine Therapieresistenz dann vor, wenn bei einer nach DSM-Kriterien diagnostizierten Schizophrenie in den vergangenen 5 Jahren mindestens 3 Behandlungsperioden mit Neuroleptika (aus mindestens 2 verschiedenen chemischen Klassen) für einen Zeitraum von mindestens je 6 Wochen und in einer Dosis von mindestens je 1000 mg Chlorpromazinäquivalent pro Tag jeweils zu keiner signifikanten Symptombesserung und nicht ein einziges Mal zu einer Periode eines „good functioning" geführt haben.

Modifiziert wurde diese Definition später von einigen Autoren dahingehend, daß auch schon nach 2 erfolglosen Neuroleptika-Behandlungsversuchen von einer Therapieresistenz auszugehen ist, und daß eine Behandlung mit 400–600 Chlorpromazinäquivalent pro Tag über 4–6 Wochen für die Bewertung einer Response auf eine Neuroleptika-Behandlung ausreicht (6). Eine wesentliche Schwäche bisheriger Definitionen von Therapieresistenz liegt in ihrer weitgehenden Konzentration auf die Positivsymptomatik, so daß in Zukunft, gerade auch im Hinblick auf die Beurteilung der neuen Neuroleptika, die persistierende Negativsymptomatik mehr Berücksichtigung finden muß (59).

Häufigkeit

Die in der Literatur angegebenen Zahlen zur Häufigkeit der Therapieresistenz differieren, vor allem je nach der zugrundeliegenden Definition und Operationalisierung von Therapieresistenz. Dies wird besonders deutlich, wenn man auf dieselbe Patientengruppe unterschiedliche Definitionen anwendet. So konnte Deister (25) bei einer Gruppe von in den Psychiatrischen Universitätskliniken Bonn behandelten Patienten zeigen, daß die Häufigkeit von Therapieresistenz zwischen 18 und 70 % lag, je nachdem, ob eine CGI-Besserung um mindestens 1, 2 oder 3 Punkte als Beleg für eine klinische Besserung gefordert wurde. Juarez-Reyes et al. (37) fanden unter den von ihnen untersuchten Patienten nach ihren eigenen Kriterien (2 nicht erfolgreiche neuroleptische Behandlungsversuche über mindestens je 4 Wochen und in einer Mindestdosis von 600 mg Chlorpromazinäquivalent pro Tag oder eine tardive Dyskinesie oder ein Wert von weniger als 61 auf der Global Assessment of Functioning Scale) eine Therapieresistenz-Prävalenz von 43 %, die sich auf 13 % reduzierte, wenn die Kriterien von Kane et al. (s.o.) angewandt wurden.

In den von Davis et al. (24) zusammengefaßten placebokontrollierten Doppelblindstudien führte eine 6wöchige Neuroleptikabehandlung bei 70 % der Patienten zu einer guten Response, bei 22 % zu einer nur geringfügigen und bei 5 % zu keiner Besserung sowie bei 3 % der Patienten zu einer Verschlechterung des Befundes. Nach May et al. (52) (s.o.) gibt es ca. 20 % Nonresponder, wobei bei etwa 5 % der an Schizophrenie Erkrankten von einer schweren Therapieresistenz (Grad 6) auszugehen ist. Liebermann et al. (47) kamen in ihrer differenzierten Studie zu dem Ergebnis, daß auch nach einer 26wöchigen hochdosierten Behandlung mit verschiedenen Neuroleptika (10 Wochen bis zu 40 mg Fluphenazin pro Tag, 10 Wochen bis zu 40 mg Haloperidol pro Tag und 6 Wochen bis zu 300 mg Molindon pro Tag) noch 13 % der untersuchten Patienten nicht ausreichend respondierten. Zusammenfassend kam kürzlich Meltzer (54) zu dem Ergebnis, daß bei etwa 30 % (10–45 %) aller schizophrenen Patienten von einer Therapieresistenz auszugehen ist, wenn diese definiert wird als persistierende moderate oder schwere Positivsymptomatik oder Negativsymptomatik mit schlechter sozialer und beruflicher Funktionsfähigkeit über einen längeren Zeitraum, dies trotz mindestens zweier adäquater Behandlungsversuche mit klassischen Neuroleptika.

Einflußfaktoren

Es sind zahlreiche Faktoren gefunden worden, die mit einer Therapieresistenz assoziiert sind, wobei die Ergebnisse der Prädiktionsforschung zum Teil widersprüchlich sind, und die durch Einzelprädiktoren erklärte Varianz nur gering ist. So korrelieren männliches Geschlecht, geringes Alter bei Krankheitsbeginn, Negativsymptomatik, ein ausgeprägteres Störungsbild, mangelnde prämorbide soziale und berufliche Anpassung und schlechter Outcome der Initialbehandlung signifikant mit einem mangelhaften Therapieerfolg (59). Auch ein schleichender Krankheitsbeginn, eine länger dauernde produktiv-psychotische Symptomatik und ein insuffizientes Frühansprechen auf die neuroleptische Behandlung werden als Prädiktoren für das Auftreten von Therapieresistenz genannt (57). Ebenfalls werden bei Nonrespondern auf eine neuroleptische Therapie eine auffällige Hirnmorphologie (9, 29), reduzierte Katecholamin-Spiegel im Liquor (75) und pharmakogenetische Besonderheiten (7, 8) berichtet. Ein weiterer wichtiger Faktor für einen insuffizienten Therapieerfolg ist die Non-Compliance, die verschiedene Ursachen haben kann (59). Offenbar kann Therapieresistenz nicht auf einzelne Ursachen zurückgeführt werden, sondern muß vielmehr aus einem multifaktoriellen Bedingungsgefüge verstanden werden, in dem Patienten-, Medikamenten- und Umweltfaktoren zusammenwirken (vgl. 25, 52) (s. Abb. 1).

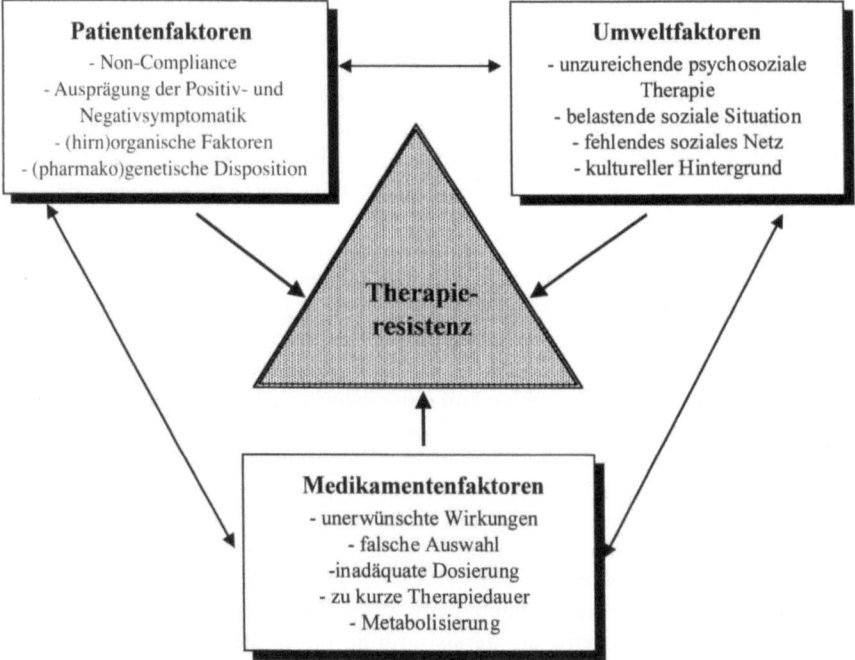

Abb. 1b. Bedingungsfaktoren der Therapieresistenz auf eine antipsychotische medikamentöse Behandlung (nach 25, 52)

Clozapin

Mehrere Studien konnten zeigen, daß Clozapin bei einem Teil der Patienten, die unter einer Behandlung mit konventionellen Neuroleptika therapieresistent bleiben, zu einer Besserung der Symptomatik führen kann. Am bekanntesten ist die häufig zitierte Studie von Kane et al. (38): Die Autoren schlossen in ihre Studie 319 Patienten ein, die nach ihren oben zitierten Kriterien (s. S. 38) als therapieresistent galten und die je einen Gesamtscore von mindestens 45 in der BPRS (18-Item-Version), je einen Score von mindestens 4 („mäßig") in 2 der BPRS-Items „Zerfall der Denkprozesse", „Mißtrauen, paranoide Inhalte", „Halluzinationen" und „ungewöhnliche Denkinhalte" und je einen CGI-Score von mindestens 4 („mäßig krank") aufwiesen. Alle Patienten (n = 319) wurden zunächst über 6 Wochen prospektiv einfachblind mit Haloperidol in einer mittleren Dosis von 61 ± 14 mg pro Tag behandelt, um die angenommene Therapieresistenz zu bestätigen. Als Responder auf diese Haloperidol-Behandlung wurden diejenigen Patienten eingestuft, deren BPRS-Gesamtscore sich um mindestens 20 % besserte und die nach Behandlung entweder einen CGI-Score von kleiner als 4 oder einen BPRS-Gesamtscore von unter 36 erreichten. Diejenigen Patienten, die unter dieser Therapie nicht respondierten (n = 268), wurden in die eigentliche Doppelblindstudie Clozapin vs. Chlorpromazin eingeschlossen. Sie erhielten über 6 weitere Wochen entweder bis zu 900 mg Clozapin oder bis zu 1800 mg Chlorpromazin pro Tag. Es zeigte sich dabei eine deutliche Überlegenheit von Clozapin: Während nach den o.g. Kriterien 4 % der mit Chlorpromazin behandelten Patienten respondierten, lag die Responderrate in der Clozapin-Gruppe bei 30 %. Auch Claghorn et al. (17) konnten in einer Doppelblindstudie gegen Chlorpromazin die Wirksamkeit von Clozapin bei Therapieresistenz nachweisen. Ebenfalls im Doppelblinddesign fanden Klieser und Schönell (1) sowie Breier et al. (2) im Vergleich zu Haloperidol eine positive Wirkung von Clozapin bei unter konventioneller neuroleptischer Behandlung therapieresistenten Patienten.

Neben diesen kontrollierten Studien gibt es zahlreiche andere Berichte und offene Studien – teils Langzeituntersuchungen –, die die Effektivität von Clozapin bei Therapieresistenz belegen und über einen Therapieerfolg bei bis zu 60 % der Patienten berichten (1, 18, 49, 56, 61, 68, 72). Dies konnte auch bei ersterkrankten Patienten gezeigt werden (71). Einige Studien haben sich speziell mit der Pharmakotherapie kognitiver Dysfunktionen bei therapieresistenten Patienten befaßt und einen positiven Effekt von Clozapin nachgewiesen (32, 33, 65).

Dabei herrscht keine Einigkeit darüber, nach welcher Behandlungszeit bei therapieresistenten Patienten eine Besserung unter Clozapin erwartet werden kann. Kuoppasalmi et al. (44) sahen eine signifikante Besserung der Symptomatik vor allem während des 3. Behandlungsmonates und konnten nach dem 6. Behandlungsmonat keine weitere Besserung mehr beobachten. Conley et al. (19) fanden in einer standardisierten, dosissteigernden Behandlung über mindestens 12 Monate eine Response nach im Mittel 82 Tagen, spätestens aber 8 Wochen nach Dosiserhöhung. Meltzer (53) dagegen weist darauf hin, daß Clozapin auch noch später seine positive Wirkung zeigen kann. In seiner Übersicht kommt er zusammenfassend zu dem Ergebnis, daß eine Clozapinbehandlung bei etwa 20–45 % der therapieresistenten Patienten zu einer Besserung (= Reduktion des BPRS-Gesamtscores um mindestens 20 Punkte) führt.

Risperidon

Es gibt bisher eine einzige kontrollierte Doppelblindstudie, in der Risperidon bei therapieresistenten Patienten untersucht wurde: Bondolfi et al. (10) verglichen Risperidon mit Clozapin bei 86 Patienten mit chronischer Schizophrenie (DSM-III-R), die auf eine Behandlung mit mindestens 2 verschiedenen Klassen konventioneller Neuroleptika in adäquater Dosierung über mindestens 4 Wochen nicht respondiert hatten oder diese nicht vertragen hatten. Die 8wöchige Studienbehandlung erfolgte randomisiert entweder mit Risperidon (mittlere Dosis in der 6. Behandlungswoche: 6,4 mg/Tag) oder Clozapin (mittlere Dosis in der 6. Behandlungswoche: 291,2 mg/Tag). Es fanden sich keine signifikanten Unterschiede zwischen den Behandlungsgruppen sowohl im psychopathologischen Rating mit der PANSS (Positive and Negative Syndrome Scale) als auch hinsichtlich extrapyramidamotorischer Nebenwirkungen. Behandlungsresponse wurde definiert als mindestens 20%ige Reduktion im Ausgangsgesamtscore der PANSS. Nach diesem Kriterium war die Zahl der Responder in beiden Gruppen (Risperidon: 67% Responder; Clozapin: 65% Responder) etwa gleich hoch, wobei Risperidon einen schnelleren Wirkungseintritt zeigte und etwas besser verträglich war. Die Autoren schlossen aus diesem Ergebnis, daß Risperidon bei therapieresistenten Patienten genauso wirksam ist wie mittlere Dosierungen von Clozapin. In einer anderen randomisierten doppelblinden Vergleichsstudie zwischen Risperidon und Clozapin bei Patienten mit chronischer Schizophrenie – allerdings nicht eingeschränkt auf therapieresistente Patienten – hatte sich ebenfalls kein wesentlicher Unterschied in der Wirksamkeit der beiden Substanzen gefunden (41).

Daniel et al. (23) verglichen in einem einfachblinden, randomisierten Cross-over-Design bei 20 stabil auf Clozapin eingestellten Patienten, die zuvor auf konventionelle Neuroleptika nicht respondiert oder diese nicht vertragen hatten, Clozapin und Risperidon und fanden in der PANSS und im CGI keine signifikanten Unterschiede zwischen den Behandlungen. In einer offenen Vergleichsstudie (mit einigen methodischen Mängeln) fanden Konrad et al. (42) bei 64 Nonrespondern auf konventionelle Neuroleptika, die prospektiv für 6 Wochen entweder mit Clozapin (im Mittel 355 mg/Tag) oder mit Risperidon (im Mittel 4,9 mg/Tag) behandelt wurden, eine signifikante Besserung in den Gesamtscores von BPRS und PANSS in beiden Behandlungsgruppen. Darüber hinaus gibt es einige weitere Pilotstudien und Berichte, die für eine gewisse Wirksamkeit von Risperidon bei Therapieresistenz sprechen (4, 13–15, 28, 43, 45, 48, 63, 69, 70, 73).

In Würdigung eines Großteils dieser Befunde kommen Daniel und Whitcomb (22) zu dem Schluß, daß „... although this body of data is far from complete or conclusive ... presentations provide an overall sense of optimism for risperidone's role in treatment-resistant/intolerant patients". Allerdings erscheint diese Beurteilung doch recht optimistisch, wenn man bedenkt, daß

- es – anders als bei Clozapin – nur eine einzige kontrollierte doppelblinde Therapieresistenz-Studie gibt
- insbesondere auch keine solche Studie zu einem direkten Vergleich von Risperidon mit einem konventionellen Neuroleptikum vorliegt
- in der einzigen kontrollierten Doppelblindstudie Risperidon nur gegen eine mittlere, nicht aber gegen eine hohe Clozapin-Tagesdosis geprüft wurde und

● Risperidon in einigen neueren offenen Vergleichs- und Cross-over-Studien dem Clozapin bei therapieresistenten Patienten unterlegen war (30, 48, 60, 64).

Olanzapin

Neben Einzelberichten über erfolgreiche Behandlungen von therapieresistenten Patienten mit Olanzapin (46, 67, 74) gibt es mindestens 4 offene Studien, die für eine Wirksamkeit von Olanzapin bei solchen Patienten sprechen: Baldacchino et al. (5) behandelten in einer retrospektiven Untersuchung 16 Patienten, bei denen aus verschiedenen Gründen Clozapin abgesetzt worden war, und 7 Patienten, die auf konventionelle Neuroleptika nicht respondiert hatten, mit Olanzapin; dabei kam es unter der Behandlung bei 38% resp. 71% der Patienten zu einer mäßigen oder deutlichen Zustandsbesserung. Martin et al. (51) therapierten 25 Nonresponder (keine Besserung auf eine je 4wöchige Behandlung mit 2 konventionellen Neuroleptika) in einem prospektiven Design über 6 Wochen mit 15–25 mg Olanzapin pro Tag und fanden eine signifikante Besserung in den Positiv- und Negativ-Subscores der PANSS. Nach ihrem strengen Responsekriterium (mindestens 35% Besserung im BPRS-Gesamtscore und ein CGI-Wert von < 4 oder ein BPRS-Gesamtscore von < 18 nach Therapie) beobachteten sie eine Responderrate von 36%. Dossenbach et al. (27) führten – ebenfalls in einer prospektiven Untersuchung – bei 45 Patienten, die nach mindestens 4monatiger Therapie nicht auf Clozapin respondiert hatten oder bei denen Clozapin wegen Nebenwirkungen abgesetzt worden war, eine 18wöchige Behandlung mit 5–25 mg Olanzapin pro Tag durch. Darunter kam es bei 40% der Patienten zu einem Behandlungserfolg. Schließlich fanden Wimmer et al. (76) in einer prospektiven Studie eine gute Wirkung von Olanzapin bei Nonresponse auf Risperidon: 34 Patienten, die in einer offenen Studie auf eine Behandlung mit Risperidon nicht respondiert oder Risperidon nicht vertragen hatten, erhielten für bis zu 14 Wochen Olanzapin in einer Tagesdosis von 5–25 mg, worunter es bei 68% der Patienten zu einer Response kam, ebenfalls definiert als mindestens 20%ige Besserung im Gesamtscore der BPRS.

In Anbetracht der geschilderten Befunde ist das kürzlich publizierte negative Ergebnis einer ersten randomisierten Doppelblindstudie zur Überprüfung einer Wirksamkeit von Olanzapin bei therapieresistenten Patienten überraschend: In enger Anlehnung an das Studiendesign von Kane et al. (38) (s.o.) behandelten Conley et al. (19) 103 therapieresistente Patienten prospektiv mit 10–40 mg Haloperidol pro Tag. Von diesen respondierten 84 nicht auf die Behandlung und wurden in den eigentlichen randomisierten Doppelblindvergleich Olanzapin vs. Chlorpromazin eingeschlossen, mit einer festen Tagesdosis von 25 mg Olanzapin oder 1200 mg Chlorpromazin über 8 Wochen. Hinsichtlich BPRS, SANS (Scale for the Assessment of Negative Symptoms) und CGI fanden sich nach der Behandlung keine Unterschiede in der Wirksamkeit der beiden Substanzen; nach dem vorgegebenen Responsekriterium (mindestens 20% Besserung im BPRS-Gesamtscore und ein CGI-Wert von < 4 oder ein BPRS-Gesamtscore von < 36 am Ende der Behandlung) fanden sich in der Olanzapin-Gruppe 7, in der Chlorpromazin-Gruppe kein Responder. Die Autoren interpretierten ihr Ergebnis als Hinweis auf eine ähnliche, in beiden Fällen nur bescheidene Wirksamkeit beider Substanzen.

Zotepin

Es gibt bisher keine einzige Studie, in der Zotepin bei therapieresistenten Patienten in einem den oben geschilderten kontrollierten Studien vergleichbaren Design (randomisiert, doppelblind, mit einer einheitlichen und strikten Definition von Therapieresistenz) untersucht wurde (vgl. auch 62). Allerdings haben 3 Studien Hinweise auf eine Wirksamkeit von Zotepin bei therapieresistenten Patienten ergeben: Harada et al. (34) berichten über 22 Patienten mit einer auf verschiedene konventionelle Neuroleptika therapieresistenten Schizophrenie, die sie über 1-36 (im Mittel 12) Monate mit Zotepin in einer Tagesdosis von 50-500 mg behandelten, wobei Zotepin bei 14 Patienten statt der Vormedikation und bei 8 Patienten als Zusatzmedikation gegeben wurde. Bei 10 von ihnen kam es zu einer deutlichen, bei 7 zu einer mäßigen und bei 5 zu einer leichten Befundbesserung. In einer offenen multizentrischen Studie (35) erhielten 45 auf konventionelle Neuroleptika therapieresistente Patienten mit vornehmlicher Positivsymptomatik zusätzlich zur oder anstelle der Vormedikation über 12 Wochen Zotepin in einer mittleren Tagesdosis von 231 mg. Bei 26 von 35 Patienten, die die Studie beendeten, kam es zu einem Therapieerfolg mit einer signifikanten Besserung ($p < 0{,}001$) des Gesamtscores der BPRS. Meyer-Lindenberg et al. (55) behandelten 50 Patienten, bei denen eine Behandlung mit 2 konventionellen Neuroleptika je in adäquater Dosierung über mindestens 3 Wochen nicht zu einer befriedigenden Besserung oder aber zu intolerablen Nebenwirkungen geführt hatte. Sie erhielten in einer randomisierten doppelblinden Studie über 6 Wochen Zotepin oder Clozapin in einer Tagesdosis von je 150-450 mg, wobei kognitive Funktionen der Hauptfokus der Studie waren. 17 Patienten beendeten die Studie nicht, von den übrigen fand sich in 2 alters- und schweregrad-gematchten Untergruppen von je 13 Patienten je eine signifikante Besserung in den Gesamtscores der BPRS und der SANS ohne wesentliche Unterschiede zwischen den Substanzen.

Sertindol, Quetiapin und Ziprasidon

Nach unserem Wissen sind bisher keine Studien publiziert, in denen die neuen Substanzen Sertindol, Quetiapin und Ziprasidon explizit bei auf eine Behandlung mit konventionellen Neuroleptika therapieresistenten Patienten untersucht wurden. Allerdings werden zur Zeit solche Studien durchgeführt (z.B. Sertindol vs. Risperidon und Quetiapin vs. Chlorpromazin) (vgl. 19).

Vergleich der Substanzen

Die vorliegenden Studienergebnisse zum Einsatz von Clozapin bei Therapieresistenz unter konventioneller neuroleptischer Behandlung sind überzeugend und belegen klar seine Wirksamkeit. Daneben liegen auch Befunde vor, die für eine gute Wirksamkeit von Risperidon bei Therapieresistenz sprechen; allerdings sind hier - vor allem im Vergleich zu Clozapin - einige Abstriche zu machen, und der endgültige empirische Nachweis einer entsprechenden Wirksamkeit steht noch aus. Die zum Teil vielversprechenden ersten Befunde, die für eine Wirksamkeit auch von Olanzapin und Zotepin bei therapieresistenten Patienten sprechen, erlauben zur Zeit – in Anbetracht widersprüchlicher Befunde resp. bei Fehlen überzeugender kontrollierter Studien – noch kein abschließendes Urteil. Hier ist die Datenlage noch zu dünn, um einen ähnlichen Effekt wie den von Risperidon oder gar von Clozapin ableiten zu können. Überhaupt noch keine entsprechenden publizierten Daten gibt es zu den 3 anderen neuen atypischen Neuroleptika, so daß hier zur Zeit noch keine Beurteilung möglich ist. Es ist gut möglich und zu hoffen, daß sich die schon vorliegenden Hinweise auf eine Wirksamkeit der neuen atypischen Neuroleptika bei therapieresistenten Patienten durch (weitere) kontrollierte Studien bestätigen lassen.

Therapierichtlinien

Die oben geschilderten Befunde haben dazu geführt, daß zahlreiche Autoren die Gabe von Clozapin bei therapieresistenten schizophrenen Psychosen empfehlen (z.B. 6, 16, 19, 36, 50). Diese Überlegungen haben auch in den kürzlich veröffentlichten verschiedenen Leitlinienpapieren („Guidelines") ihren Niederschlag gefunden. Sowohl die Deutsche Gesellschaft für Psychiatrie, Psychotherapie und Nervenheilkunde (DGPPN) (26) als auch die American Psychiatric Association (APA) (2) schlagen in ihren Schizophrenie-Behandlungsleitlinien Clozapin als Mittel der ersten Wahl bei Therapieversagen vor. Während die „Practice Guideline for the treatment of patients with schizophrenia" der APA aber keinen expliziten Hinweis darauf enthält, daß bei diesen Patienten auch die Gabe eines anderen atypischen Neuroleptikums indiziert sein könnte, wird in der „Behandlungsleitlinie Schizophrenie" der DGPPN empfohlen, bei Versagen von Clozapin (4–6 Wochen Behandlung in ausreichender Dosierung und bei gesicherter Compliance) als Mittel der zweiten Wahl ein anderes atypisches Neuroleptikum zu geben, ohne daß dies aber näher ausgeführt wird. Allerdings wird darauf hingewiesen, daß der Erfolg einer solchen Umstellung bisher empirisch nicht gesichert ist. Die ebenfalls viel beachtete „Expert Consensus Guideline on the Treatment of Schizophrenia" des Expertengremiums um Frances et al. (31) empfiehlt dagegen in erster Linie die Umstellung auf Risperidon und erst in zweiter Linie auf Clozapin bei inadäquater Response auf eine Behandlung mit einem konventionellen Neuroleptikum sowohl bei persistierender Positiv- als auch Negativsymptomatik.

Wenn Clozapin gegeben wird, so sollte es – vor allem, um anticholinerge Nebenwirkungen zu vermeiden oder zu minimieren – einschleichend gegeben werden, während das konventionelle Neuroleptikum über 7–14 Tage ausschleichend abgesetzt wird. Die Clozapindosis sollte folgendermaßen erhöht werden: 12,5 mg am Tag 1, 25–50 mg an den Tagen 2–4, 50–100 mg an den Tagen 5–7, 100–200 mg an den Tagen 8–14, 200–400 mg an den Tagen 15–21 und 400–600 mg an den Tagen 22–28 (58).

Neben der Umstellung auf ein anderes Neuroleptikum gibt es auch andere Interventionsmöglichkeiten bei Therapieresistenz: Die DGPPN empfiehlt bei Nonresponse Plasmaspiegelbestimmungen, um Non-Compliance oder pharmakokinetische Besonderheiten auszuschließen, und als weitere therapeutische

Optionen die Elektrokrampftherapie oder die medikamentöse Kombinationsbehandlung. Die Wahl der Kombination muß sich dabei nach dem jeweiligen Zielsyndrom richten:

- bei überwiegender Positivsymptomatik zusätzlich Lithium, versuchsweise auch Benzodiazepine, Carbamazepin oder Propranolol
- bei erregt-gespannter oder ängstlich-aggressiver Symptomatik zusätzlich Benzodiazepine, sedierende Antipsychotika, Carbamazepin, Lithium oder versuchsweise Propranolol
- bei überwiegender Negativsymptomatik (nach einem Behandlungsversuch mit Clozapin oder einem der anderen atypischen Antipsychotika) Antidepressiva
- bei evtl. konfundierender Parkinsonsymptomatik Anticholinergika und
- bei affektiver Begleitsymptomatik Lithium, evtl. Carbamazepin (kurativ und prophylaktisch) oder Antidepressiva (kurativ).

Zusammenfassung

Die in der Literatur angebotenen Definitionen von Therapieresistenz differieren; entsprechend werden auch unterschiedliche Zahlen zu ihrer Häufigkeit genannt. Definiert man Therapieresistenz als persistierende moderate oder schwere Positiv- und/oder Negativsymptomatik mit schlechter sozialer Funktionsfähigkeit über einen längeren Zeitraum, dies trotz mindestens zweier adäquater Behandlungsversuche mit klassischen Neuroleptika, so ist bei etwa 30 % (10–45 %) aller an einer schizophrenen Psychose erkrankten Patienten von einer Therapieresistenz auszugehen. Unbestritten ist der Befund, daß Clozapin bei einem Teil (ca. 20–45 %) der Patienten, die unter einer Behandlung mit konventionellen Neuroleptika nicht respondieren, zu einer Besserung der Symptomatik führen kann. Es gibt auch Untersuchungen, die für eine Wirksamkeit von Risperidon, Olanzapin und Zotepin bei therapieresistenten Patienten sprechen, wobei dabei die aktuelle Datenlage zu Risperidon noch am ehesten überzeugt. Allerdings bedürfen die Befunde zu diesen 3 Substanzen noch einer weiteren Überprüfung in entsprechenden kontrollierten Studien (randomisiert, doppelblind, mit strikter Definition von Therapieresistenz). Abgeschlossene Untersuchungen, die eine entsprechende Effektivität von Sertindol, Quetiapin und Ziprasidon überprüft haben, liegen zur Zeit noch nicht vor. Die Studienergebnisse zu Clozapin haben dazu geführt, daß in fast allen aktuellen Therapierichtlinien Clozapin als Mittel der ersten Wahl bei Behandlungsversagen unter einer Therapie mit konventionellen Neuroleptika empfohlen wird. Es ist gut möglich, daß sich die oben geschilderten Hinweise auf eine entsprechende Wirksamkeit der neuen atypischen Neuroleptika weiter bestätigen lassen. Dann müßte diese therapeutische Möglichkeit – vor allem auch in Anbetracht der Nachteile einer Clozapinbehandlung – umgehend in die Behandlungsleitlinien aufgenommen werden.

Literatur

1. Alvarez E, Barón J, Puigdemont José Soriano D, Masip C, Perez-Solá V (1997) Ten years' experience with clozapine in treatment-resistant schizophrenic patients: factors indicating the therapeutic response. Eur Psychiatry 12 (Suppl 5): 343-346
2. American Psychiatric Association (APA) (1997) Practice Guideline for the Treatment of Patients with Schizophrenia. APA, Washington, Dc
3. Andreasen NC (1993) Die Behandlung des therapieresistenten Patienten. In: Hinterhuber H, Kulhanek F, Fleischhacker WW, Neumann R (Hrsg) Prädiktoren und Therapieresistenz in der Psychiatrie. Vieweg, Braunschweig, S 82-96
4. Bacher NM, Kaup BA (1996) Combining risperidone with standard neuroleptics for refractory schizophrenic patients. Am J Psychiatry 153: 137
5. Baldacchino AM, Stubbs JH, Nevison-Andrews D (1997) The use of olanzapine in non-compliant or treatment-resistant clozapine populations in hospital. Pharmac J 260: 207-209
6. Barnes TRE, McEvedy CJB (1996) Pharmacological treatment strategies in the nonresponsive schizophrenic patient. Int Clin Psychopharmacology 11: 67-71
7. Baumann P (1993) Genetischer Polymorphismus des Metabolismus von Neuroleptika: klinische Relevanz? In: Möller HJ (Hrsg) Therapieresistenz unter Neuroleptikabehandlung. Springer, Wien New York, S 99-110
8. Bender S, Eap CB (1998) Very high cytochrome P4501A2 activity and nonresponse to clozapine. Arch Gen Psychiatry 55: 1048-1050
9. Bilder RM, Wu H, Chakos MH, Bogerts B, Pollack S, Aronowitz J, Ashtari M, Degreef G, Kane JM, Lieberman JA (1994) Cerebral morphometry and clozapine treatment in schizophrenia. J Clin Psychiatry 55 (Suppl B): 53-56
10. Bondolfi G, Dufour H, Patris M, May JP, Billeter U, Eap CB, Baumann P, on behalf of the Risperidone Study Group (1998) Risperidone versus Clozapine in treatment-resistant chronic schizophrenia: a randomized double-blind study. Am J Psychiatry 155: 499-504
11. Breier A, Buchanan RW, Kirkpatrick B, Davis OR, Irish D, Summerfelt A, Carpenter WT Jr (1994) Effects of clozapine on positive and negative symptoms in outpatients with schizophrenia. Am J Psychiatry 151: 20-26
12. Brenner HD, Dencker SJ, Goldstein MJ, Hubbard JW, Keegan DL, Kruger G, Kulhanek F, Liberman RP, Malm U, Midha KK (1990) Defining treatment refractoriness in schizophrenia. Schizophr Bull 16: 551-561
13. Buckley P, Donenwirth K, Bayer K, Lys C, Ibrahim Z, Schulz S (1996) Risperidone for treatment-resistant schizophrenia: initial clinical experience in a state hospital. J Pharmacy Technology 12: 271-275
14. Cavallaro C, Cordoba C, Smeraldi E (1995) A pilot, open study on the treatment of refractory schizophrenia with risperidone and clozapine. Human Psychopharmacol 10: 231-234
15. Chouinard G, Vainer JL, Belanger MC, Turnier L, Beaudry P, Roy JY, Miller R (1994) Risperidone and clozapine in the treatment of drug-resistant schizophrenia and neuroleptic-induced supersensitivity psychosis. Prog Neuropsychopharmacol Biol Psychiatry 18: 1129-1141
16. Christison GW, Kirch DG, Wyatt RJ (1991) When symptoms persist: choosing among alternative somatic treatments for schizophrenia. Schizophr Bull 17: 217-245
17. Claghorn J, Honigfeld G, Abuzzahab FS Sr, Wang R, Steinbook R, Tuason V, Klerman G (1987) The risks and benefits of clozapine versus chlorpromazine. J Clin Psychopharmacol 7: 377-384
18. Clozapine Study Group (UK) (1993) The safety and efficacy of clozapine in severe treatment-resistant schizophrenic patients in the UK. Br J Psychiatry 163: 150-154
19. Conley RR, Buchanan RW (1997) Evaluation of treatment-resistant schizophrenia. Schizophr Bull 23: 663-674
20. Conley RR, Carpenter WT Jr, Tamminga CA (1997) Time to clozapine response in a standardized trial. Am J Psychiatry 154: 1243-1247

21. Conley RR, Tamminga CA, Bartko JJ, Richardson C, Peszke M, Lingle J, Hegerty J, Love R, Gounaris C, Zaremba S (1998) Olanzapine compared with chlorpromazine in treatment-resistant schizophrenia. Am J Psychiatry 155: 914–920
22. Daniel DG, Whitcomb SR (1998) Treatment of the refractory schizophrenic patient. J Clin Psychiatry 59 (Suppl 1): 13–19
23. Daniel DG, Goldberg TE, Weinberger DR, Kleinman JE, Pickar D, Lubick LJ, Williams TS (1996) Different side effect profiles of risperidone and clozapine in 20 outpatients with schizophrenia or schizoaffective disorder: a pilot study. Am J Psychiatry 153: 417–419
24. Davis JM, Schaffer CB, Killian GA, Kinard C, Chan C (1980) Important issues in the drug treatment of schizophrenia. Schizophr Bull 6: 70–87
25. Deister A (1995) Therapieresistenz: Definition, Häufigkeit und therapeutische Möglichkeiten. In: Naber D, Müller-Spahn F (Hrsg) Clozapin: Pharmakologie und Klinik eines atypischen Neuroleptikums. Springer, Berlin Heidelberg New York Tokyo, S 9–18
26. Deutsche Gesellschaft für Psychiatrie, Psychotherapie und Nervenheilkunde (DGPPN) (Hrsg) (1998) Praxisleitlinien in Psychiatrie und Psychotherapie (Redaktion: Gaebel W, Falkai P), Bd 1: Behandlungsleitlinie Schizophrenie, Steinkopff, Darmstadt
27. Dossenbach M, Belmaker HP, Elizur A, Goldin V, Munitz H, Schneidman M, Shoshani D (1997) Olanzapine in patients with clozapine treatment failure. Biol Psychiatry 42: 231S
28. Evans EG (1995) Risperidone in institutionalized psychotic patients unresponsive to conventional antipsychotic agents. In: New Research Program and Abstracts of the 148th Annual Meeting of the American Psychiatric Association. Miami, Fla: 187 (zitiert nach Daniel und Whitcomb 1998)
29. Falkai P, Bogerts B, Klieser E, Waters H, Schlüter U, Mooren I (1993) Quantitativ-morphometrische Befunde im CT bei Neuroleptika-Nonrespondern. In: Möller HJ (Hrsg) Therapieresistenz unter Neuroleptikabehandlung. Springer, Wien New York, S 37–48
30. Flynn SW, MacEwan GW, Altman S, Kopala LC, Fredrikson DH, Smith GN, Honer WG (1998) An open comparison of clozapine and risperidone in treatment-resistant schizophrenia. Pharmacopsychiatry 31: 25–29
31. Frances A, Docherty JP, Kahn DA (Hrsg) (1996) The Expert Consensus Guidelines Series. Treatment of Schizophrenia. J Clin Psychiatry 57 (Suppl 12B): 1–58
32. Fujii DE, Ahmed I, Jokumsen M, Compton JM (1997) The effects of clozapine on cognitive functioning in treatment-resistant schizophrenic patients. J Neuropsychiatry Clin Neurosci 9: 240–245
33. Hagger C, Buckley P, Kenny JT, Friedman L, Ubogy D, Meltzer HY (1993) Improvement in cognitive functions and psychiatric symptoms in treatment-refractory schizophrenic patients receiving clozapine. Biol Psychiatry 34: 702–712
34. Harada T, Otsuki S, Sato M, Wake A, Fujiwara Y, Kashihara K, Fukuda K (1987) Effectivity of zotepine in refractory psychoses: possible relationship between zotepine and non-dopamine psychosis. Pharmacopsychiatry 20 (1 Spec No): 47–51
35. Harada T, Otsuki S, Fujiwara Y (1991) Wirksamkeit von Zotepin bei therapieresistenten Psychosen: eine offene, multizentrische Studie in acht psychiatrischen Kliniken. Fortschr Neurol Psychiat 59 (Suppl 1): 41–44
36. Jalenques I (1996) Drug-resistant schizophrenia: treatment options. CNS Drugs 5: 8–23
37. Juarez-Reyes MG, Shumway M, Battle C, Bacchetti P, Hansen MS, Hargreaves WA (1995) Effects of stringent criteria on eligibility for clozapine among public mental health clients. Psychiatr Ser 46: 801–806
38. Kane J, Honigfeld G, Singer J, Meltzer H and the Clozaril Collaborative Study Group (1988) Clozapine for the treatment-resistant schizophrenic: a double-blind comparison with chlorpromazine. Arch Gen Psychiatry 45: 789–796
39. Keefe RSE, Lobel DS, Mohs RC, Silverman JM, Harvey PD, Davidson M, Losonczy MF, Davis KL (1991) Diagnostic issues in chronic schizophrenia: kraepelinian schizophrenia undifferentiated schizophrenia, and state-independent negative symptoms. Schizophr Res 4: 71–79

40. Klieser E, Schönell H (1990) Klinisch-pharmakologische Studie zur Behandlung schizophrener Minussymptomatik. In: Möller HJ, Pelzer E (Hrsg) Neuere Ansätze zur Diagnostik und Therapie schizophrener Minussymptomatik. Springer, Berlin New York, S 217–222
41. Klieser E, Lehmann E, Kinzler E, Wurthmann C, Heinrichs K (1995) Randomized, double-blind, controlled trial of risperidone versus clozapine in patients with chronic schizophrenia. J Clin Psychopharmacol 15 (Suppl 1): 45S–51S
42. Konrad C, Schormair C, Knickelbein U, Ophaus P, Eikelmann B (1997) Risperidone and clozapine in pharmaco-resistant schizophrenia. Pharmacopsychiatry 30: 190
43. Kronig MH, Loebel AD et al. (1994) Risperidone in treatment-resistant schizophrenia and schizoaffective patients. In: Syllabus of the APA 46th Institute of Hospital and Community Psychiatry. San Diego, Calif, Abstract 72 (zitiert nach Daniel und Whitcomb 1998)
44. Kuoppasalmi K, Rimon R, Naukkarinen H, Lang S, Sandqvist A, Leinonen E (1993) The use of clozapine in treatment-refractory schizophrenia. Schizophr Res 10: 29–32
45. Lacey RL, Preskorn SH, Jerkovich GS (1995) Is risperidone a substitute for clozapine for patients who do not respond to neuroleptics? Am J Psychiatry 152: 1401
46. Launer MA (1998) High-dose olanzapine in treatment-resistant schizophrenia. Schizophr Res 29: 149–150
47. Lieberman JA, Jody D, Alvir JMJ, Borenstein M, Mayerhoff DI, Geisler S, Szymanski S, Gonzales A, Bogerts B, Ashtari M (1991) Negative symptoms in schizophrenia: relationship to positive symptoms and outcome. In: Marneros A, Andreasen NC, Tsuang MT (eds) Negative versus positive schizophrenia. Springer, Berlin Heidelberg New York Tokyo, S 109–125
48. Lieberman JA, Sheitman B, Chakos M, Robinson D, Schooler N, Keith S (1998) The development of treatment resistance in patients with schizophrenia: a clinical and pathophysiological perspective. J Clin Psychopharmacol 18 (Suppl 1): 20S–24S
49. Lindenmayer JP, Grochowski S, Magubat L (1994) Clozapine effects on positive and negative symptoms: a six-month trial in treatment-refractory schizophrenics. Clin Psychopharmacol 14: 201–204
50. Lindenmayer JP, Iskander A, Park M, Apergi FS, Czobor P, Smith R, Allen D (1998) Clinical and neurocognitive effects of clozapine and risperidone in treatment-refractory schizophrenic patients: a prospective study. J Clin Psychiatry 10: 521–527
51. Martin J, Gómez JC, García-Bernado E, Cuesta M, Alvarez E, Gurpegui M, and the Spanish Group for the Study of Olanzapine in Treatment-Refractory Schizophrenia (1997) Olanzapine in treatment-refractory schizophrenia: results of an open-label study. J Clin Psychiatry 58: 479–483
52. May PRA, Dencker SJ, Hubbard JW, Midha KK, Liberman RP (1988) Ein sytematischer Ansatz zur Therapieresistenz schizophrener Erkrankungen. In: Bender W, Dencker SJ, Kulhanek F (Hrsg) Schizophrene Erkrankungen: Therapie, Therapieresistenz – eine Standortbestimmung. Vieweg, Braunschweig, S 133–150
53. Meltzer HY (1995) Multiple-outcome criteria in schizophrenia: an overview of outcome with clozapine. Eur Psychiatry 10 (Suppl 1): 19–25
54. Meltzer HY (1997) Treatment-resistant schizophrenia ñ the role of clozapine. Curr Med Res Opin 14: 1–20
55. Meyer-Lindenberg A, Gruppe H, Bauer U, Lis S, Krieger S, Gallhofer B (1997) Improvement of cognitive function in schizophrenic patients receiving clozapine or zotepine: results from a double-blind study. Pharmacopsychiatry 30: 35–42
56. Miller DD, Perry PJ, Cadoret RJ, Andreasen NC (1994) Clozapineís effect on negative symptoms in treatment-refractory schizophrenics. Compr Psychiatry 35: 8–15
57. Möller HJ (1993) Vorhersage des Therapieerfolges schizophrener Patienten unter neuroleptischer Akutbehandlung. In: Möller HJ (Hrsg) Therapieresistenz unter Neuroleptikabehandlung. Springer, Wien New York, S 1–12
58. Naber D, Holzbach R, Perro C, Hippius H (1992) Clinical management of clozapine patients in relation to efficacy and side-effects. Br J Psychiatry 160 (Suppl 17): 54–59
59. Naber D, Krausz M, Lambert M, Bender S (1999) Refractory schizophrenia. In: Lader M, Naber D (eds) Difficult clinical problems in psychiatry. Martin Dunitz Publishers 3–22

60. Pajonk F, Naber D, Hippius H (1997) Alternativen zum Clozapin? Klinische Erfahrungen mit Risperidon. In: Naber D, Müller-Spahn F (Hrsg) Clozapin: Pharmakologie und Klinik eines atypischen Neuroleptikums. Springer, Berlin Heidelberg New York Tokyo, S 89–104
61. Pickar D, Owen RR, Litman RE, Konicki E, Gutierrez R, Rapaport MH (1992) Clinical and biologic response to clozapine in patients with schizophrenia: crossover comparison with fluphenazine. Arch Gen Psychiatry 49: 345–353
62. Prakash A, Lamb HM (1998) Zotepine: a review of its pharmacodynamic and pharmacokinetic properties and therapeutic efficacy in the mangement of schizophrenia. CNS Drugs 9: 153–175
63. Raza A, Ettinger T, Sharif ZA et al. (1995) A comparison of the efficacy of clozapine and risperidone in treatment-refractory schizophrenia. In: New Research Program and Abstracts of the 148th Annual Meeting of the American Psychiatric Association. Miami, Fla: 117 (zitiert nach Daniel und Whitcomb 1998)
64. Robinson D, Lieberman JA, Sheitman B, Alvir JAJ, Kane J (1996) A pilot study of atypical antipsychotic agents in first episode schizophrenia. Presented at the 35th Annual Meeting of the American College of Neuropsychopharmacology. San Juan, Puerto Rico (zitiert nach Lieberman et al. 1998)
65. Schall U, Catts SV, Chaturvedi S, Liebert B, Redenbach J, Karayanidis F, Ward PB (1998) The effect of clozapine therapy on frontal lobe dysfunction in schizophrenia: neuro-psychology and event-related potential measures. Int J Neuropsychopharmacol 1: 19–29
66. Schüßler G, Müller-Oerlinghausen B, Schmidt LG (1988) Vergleich einer höher dosierten Haloperidoltherapie mit einer Perazinstandardtherapie bei akut schizophrenen Patienten. In: Helmchen H, Hippius H, Tölle R (Hrsg) Therapie mit Neuroleptika ñ Perazin. Thieme, Stuttgart New York: S 40–50
67. Sheitman BB, Lindgren JC, Early J, Sved M (1997) High-dose olanzapine for treatment-refractory schizophrenia. Am J Psychiatry 154: 1626
68. Small JG, Milstein V, Marhenke JD, Hall DD, Kellams JJ (1987) Treatment outcome with clozapine in tardive dyskinesia, neuroleptic sensitivity, and treatment-resistant psychosis. J Clin Psychiatry 48: 263–267
69. Small JG, Miller MJ, Klapper MH et al. (1993) Risperidone versus clozapine in resistant schizophrenia. In: Programs and Abstracts of the 146th Annual Meeting of the American Psychiatric Association. San Francisco, Calif: 241 (zitiert nach Daniel und Whitcomb 1998)
70. Smith RC, Chua JW, Lipetsker R, Bhattacharyya A (1996) Efficacy of risperidone in reducing positive and negative symptoms in medication-refractory schizophrenia: an open prospective study. J Clin Psychiatry 57: 460–466
71. Szymanski S, Masiar S, Mayerhoff D, Loebel A, Geisler S, Pollack S, Kane J, Lieberman J (1994) Clozapine response in treatment-refractory first-episode schizophrenia. Biol Psychiatry 35: 278–280
72. Tandon R, Goldman R, DeQuardo JR, Goldman M, Perez M, Jibson M (1993) Positive and negative symptoms covary during treatment in schizophrenia. J Psychiatr Res 27: 341–347
73. Tanner TB, Ganguli R, Reddy R, Allen M, Field K (1995) Risperidone for treatment-refractory schizophrenia. Am J Psychiatry 152: 1233
74. Thomas SG, Labbate LA (1998) Management of treatment-resistant schizophrenia with olanzapine. Can J Psychiatry 43: 195–196
75. Van Kammen DP, Schooler N (1990) Are biochemical markers for treatment-resistant schizophrenia state dependent or traits? Clin Neuropharmacol 13 (Suppl 1): S16–S28
76. Wimmer P, Belmaker RH, Schneidman M, Treves I, Sapir M, Dossenbach M (1998) Treatment failure with risperidone: can olanzapine be an alternative therapy? Schizophr Res 29: 148

Für die Verfasser:
Prof. Dr. M. Gastpar, Ärztlicher Direktor
Klinik für Psychiatrie und Psychotherapie der Universität GH Essen
Virchowstr. 174
45147 Essen

Verträglichkeitsaspekte atypischer Neuroleptika

M. Schmauß

Neuroleptika haben die Behandlung schizophrener Erkrankungen entscheidend verbessert (23). Obwohl die Behandlungserfolge von der kompletten Remission über partielle Besserungen bis hin zur vollständigen Therapieresistenz reichen, profitieren die meisten Patienten in irgendeiner Weise von einer neuroleptischen Behandlung. Unglücklicherweise stellt das Nebenwirkungsprofil der klassischen Neuroleptika einen limitierenden Faktor für die Behandlung dar. Sehr viele Patienten erleben während einer akuten oder chronischen Behandlung unangenehme oder nicht tolerierbare Nebenwirkungen und setzen aus diesen Gründen die notwendige neuroleptische Medikation ab.

Einen entscheidenden Fortschritt in der neuroleptischen Therapie stellte deshalb die Entwicklung des Clozapin dar, das in Deutschland bereits Anfang der 70er Jahre auf den Markt kam (92). Clozapin ist auch in der Behandlung therapierefraktärer Schizophrenien wirksam (48) und hat ein einzigartiges Nebenwirkungsprofil mit geringer extrapyramidaler Symptomatik sowie einem geringen Risiko für Spätdyskinesien (12), jedoch problematischen hämatologischen und sedierenden Nebenwirkungen sowie einer hohen Insidenz von orthostatischen Dysregulationen und auch zerebralen Krampfanfällen (54).

Als zweites atypisches Neuroleptikum wurde Zotepin 1990 in Deutschland zur Therapie der Schizophrenie eingeführt. Zotepin war bereits in den 70er Jahren in Japan entwickelt worden und wird dort auch seit 1982 für die Therapie von Psychosen eingesetzt. Neben den klinischen Erfahrungen mit Zotepin zeigen vor allem die Rezeptorbindungsstudien der letzten Jahre die Bedeutung des Zotepin als atypisches Neuroleptikum (72). Zotepin weist eine gute antipsychotische Wirksamkeit bei geringerer Inzidenz für extrapyramidal-motorische Nebenwirkungen auf, insbesondere wurden bis heute keine Spätdyskinesien beschrieben (81). Auch das 1994 in die Therapie eingeführte Risperidon weist – wie Zotepin und Clozapin – einen ausgewogenen $5HT_2/D_2$-Antagonismus auf. Risperidon hat in niedriger Dosis (bis zu 6 mg) verglichen mit den klassischen Neuroleptika eine weniger stark ausgeprägte extrapyramidale Symptomatik und im Vergleich zu Clozapin keine unerwünschten hämatologischen Nebenwirkungen. Darüber hinaus führt es nicht zu gehäuftem Auftreten von zerebralen Krampfanfällen (31). In den letzten beiden Jahren sind schließlich 3 weitere atypische Neuroleptika in Deutschland auf den Markt gekommen: Olanzapin, Sertindol und Amisulprid bringen zusätzliche Therapievorteile und haben ihre eigenen Rezeptor- und damit auch Wirkungs- und Nebenwirkungsprofile. Dies gilt es in Betracht zu ziehen, wenn in einigen Jahren für diese Substanzen eine Nutzen-Risiko-Analyse getroffen werden soll.

Mit Quetiapin und Ziprasidon stehen im weiteren Substanzen zur Verfügung, die die Prüfphasen durchlaufen haben und in den beiden nächsten Jahren für die Routinebehandlung zur Verfügung stehen sollen.

Charakterisierung atypischer Neuroleptika

1. Clozapin ist ein Dibenzodiazepin mit hoher Affinität zu D_4-, $5HT_{1C}$-, $5HT_{2A}$-, α_1-, H_1- und $mACh(M_1$ und $M_4)$-Rezeptoren und einer geringen Affinität zu D_1-, D_2-, D_3-, D_5-, $5HT_{1A}$-, $5HT_3$-, α_2 und $mACh(M_2)$-Rezeptoren (67, 104). Clozapin wird bei oraler Applikation fast vollständig resorbiert. Maximale Plasmakonzentrationen werden nach 2–4 h erreicht, die Eliminationshalbwertszeit liegt bei etwa 16 h. Clozapin wird fast ausschließlich hepatisch verstoffwechselt und besitzt 2 Hauptmetaboliten: N-Desmethylclozapin und Clozapin-N-Oxid. „Steady-state"-Plasmakonzentrationen werden nach 5–10 Tagen erreicht. Die empfohlene Dosis für Clozapin liegt zwischen 100 und 800 mg/Tag (48, 54).
2. Zotepin ist ein Dibenzothiepin mit hoher Affinität zu $5\text{-}HT_{2A}$-, $5\text{-}HT_{6/7}$-, α_1- und H_1-Rezeptoren und geringer Affinität zu D_1-, D_2- und mACh-Rezeptoren. Interessanterweise ist Zotepin aber auch ein starker Noradrenalin-Wiederaufnahmehemmer (81). Zotepin wird rasch resorbiert, maximale Plasmakonzentrationen werden nach 3–5 h erreicht, die Eliminationshalbwertszeit liegt zwischen 14 und 16 h (74). Zotepin wird hauptsächlich über die Leber verstoffwechselt, Abbauprodukte sind teilweise pharmakologisch aktiv. Steady-state-Plasmakonzentrationen werden nach 3–4 Tagen erreicht (74). Die empfohlene Dosis für Zotepin liegt zwischen 75 und 400 mg/Tag.
3. Risperidon ist ein Benzisoxazolderivat mit starken antiserotonergen ($5HT_{2A}$, $5HT_7$), antidopaminergen (D_2) und antiadrenergen (α_1 und α_2) Eigenschaften. Die Substanz hat nur eine geringe Affinität zu H_1-Rezeptoren und keine Affinität zu mACh-Rezeptoren. Risperidon besitzt somit wie einige andere neuere Neuroleptika eine stärkere Blockade von $5HT_2$-Rezeptoren im Vergleich zu D_2-Rezeptoren, aber keinerlei anticholinerge Aktivitäten. Es wird nach oraler Gabe vollständig resorbiert. Maximale Plasmaspiegel werden nach 1–2 h erreicht. Risperidon wird über die Leber verstoffwechselt und einer der Metaboliten – 9-Hydroxy-Risperidon – ist pharmakologisch ebenso aktiv wie die Muttersubstanz, wird jedoch renal ausgeschieden. Die Eliminationshalbwertszeit von Risperidon liegt zwischen 3 und 24 h (10, 61). Die empfohlene Dosis liegt zwischen 2 und 9 mg/Tag (31, 64).
4. Olanzapin ähnelt sowohl in seiner chemischen Struktur als auch in seinem pharmakologischen Profil Clozapin. Es ist ein Thienobenzodiazepinderivat mit starker Affinität zu dopaminergen (D_1, D_2, D_4) als auch serotonergen ($5HT_{2A}$, $5HT_{2C}$), α_1-, α_2-adrenergen, histaminergen und mACh-Rezeptoren. In geringem Maße erfolgt auch eine Blockade der D_3- und D_5-Rezeptoren (10, 11, 71). Olanzapin wird nach oraler Applikation fast vollständig resorbiert, maximale Plasmakonzentrationen werden nach 5–8 h erreicht. Olanzapin wird fast ausschließlich über die Leber verstoffwechselt, die Eliminationshalbwertszeit liegt zwischen 30 und 60 h. Steady-state-Plasmaspiegel werden nach 5–7 Tagen erreicht. Dosisfindungsstudien lassen eine Dosierung von 5–20 mg/Tag sinnvoll erscheinen (34, 73).
5. Sertindol ist ein Phenylindolderivat und interagiert mit einer größeren Anzahl zentraler Rezeptorsysteme. Es blockiert mit hoher Affinität dopaminerge (D_1 und D_2), serotonerge ($5HT_{2A}$, $5HT_{2C}$, $5HT_7$), und α_1-adrenerge Rezeptoren und zeigt eine eher geringe Affinität zu $5HT_{1A}$-, α_2-, H_1- und mACh-Rezeptoren (83,

87–89). Die Affinität zu den $5HT_{2A}$- und $5HT_{2C}$-Rezeptoren ist dabei größer als zu den Dopamin-D_2-Rezeptoren, was heute als ein wichtiges Charakteristikum atypischer Neuroleptika angesehen wird (27). Sertindol wird nach oraler Einnahme gut resorbiert, maximale Plasmakonzentrationen werden nach etwa 10 h erreicht. Sertindol wird extensiv über die Leber metabolisiert und besitzt einige inaktive Metaboliten. Die Eliminationshalbwertszeit beträgt etwa 3 Tage, steady-state-Plasmaspiegel werden nach 7–14 Tagen erreicht. Die empfohlene Dosis liegt zwischen 16 und 24 mg täglich (8).

6. Amisulprid ist ein substituiertes Benzamid mit einem spezifischen Bindungsprofil, das durch eine hohe Affinität zu dopaminergen D_2- und D_3-Rezeptoren gekennzeichnet ist. Im Gegensatz dazu besitzt Amisulprid keinerlei Affinität zu dopaminergen D_1-, serotonergen, α-adrenergen, histaminergen und cholinergen Rezeptoren (19, 91). Pharmakologische Untersuchungen zeigen des weiteren, daß Amisulprid eine dreimal höhere Affinität zu limbischen im Vergleich zu striatalen dopaminergen Rezeptoren besitzt (85) und in niedrigen Dosen primär präsynaptische, in hohen Dosen hingegen postsynaptische dopaminerge Rezeptoren blockiert. Die präsynaptische Aktivität in niedrigen Dosen läßt vermuten, daß Amisulprid für die Behandlung der Negativsymptomatik geeignet sein könnte. Amisulprid wird nach oraler Gabe gut resorbiert, maximale Plasmakonzentrationen werden nach 2 h erreicht. Amisulprid hat keine pharmakologisch aktiven Metaboliten bei linearer Pharmakokinetik, die Eliminationshalbwertszeit liegt zwischen 15 und 20 h. Der Hauptteil von Amisulprid wird unverändert renal ausgeschieden. Die Dosierungen von Amisulprid in der Behandlung akuter schizophrener Krankheitsbilder liegen zwischen 400 und 800 mg/Tag (69,78), während in der Behandlung der Negativsymptomatik 50–300 mg/Tag wirksam zu sein scheinen (7).

7. Quetiapin ist ein Dibenzothiazepinderivat mit hoher Affinität zu D_2-, $5HT_2$-, $5HT_7$- und $α_1$-Rezeptoren und einer etwas geringeren Affinität zu D_1-, D_3-, $5HT_1$-, $α_1$-, $α_2$- und histaminergen Rezeptoren. Die Substanz hat keine Affinität zu D_4- und mACh-Rezeptoren (15, 39). Quetiapin wird nach oraler Gabe gut resorbiert, maximale Plasmakonzentrationen werden nach 1–2 h erreicht, Quetiapin wird extensiv über die Leber mit vielen pharmakologisch inaktiven Metaboliten abgebaut. Die Eliminationshalbwertszeit liegt zwischen 3 und 6 h, ein steady-state der Substanz wird nach 1–2 Tagen erreicht (82). Die empfohlene Dosis von Quetiapin liegt zwischen 250 und 750 mg/Tag (28, 44, 110).

8. Ziprasidon ist ein Piperazinylbenzisothiazolderivat und zeigt eine hohe Affinität zu D_2-, $5HT_{1A}$-, $5HT_{2A}$-, $5HT_{2C}$-Rezeptoren und eine mäßige Affinität zu $α_1$- und Histamin-H_1-Rezeptoren. Es hat eine sehr geringe Affinität zu $α_2$-adrenergen, $5HT_3$-, $5HT_4$- und mACh-Rezeptoren. Ziprasidon zeigt in einem gewissen Ausmaß auch eine Serotonin- und Noradrenalin-Wiederaufnahmehemmung. Wie Risperidon, Olanzapin und Sertindol zeigt Ziprasidon eine stärkere Blockade von $5HT_2$-Rezeptoren im Vergleich zu D_2-Rezeptoren (86). Ziprasidon wird nach oraler Verabreichung gut resorbiert, maximale Plasmakonzentrationen werden nach 3,5–5,5 h erreicht. Ziprasidon wird primär über die Leber metabolisiert, wobei primär CYP-3A4 involviert ist. Die Eliminationshalbwertszeit liegt zwischen 3 und 10 h. Steady-state-Plasmaspiegel sind bereits nach einem Tag erreicht (86). Die empfohlene Dosis von Ziprasidon liegt zwischen 40 und 160 mg/Tag.

Pharmakologische Profile

Unerwünschte Arzneimittelwirkungen klassischer Neuroleptika waren bereits lange Zeit vor der Charakterisierung der pharmakologischen Profile dieser Substanzen bekannt. So führte die Verordnung sog. hochpotenter Neuroleptika wie z.B. Haloperidol, Benperidol oder Perphenazin häufiger zu extrapyramidalen Symptomen und seltener zu anticholinergen Nebenwirkungen, während die Verordnung sog. niederpotenter Neuroleptika wie Perazin oder Chlorpromazin relativ selten zu extrapyramidal-motorischen Symptomen (EPMS), jedoch häufiger zu anticholinergen Nebenwirkungen führte. Darüber hinaus zeigten die Substanzen mit einer hohen Rate an anticholinergen Nebenwirkungen auch häufig sedative Eigenschaften und eine ausgeprägtere antiadrenerge Aktivität, die primär zu einer orthostatischen Hypotension führt. Die Beschreibung der pharmakologischen Profile der klassischen Substanzen zeigte dann, daß hochpotente Neuroleptika dopaminerge Rezeptoren stark blockieren und eine geringe anticholinerge Aktivität besitzen, während niederpotente Neuroleptika Dopaminrezeptoren in einen geringem Ausmaß antagonisieren, dafür aber ausgeprägtere anticholinerge Effekte besitzen (90). Während sich Clozapin als erstes atypisches Neuroleptikum noch diesem Konzept zuordnen läßt, zeigt z.B. Risperidon ein pharmakologisches Profil, das mit diesem Konzept nicht mehr in Einklang zu bringen ist. Risperidon ist ein relativ starker Dopaminrezeptorantagonist mit vergleichsweise geringer anticholinerger Aktivität, zeigt aber eine geringe extrapyramidal-motorische Symptomatik in Dosierungen bis zu 6 mg, die sich in der Behandlung schizophrener Psychosen als wirksam erwiesen haben (49). Man geht davon aus, daß die ausgeprägte $5HT_2$-Rezeptorblockade von Risperidon für dieses günstige EPMS-Profil verantwortlich sein könnte (62).

Die unterschiedlichen Rezeptorprofile von Clozapin, Zotepin, Risperidon, Olanzapin, Sertindol, Amisulprid, Quetiapin und Ziprasidon sind in Tabelle 1

Tabelle 1. Rezeptorbindungsprofile atypischer Neuroleptika im Vergleich zu Haloperidol

Substanz	D_1	D_2	D_3	D_4	$5-HT_{2A}$	$-HT_{1A}$	α_1	α_2	Hist	Musk
Haloperidol	+	+++	–	–	++	–	+++	++	+	+
Clozapin	++	++	++	+++	+++	++	+++	++	+++	+++
Zotepin	+	++	–	–	+++	–	+++	++	+++	+
Risperidon	+	+++	++	+++	+++	++	+++	+++	++	–
Olanzapin	+++	+++	++	+++	+++	-	+++	++	+++	+++
Sertindol	+++	+++	+++	+++	+++	+	+++	++	+	+
Amisulprid	–	+++	+++	–	–	–	–	–	–	–
Quetiapin	+	++	+	–	++	+	+++	++	++	–
Ziprasidon	+++	+++	+++	+++	+++	+++	++	+	++	(+)

D_1-D_4 = Dopamin-Typ 1-4-Rezeptorblockade; $5-HT_{2A',\ 1A}$ = Serotonin-Typ2A- und 1A-Rezeptorblockade; α_1, α_2 = Noradrenalin-Typ α_1- und -α_2-Rezeptorblockade; Musk = Azetylcholinrezeptorblockade, muskarinerg; Hist = Histamin-Typ 1-Rezeptorblockade
– = keine; + = geringe; ++ = mäßige; +++ = sehr starke; (+) = frgl. Rezeptorblockade

dargestellt. Dadurch läßt sich auch veranschaulichen, daß diese neuen Neuroleptika mit unterschiedlichen Rezeptorprofilen eine Reihe von unerwünschten Arzneimittelwirkungen besitzen, die in einigen Fällen ähnlich und in anderen hingegen wieder völlig unterschiedlich sind.

In der Nutzen-Risiko-Analyse der Behandlung schizophrener Erkrankungen mit diesen neuen Substanzen erscheinen die unerwünschten Arzneimittelwirkungen von besonderer Bedeutung. Die unerwünschten Arzneimittelwirkungen betreffen u. a. das Zentralnervensystem und zeigen sich hier insbesondere als extrapyramidal-motorische Symptome, Spätdyskinesien, zerebrale Krampfanfälle und Sedierung (Tabelle 2a). Weitere unerwünschte Arzneimittelwirkungen betreffen maligne neuroleptische Syndrome, kardiovaskuläre Nebenwirkungen, anticholinerge Effekte, meist passagere Störungen der Leberfunktion (zelltoxisch mit Anstieg von GOT, GPT und Gamma-GT sowie einer Stauungssymptomatik mit Anstieg der alkalischen Phosphatase und sehr selten des Bilirubin), orthostatische Hypotension, Agranulozytose, Prolaktinanstieg, Störungen der Sexualität, Gewichtszunahme sowie Hauterscheinungen (Tabelle 2b).

Tabelle 2a. Unerwünschte Arzneimittelwirkungen atypischer Neuroleptika (mod. nach 16)

Unerwünschte Arzneimittelwirkungen	Typische Neuroleptika	Clozapin	Risperidon	Olanzapin
ZNS				
EPS	+ bis +++	0 bis +	0 bis ++[a]	0
Spätdyskinesien	+ bis +++	0 bis + (?)	0 bis ++	0 bis + (?)
Krampfanfälle	0 bis +	+ bis +++	0 bis +	0
Sedation	+ bis +++	+++	0	+
Andere				
MNS	+	+	+	?
Kardiovaskuläre Effekte [b]	+ bis ++	+++	+	0 bis +
Transaminasenanstieg	+	+	+	0 bis +
Anticholinerge Effekte	+ bis +++	+++	0 bis +	0 bis ++
Agranulozytose	0	+++	0	0
Prolaktinanstieg	+++	0	+ bis +++	0[c]
Störungen des Orgasmus und der Ejakulation	+	+	+	0
Gewichtszunahme	+	+++	++	++
Verstopfte Nase	0 bis +	0 bis +	0 bis +	0 bis +
Hauterscheinungen	+	+	0 bis +	+

Abkürzungen: EPS = extrapyramidal-motorische Symptome; MNS = malignes neuroleptisches Syndrom
Symbole: 0 = keine oder keine signifikanten Unterschiede von Placebo
+ = mild, ++ = mäßig; +++ = ausgeprägt; ? = ungenügende Datenlage
[a] = dosisabhängig (> 6 mg/Tag)
[b] = orthostatische Hypotension und verlängertes QT-Intervall
[c] = dosisabhängiger Anstieg innerhalb des Normalbereichs

Tabelle 2b. Unerwünschte Arzneimittelwirkungen atypischer Neuroleptika (mod. nach 16)

Unerwünschte Arzneimittelwirkungen	Zotepin	Sertindol	Quetiapin	Ziprasidon	Amisulprid
ZNS					
EPS	0 bis +	0	0	0	0 bis ++
Spätdyskinesien	0 bis + (?)	?	?	?	0 bis + (?)
Krampfanfälle	+	0	0	+	0
Sedation	+++	0	+ bis ++	+	0 bis +
Andere					
MNS	+	?	?	?	?
Kardiovaskuläre Effekte[b]	++	++	+	+	0 bis +
Transaminasenanstieg	+	0 bis +	0 bis +	0 bis +	0 bis +
Anticholinerge Effekte	++	0	0 bis ++	0	0
Agranulozytose	0	0	0	0	0
Prolaktinanstieg	+ bis ++	0[c]	0	0[c]	+ bis ++
Störungen des Orgasmus und der Ejakulation	+	0	0	?	?
Gewichtszunahme	++	++	++	?	?
Verstopfte Nase	0 bis +	++	0 bis +	?	?
Hauterscheinungen	+	0	+	?	?

Abkürzungen: EPS = extrapyramidal-motorische Symptome; MNS = malignes neuroleptisches Syndrom
Symbole: 0 = keine oder keine signifikanten Unterschiede von Placebo
+ = mild; ++ = mäßig; +++ = ausgeprägt; ? = ungenügende Datenlage
[a] = dosisabhängig (> 6 mg/Tag)
[b] = orthostatische Hypotension und verlängertes QT-Intervall
[c] = dosisabhängiger Anstieg innerhalb des Normalbereichs

Zentralnervöse unerwünschte Arzneimittelwirkungen

Extrapyramidal-motorische Symptome

Extrapyramidal-motorische Symptome wie z.B. eine Frühdyskinesie, ein Parkinsonsyndrom sowie eine Akathisie waren seit der Entdeckung der Neuroleptika bekannt. Zunächst nahm man an, daß diese unerwünschten Arzneimittelwirkungen mit dem antipsychotischen Effekt der Neuroleptika unabdingbar assoziiert sind. So postulierte das Konzept der „neuroleptischen Schwelle" (41), daß die geringste Dosis eines Neuroleptikums, die extrapyramidal-motorische Symptome hervorruft, auch die erforderliche Mindestdosis für den antipsychotischen Effekt sei. Mit Entwicklung des Clozapin wurde diese These widerlegt, nachdem Clozapin als erstes Neuroleptikum ein einzigartiges Nebenwirkungsprofil mit geringer extrapyramidaler Symptomatik und äußerst geringem Risiko für Spätdyskinesien besaß (12). Neuroleptika-induzierte extrapyramidal-motorische Symptome werden bei bis zu 75 % der mit klassischen Neuroleptika behandelten Patienten beobachtet und können bei besonders vulnerablen Populationen wie bei älteren Patienten in einem noch höheren Prozentsatz auftreten. Extrapyramidal-motorische Symptome rufen darüber hinaus motorische und kognitive Beeinträchtigungen hervor. So ist z.b. die Akathisie, die durch eine ausgeprägte Bewegungsunruhe gekennzeichnet ist, auch von einer Reihe von psychopathologischen Symptomen wie Reizbarkeit, Angst und Konzentrationsschwierigkeiten begleitet. Das Parkinsonsyndrom mit Tremor, Rigor und Akinese geht häufig auch mit einem verlangsamten Denken und kognitiven Beeinträchtigungen einher (14).

Clozapin war das erste atypische Neuroleptikum, das ein äußerst günstiges extrapyramidal-motorisches Nebenwirkungsprofil zeigte (13, 48, 54, 92). Im Gegensatz zu Clozapin verursachen die neu eingeführten Substanzen Zotepin, Risperidon und Olanzapin extrapyramidal-motorische Symptome, die jedoch statistisch hochsignifikant seltener auftreten als bei klassischen Vergleichssubstanzen wie z.B. Haloperidol (29, 52, 76, 98, 100, 102, 109). So zeigte Sertindol im Hinblick auf extrapyramidal-motorische Symptome weder klinisch noch statistisch einen signifikanten Unterschied zu Placebo. Die Häufigkeit der extrapyramidal-motorischen Symptome dabei scheint nicht dosisabhängig zu sein (111). Tabelle 3 zeigt, nach Dosierungen geordnet, die Häufigkeit von extrapyramidal-motorischen Symptomen unter Risperidon, Olanzapin und Sertindol. Bei denen in dieser Tabelle aufgeführten Literaturstellen handelt es sich um Arbeiten, die prozentuale Angaben über die Häufigkeit von extrapyramidal-motorischen Symptomen enthalten. Alle aufgeführten Studien verglichen das jeweilige neuere Neuroleptikum mit Haloperidol und fanden ausnahmslos signifikant niedrigere EPMS-Frequenzen als das klassische Vergleichspräparat. Da die verschiedenen extrapyramidalen Nebenwirkungen in den aufgeführten Studien auf unterschiedliche Weise zusammengefaßt wurden, ist ein direkter Vergleich der neueren Substanzen nicht möglich. Auch lassen sich die Äquivalenzdosen dieser Medikamente noch nicht sicher einschätzen. Insgesamt läßt sich festhalten, daß sowohl bei Risperidon, Olanzapin

Tabelle 3. Häufigkeit extrapyramidaler Nebenwirkungen unter Risperidon, Olanzapin und Sertindol in % (aus 2)

Autoren	Medikament	Dosis mg	Patientenzahl	EPMS total %	Parkinsonoid %	Tremor %	Frühdyskinesie %	Akathisie %
Marder u. Meibach 1994	Risperidon	2	63	7,9	k.A.	k.A.	k.A.	k.A.
		6	64	10,9	k.A.	k.A.	k.A.	k.A.
		10	65	12,3	k.A.	k.A.	k.A.	k.A.
		16	64	25,0	k.A.	k.A.	k.A.	k.A.
Češková u. Švestka 1993	Risperidon	2,5–9,5	31	k.A.	77,4	16,1	9,6	32,2
Tollefson et al.	Olanzapin	5–20	1306	k.A.	14,2	16,5	2,8	5,1
Beasley et al. 1996	Olanzapin	5 ± 2,5	65	k.A.	0	0	0	4,6
		10 ± 2,5	64	k.A.	k.A.	4,7	0	6,3
		15 ± 2,5	64	k.A.	k.A.	5,8	0	7,2
Zimbroff et al. 1997	Sertindol	12	76	k.A.	4	8	2	12
		20	68	k.A.	3	0	0	3
		24	72	k.A.	3	4	1	10

k.A. = keine Angaben

als auch Sertindol EPMS in nicht zu vernachlässigendem Maße auftreten. Auch unter Zotepin und Amisulprid sind EPMS zu beobachten. Die Häufigkeit dieser Nebenwirkungen ist bei Risperidon, Olanzapin, Zotepin und Amisulprid wohl dosisabhängig. Bei Sertindol ergab sich kein signifikanter Unterschied zu Placebo. In verschiedenen Studien traten in den höchsten Dosierungen von 24 mg trendmäßig weniger EPMS auf als unter der niedrigen Dosis von 12 mg (z.B. 111). Bei diesem neuen Neuroleptikum scheint also zumindest nach den bisher vorliegenden Daten keine dosisabhängige Zunahme der EPMS vorzuliegen. Die sich gerade im Zulassungsprozeß befindlichen Substanzen Quetiapin und Ziprasidon zeigen in großen Vergleichsstudien keine signifikant höheren EPMS-Raten als unter Placebo und deutlich weniger EPMS als unter Haloperidol in den empfohlenen Dosierungen.

An dieser Stelle erscheint es wichtig, darauf hinzuweisen, daß EPMS-Raten, die sich nicht signifikant von einer Placebobehandlung unterscheiden, nicht notwendigerweise völlige EPMS-Freiheit bedeuten.

Bisher liegen keine direkten Vergleiche zwischen den neuen Neuroleptika vor, so daß nicht ausgesagt werden kann, ob zwischen diesen Substanzen signifikante Unterschiede bezüglich der EPMS-Häufigkeit bestehen. Meist wird in Vergleichsuntersuchungen als Referenzpräparat Haloperidol verwendet. Haloperidol besitzt zwar einerseits eine sehr gute antipsychotische Wirksamkeit, andererseits aber auch eine hohe Rate für extrapyramidal-motorische Störungen. Bandelow et al. (2) weisen darauf hin, daß bisher noch keine Studien existieren, die die neuen Neuroleptika mit klassischen, mittelpotenten Neuroleptika wie Perazin vergleichen. So traten z.B. in der AMÜP-Studie unter Perazin nur bei 14,4 % der Patienten EPMS auf, während unter Haloperidol bei 56 % der Patienten EPMS beobachtet wurden (39).

Zusammengefaßt zeigen die neuen Neuroleptika ein günstiges EPMS-Profil und besitzen damit eindeutige Vorteile gegenüber den klassischen, insbesondere hochpotenten Neuroleptika. Sowohl Clozapin, Zotepin, Risperidon, Olanzapin, Sertindol, Quetiapin und Ziprasidon zeigen einen $5HT_2$-Rezeptorantagonismus, dem eine wichtige Rolle bei der Reduktion extrapyramidal-motorischer Symptome zugesprochen wird (67). Lediglich Amisulprid zeigt keinerlei Affinität zu serotonergen Rezeptoren (19, 91). Wie bereits dargestellt, besitzt Amisulprid eine dreimal höhere Affinität zu limbischen im Vergleich zu striatalen dopaminergen Rezeptoren (85). Auch Clozapin, Olanzapin und Sertindol zeigen eine größere Affinität zu limbischen im Vergleich zu striatalen dopaminergen Rezeptoren (87, 94).

Spätdyskinesien

Spätdyskinesien treten in etwa 15 % der Patienten auf, die über einen längeren Zeitraum eine neuroleptische Behandlung erhalten, werden jedoch in einem deutlich höheren Prozentsatz bei Risikopatienten wie z.B. älteren Patienten beobachtet (13). Die klassischen Neuroleptika scheinen alle ein ähnliches Risiko für das Auftreten von Spätdyskinesien zu besitzen. Die Inzidenz dieser äußerst problematischen und weitgehend irreversiblen Nebenwirkung hat eine wichtige Rolle in der Erforschung neuerer Neuroleptika mit einem günstigeren Nebenwirkungsprofil gespielt. Man geht davon aus, daß Neuroleptika mit einer geringen Inzidenz von extrapyramidal-motorischen Symptomen auch ein geringes Risiko für das Auftreten von Spätdyskinesien besitzen (15). Diese Hypothese wird durch die langjährigen Erfahrungen in der Verordnung von Clozapin unterstützt (84). Die bisher vorliegenden Resultate über Zotepin, Risperidon, Olanzapin und Sertindol lassen vermuten, daß diese Substanzen auch ein geringes Risiko für Spätdyskinesien beinhalten, wenn sie in Dosierungen verabreicht werden, die keinerlei extrapyramidal-motorische Symptomatik hervorrufen. Diese Annahme ist bisher jedoch keinesfalls bewiesen. Eine Langzeitstudie, die Olanzapin und Haloperidol über eine Dauer von 8 Monaten verglich, stellte signifikant weniger Spätdyskinesien für Olanzapin (1 %) im Vergleich zu Haloperidol (5 %) fest (95). Casey (16) weist darauf hin, daß es notwendig sein wird, für jedes einzelne Neuroleptikum prospektiv das Risiko für Spätdyskinesien zu untersuchen.

Zerebrale Krampfanfälle

Die klassischen Neuroleptika erhöhen unter den üblichen Behandlungsbedingungen im allgemeinen nicht das Risiko für einen zerebralen Krampfanfall (45). Die Annahme, daß Neuroleptika die zerebrale Krampfschwelle herabsetzen, gründet sich auf einige Studien, die jedoch nicht gut kontrolliert sind. Die neuen atypischen Neuroleptika erhöhen das Risiko für einen zerebralen Krampfanfall im Vergleich mit Haloperidol oder Placebo nicht. Eine Ausnahme davon stellt Clozapin dar. Clozapin senkt sowohl bei hohen Dosen als auch raschem Dosisanstieg – deutlich mehr als alle anderen Neuroleptika – die Krampfschwelle. Clozapindosierungen unter 300 mg/Tag induzieren bei ca. 1 %, Dosierungen zwischen 300 und 600 mg/Tag bei 2,7 % und Dosierungen größer als 600 mg/Tag bei über 4 % der Patienten Krampfanfälle (24). Faktoren wie Komedikation sowie verzögerter Metabolismus bei hepatischer Vorschädigung oder höherem Lebensalter, die zu einer Erhöhung des Clozapinplasmaspiegels führen können, sind deshalb besonders zu beachten.

Sedierung

Bei den klassischen Neuroleptika – insbesondere den Phenothiazinen Laevomepromazin, Perazin, Chlorpromazin oder Chlorprothixen – ist, häufig therapeutisch auch erwünscht, eine Sedation festzustellen.

Unter den atypischen Neuroleptika zeigt Clozapin ebenfalls eine ausgeprägte Sedierung, die insbesondere zu Beginn der Behandlung auftreten und im weiteren Verlauf der Behandlung Dosiserhöhungen nahezu unmöglich machen kann (48). Auch Zotepin und Quetiapin zeigen einen ausgeprägt sedierenden Effekt. Eine deutlich geringere Sedation wird unter Olanzapin, Risperidon, Sertindol, Amisulprid und Ziprasidon beobachtet. Die Häufigkeit der Sedation ist in den Vergleichsstudien mit klassischen Neuroleptika wie Haloperidol oder Fluphenazin ähnlich oder häufig sogar geringer als unter den klassischen Substanzen.

Nicht ZNS-bezogene unerwünschte Arzneimittelwirkungen

Kardiovaskuläre Nebenwirkungen

Seit Einführung der Neuroleptika sind kardiovaskuläre Nebenwirkungen – und hier insbesondere die orthostatische Hypotension und Veränderungen des EKG – bekannt. Die häufigste kardiovaskuläre Nebenwirkung der Neuroleptika ist die orthostatische Dysregulation (39). Mehr als die Hälfte der Neuroleptika-induzierten orthostatischen Dysregulationen führen zu therapeutischen Konsequenzen, in 7 % der Fälle ist ein Absetzen des Neuroleptikums notwendig (39). Da der periphere Gefäßwiderstand vor allem auch über α-adrenerge Rezeptoren geregelt wird, sind orthostatische Dysregulationen häufiger bei Neuroleptika mit starker α-adrenerg blockierender Wirkung wie Chlorpromazin, Clozapin, Risperidon, Zotepin, Quetiapin, Sertindol zu beobachten, in geringerem Maße bei Olanzapin und Ziprasidon. Lediglich Amisulpirid zeigt unter den neuen Neuroleptika keinerlei Beeinflussung der $α_1$- und $α_2$-Rezeptoren. Hochpotente klassische Neuroleptika besitzen eine eher geringe α-blockierende Wirkung, so daß bei der Verordnung dieser Substanzen orthostatische Dysregulationen seltener auftreten. Neben dieser peripheren Wirkung dürfte auch eine zentralnervöse Komponente der Neuroleptika am Entstehen der Hypotonie beteiligt sein. Das Risiko einer orthostatischen Dysregulation ist bei älteren Patienten, insbesondere bei jenen mit kardiovaskulären Vorerkrankungen, zu beachten, da diese Patienten in besonderem Maße gefährdet sind, zu stürzen und sich dadurch zu verletzen. Beim Auftreten von orthostatischen Dysregulationen muß auf Medikamenteninteraktionen geachtet und falls erforderlich, die Begleitmedikation geändert werden.

Neuroleptika können unterschiedliche EKG-Veränderungen (105) hervorrufen, die nicht unbedingt als Hinweis auf schwere kardiale Nebenwirkungen oder Risiken zu werten sind. Das Erkennen der Gefahr einer potentiell lebensgefährlichen Neuroleptika-induzierten Rhythmusstörung ist allerdings wichtig. Unter einer medikamentösen Therapie mit Neuroleptika kann es u.a. zum Auftreten folgender EKG-Veränderungen kommen (70):

1. Sinustachykardie (Sinusrhythmus mit Herzfrequenz >100)
2. AV-Blockierungen (Verzögerung der Erregungsüberleitung vom Vorhof auf die Kammer)
3. Verbreiterung des QRS-Komplexes (Störung der Erregungsausbreitung in den Kammern)
4. Verlängerung der QT-Zeit (Verlängerung der Repolarisation)
5. T-Wellen-Veränderungen, Auftreten von U-Wellen (Veränderung des Ablaufs der Repolarisation)

Eine der häufigsten Neuroleptika-induzierten EKG-Veränderung ist die Verlängerung der QT-Zeit, auf die wegen ihrer möglichen Assoziation mit lebensbedrohlichen Rhythmusstörungen genau geachtet werden soll (34, 97).

Die wesentlichen Ursachen einer Verlängerung der QT-Zeit bestehen aus angeborenen und erworbenen Herzerkrankungen sowie pharmakologisch induzierten Verlängerungen der QT-Zeit (70). Unter den erworbenen Ursachen ist die phar-

Tabelle 4. Auswahl an Medikamenten, die zu einer Verlängerung der QT-Zeit führen (nach 70)

Antiarrhythmika	• Klasse I: Chinidin • Klasse III: Sotalol, Amiodaron
Neuroleptika	• Chlorpromazin • Thioridazin • Haloperidol • Olanzapin • Risperidon • Sertindol
Antidepressiva	• Doxepin • Maprotilin • Amitriptylin • Lithiumsalze
Antihistaminika	• Terfenadin • Astemizol
Antibiotika	• Erythromycin • Co-trimoxazol • Pentamidin
Andere	• Ketanserin • Probucol • Chloralhydrat

makologisch induzierte Verlängerung für den klinischen Alltag am wichtigsten (Tabelle 4).

Moertl et al. (70) weisen darauf hin, daß prinzipiell vermutlich die meisten Neuroleptika zu einer Verlängerung der QT-Zeit führen. Verlängerungen der QT-Zeit werden sowohl bei trizyklischen Antidepressiva (1, 40, 42, 55, 103) als auch für Neuroleptika aus der Gruppe der Phenothiazine (30, 75), speziell Thioridazin (9, 52), aber auch für Butyrophenone wie Haloperidol (25, 46, 56, 58) und Pimozid (33) beobachten. Aufgrund der bisher vorliegenden Befunde ist davon auszugehen, daß die Gruppe der trizyklischen Neuroleptika (Phenothiazine und Thioxantine) eine höhere Rate an kardialen Nebenwirkungen als andere Substanzgruppen besitzt (55, 66). Weiterhin scheint das Auftreten von Verlängerungen der QT-Zeit sowie auch die meisten anderen Nebenwirkungen der Neuroleptika dosisabhängig zu sein (105). Auch unter den atypischen Neuroleptika Risperidon (79), Olanzapin (106), Zotepin (43) und Sertindol (87) wurden Verlängerungen der QT-Zeit bekannt. Die pharmakodynamischen Mechanismen der QT-Verlängerungen scheinen heterogen zu sein, so sind vermutlich unterschiedliche Kaliumkanäle betroffen. Risperidon und Sertindol sowie ihre Hauptmetaboliten blockieren den „delayed rectifier"-Kaliumkanal, Haloperidol wohl aber einen anderen Kaliumkanal (96). Laut Fritze u. Bandelow (32) verlängert Sertindol in vitro die QT-Zeit, allerdings bei sehr viel höheren Konzentrationen als sie klinisch erreicht werden. Auch beim Menschen fand sich in klinischen Studien eine Korrelation mit der Dosis von Sertindol, die allerdings so schwach ist, daß sie keine individuelle Risikovorhersage erlaubt. Die inter- und intraindividuelle Variabilität der QT-Zeit aufgrund anderer, auch unbekannter, Faktoren war deutlich größer als der Einfluß von Sertindol. In den klinischen Prüfungen von Sertindol wurden EKGs in Intervallen von 1-2 Wochen abgeleitet. Im Vergleich zu Placebo (-4 ms) nahm die QT-Zeit im Mittel unter Sertindol signifikant zu (24 mg/Tag: +21 ms) (111). Dabei fanden sich Verlängerungen der QT-Zeit über 500 ms bei 1,7 % der Patienten. Trotz der engmaschigen EKG-Kontrolle wurde in keinem Fall eine Arrhythmie entdeckt. Torsades de pointes fanden sich in 2 Fällen einer Intoxikation mit Sertindol, die in beiden Fällen komplikationslos überlebt wurden.

Zusammenfassend ergibt sich aus den bisher vorliegenden Erkenntnissen, daß für Sertindol im Vergleich zu anderen Psychopharmaka kein erhöhtes Risiko letaler Komplikationen besteht (32). Sertindol verlängert die QTC-Zeit, unterscheidet sich hierin aber nicht grundlegend von einer Reihe von anderen Psychopharmaka. EKG-Kontrollen sind bei der Behandlung mit trizyklischen Antidepressiva und Neuroleptika guter klinischer Standard, bei Thioridazin ausdrücklich vorgeschrieben. Wie dort sollte vor Behandlung mit Sertindol ein EKG abgeleitet werden, um das künftige Ausgangs-QT-Intervall des Patienten zu erfassen. Obwohl der Effekt hauptsächlich in den ersten 3-6 Wochen auftritt, sollten die Patienten durch regelmäßige EKG-Kontrollen überwacht werden. Wenn das QT-Intervall 520 ms überschreitet, ist die Behandlung mit Sertindol abzubrechen. Das Risiko einer QT-Verlängerung steigt bei Patienten, die eine begleitende Behandlung mit Medikamenten erfahren, die ebenfalls die QT-Zeit verlängern (z.B. Astimazol, Antiarrhythmika, einige Antidepressiva, Chinidin, Pimozid, Terfenadin und Thioridazin) (s. Tabelle 4). Vorsicht scheint auch geboten bei der Kombination mit Medikamenten, die den Metabolismus von Sertindol hemmen (z.B. Fluoxetin, Paroxetin, evtl. auch Chinidin). Patienten, bei denen ein verlängertes QT-Intervall besteht, sind von der Behandlung mit Sertindol auszuschließen. Andere Risikofaktoren sind kardiovaskuläre Störungen wie Hypokaliämie, Hypomagnesiämie und Bradykardie.

Malignes neuroleptisches Syndrom

Seit der Einführung der Neuroleptika in die psychiatrische Pharmakotherapie sind maligne neuroleptische Syndrome bekannt. Maligne neuroleptische Syndrome sind üblicherweise durch eine Hyperthermie, eine deutliche Tonuserhöhung der Muskulatur, Veränderungen der Vitalparameter sowie einen deutlich erhöhten Wert der Creatinphosphokinase (CPK) gekennzeichnet (108). Die Häufigkeit dieser schwerwiegenden, teilweise lebensbedrohlichen Nebenwirkung liegt zwischen 0,001 und 1 % (50). Obwohl die neuen Neuroleptika ein deutlich geringeres Risiko für extrapyramidal-motorische Störungen haben, besteht auch hier immer noch die Möglichkeit für das Auftreten eines malignen neuroleptischen Syndroms. So wurden unter Clozapin-Monotherapie einige Fälle von malignem neuroleptischen Syndrom berichtet (18, 22, 80). Auch unter Zotepin (81) und Risperidon (37, 60, 68, 107) sind mehrere Fälle von malignen neuroleptischen Syndromen veröffentlicht worden. Bisher sind keine malignen neuroleptischen Syndrome unter der Therapie mit Olanzapin (3), Sertindol oder Quetiapin berichtet worden. Die Tatsache, daß diese Substanzen sich jedoch erst seit kurzem auf dem Markt befinden bzw. in einigen Ländern noch im Zulassungsprozeß sind, ermöglicht zum jetzigen Zeitpunkt keine abschließende Stellungnahme über das Risiko eines malignen neuroleptischen Syndroms unter Behandlung mit diesen neuen atypischen Neuroleptika.

Leberwerterhöhung und Cholestase

Seit der Einführung der Neuroleptika sind (meist) passagere Störungen der Leberfunktion (zelltoxisch mit Anstieg von GOT, GPT und Gamma-GT) und eine Stauungssymptomatik – mit Anstieg der alkalischen Phosphatase sehr selten auch des Bilirubin – bekannt. Sowohl unter den klassischen Neuroleptika – hier häufiger unter den Phenothiazinen und Thioxantenen als unter den Butyrophenonen – und auch unter den neueren Neuroleptika wie Clozapin (54) und Risperidon werden transiente Transaminasen- und Gamma-GT-Anstiege meist nach etwa 2wöchiger Therapie beobachtet. Neuere Untersuchungen mit Olanzapin, Sertindol, Quetiapin und Ziprasidon zeigen, daß Transaminasen-Anstiege sich hier üblicherweise innerhalb eines Bereichs bewegen, der auch unter Haloperidol und anderen konventionellen Neuroleptika gesehen wird. Darüber hinaus kehren die Werte für die Transaminasen und die Gamma-GT gewöhnlicherweise auf ihren Normbereich zurück (3, 5, 6, 47).

Anticholinerge Nebenwirkungen

Anticholinerge Nebenwirkungen kommen unter den Neuroleptika bei Phenothiazinen am häufigsten vor (bis zu 10 %), treten bevorzugt zu Beginn der Therapie auf und zeigen dann im allgemeinen eine gewisse Adaptation. Diese Nebenwirkungen sind bei älteren Patienten problematischer als bei jüngeren. Stark ausgeprägte anticholinerge Effekte wie trockener Mund, Sehstörungen, Miktionsstörungen, Obstipation und gelegentlich Verwirrtheit, können in Einzelfällen zum Absetzen der Medikation zwingen. Die neuen Neuroleptika besitzen teilweise eine Reihe von anticholinergen Effekten, in einigen Fällen sind diese spezifischen Nebenwirkungen jedoch schwer mit dem Rezeptorbindungsprofil der jeweiligen Substanz zu erklären. So zeigt das Rezeptorbindungsprofil von Clozapin u.a. eine hohe Affinität zu muskarinergen Rezeptoren, und unter Therapie mit Clozapin sind auch bei einer Reihe von Patienten anticholinerge Nebenwirkungen wie z.B. eine Obstipation zu beobachten. Auf der anderen Seite wird unter Clozapintherapie aber auch häufig ein ausgeprägter Speichelfluß beobachtet, der wohl eher einer cholinergen Stimulation denn einer cholinergen Blockade zu attribuieren ist. Aufgrund des Rezeptorbindungsprofils von Olanzapin ist es überraschend, daß unter Therapie mit dieser Substanz so wenige anticholinerge Effekte berichtet werden. Zotepin und Sertindol besitzen geringe anticholinerge Effekte; Risperidon, Amisulprid, Quetiapin und Ziprasidon führen zu keiner Blockade muskarinerger Rezeptoren. Es ist noch offen, ob sich die neuen atypischen Neuroleptika ohne anticholinerge Eigenschaften durch eine besonders gute Wirkung auf kognitive Defizite bei der Langzeitbehandlung und Rezidivprophylaxe auszeichnen; erste Hinweise dafür lassen sich in einer Untersuchung zugunsten des Quetiapin feststellen (93).

Wirkungen auf das hämatopoetische System

Bei Nebenwirkungen auf das hämatopoetische System handelt es sich primär um Leukozytosen oder Leukopenien, die vor allem zu Behandlungsbeginn einer Neuroleptikatherapie und meist unter den klassischen trizyklischen Substanzen auftreten. Eosinophilien mit konsekutiver Monozytose werden gelegentlich ebenfalls in der 2.–4. Behandlungswoche bei Therapie mit klassischen trizyklischen Neuroleptika beobachtet.

Die Agranulozytose tritt unter Clozapin in 0,6–2 % der Behandlungsfälle (54, 63), sonst sehr viel seltener auf. Der pathophysiologische Mechanismus, der unter der Therapie mit Clozapin zur Agranulozytose führt, ist bisher noch nicht eindeutig geklärt. Vermutet wurde sowohl ein immunologischer Mechanismus (77) als auch eine toxische Wirkung von Clozapinmetaboliten (35, 101). Diskutiert wurde auch eine Bildung von zytotoxischen freien Radikalen als Folge einer Oxidation von Clozapin durch die Granulozytenmyeloperoxidase, die möglicherweise in Anwesenheit von Ascorbat (Vitamin C) verhindert werden könnte (65). Voraussetzungen für eine Behandlung mit Clozapin ist aufgrund dieses Risikos eine Aufklärung über die Gefahr der Agranulozytose, die dafür typischen Symptome und die notwendigen Untersuchungen sowie die Gewährleistung von wöchentlichen Kontrollen der Leukozytenzahl in den ersten 18 Wochen der Behandlung, danach mindestens einmal im Monat, nach Absetzen über weitere 4 Wochen Kontrollen. Soweit bisher bekannt, beinhalten die anderen neuen Neuroleptika dieses Agranulozytoserisiko nicht (4, 28, 47, 64, 69).

Sexuelle Störungen

Der negative Einfluß der Neuroleptika auf die Sexualität ist seit langem bekannt, jedoch ungenügend wissenschaftlich untersucht. Sexuelle Dysfunktionen unter Neuroleptika sind meist entweder auf eine Erhöhung des Prolaktins oder auf eine α-adrenerge Blockade dieser Substanzen zurückzuführen. Eine Prolaktinerhöhung kann zu Mastopathie, Galaktorrhoe, Zyklusunregelmäßigkeiten sowie Beeinträchtigungen der Sexualfunktion führen. Klassische Neuroleptika führen zu einer Prolaktinerhöhung, die im Bereich der üblichen klinischen Dosierungen meist dosisabhängig ist. Es kommt jedoch nur bei einem geringen Teil der Patienten wegen Mastopathie, Galaktorrhoe oder Zyklusunregelmäßigkeiten zu einem Absetzen der Neuroleptika. Risperidon führt bei einigen Patienten, die mit den üblichen therapeutischen Dosen behandelt werden, zu Prolaktinerhöhungen. Clozapin, Olanzapin und Sertindol führen in normalen therapeutischen Dosen zu keinerlei Prolaktinerhöhung. Es besteht jedoch ein gewisser Trend für Prolaktinerhöhungen in Richtung oberer Normbereich bei Dosiserhöhung von Olanzapin und Sertindol (5, 47).

Die Blockade der α-adrenergen Rezeptoren liegt wohl den Störungen der Ejakulation zugrunde. So ist für die Substanz Thioridazin seit langem bekannt, daß sie bei einigen männlichen Patienten zu retrograder Ejakulation führt. Sertindol führt ebenfalls zu Störungen in der Ejakulation. Bei dem Mechanismus handelt es sich jedoch um keine retrograde Störung, wobei aber die zugrundeliegende Pathophysiologie bisher nicht eindeutig geklärt ist. Etwa 25–30 % der mit Sertindol behandelten Patienten berichten darüber hinaus über eine Reduktion des Ejakulatvolumens. Diese unerwünschte Arzneimittelwirkung bildet sich nach dem Absetzen von Sertindol vollständig zurück (47).

Gewichtszunahme

Ähnlich wie bei den trizyklischen Antidepressiva so stellt auch bei den klassischen Neuroleptika – insbesondere vom Phenothiazintyp – die Gewichtszunahme seit Beginn der neuroleptischen Therapie ein wesentliches Problem dar. Ein Großteil der Patienten, die in den 50er und 60er Jahren mit Chlorpromazin behandelt worden sind, berichteten über eine beträchtliche Gewichtszunahme. Gerade die Gewichtszunahme führt häufig zu Non-Compliance und hat somit beträchtliche Konsequenzen für die adäquate Behandlung der schizophren Erkrankten. Auch die neuen Neuroleptika führen zu teilweise beträchtlichen Gewichtszunahmen. Ein besonderes Problem scheint dies für die Behandlung mit Clozapin und Olanzapin zu sein. Leadbetter et al. (59) fanden, in Übereinstimmung mit kasuistischen Berichten von Cohen et al. (21), bei 38 % der über 16 Wochen mit Clozapin behandelten 21 Patienten eine deutliche und bei 29 % eine mäßige Gewichtszunahme. Auch Lamberti et al. (57) fanden bei 36 chronisch schizophrenen Patienten unter Clozapin eine gegenüber der Vorbehandlung mit klassischen Neuroleptika signifikante Gewichtszunahme von im Mittel 7,7 kg, wobei 27 Patienten (75 %) mehr als 4,5 kg und 15 (41,7 %) mehr als 9 kg zunahmen. Die unterschiedlichen Zahlenangaben lassen sich z.T. mit den unterschiedlichen Beobachtungsintervallen (bei den Studien an stationären Akutpatienten wenige Tage bis einige Wochen, bei den Langzeitpatienten Monate bis Jahre) erklären. Das Problem der Appetitsteigerung einschließlich Heißhunger auf Süßigkeiten mit der Folge einer exzessiven Gewichtszunahme bei einem kleineren Teil der Patienten unter Clozapin ist aber in der Vergangenheit sicherlich unterschätzt worden (54). Der Mechanismus der Appetitsteigerung ist nicht geklärt. Diskutiert werden u.a. serotonerge, cholinerge bzw. histaminerge Mechanismen. Gewichtszunahmen werden aber auch unter Risperidon, Sertindol und Zotepin berichtet. Kontrollierte Studien (z.B. 99) mit den neueren Substanzen zeigen, daß es unter der Behandlung während der ersten 6–8 Behandlungswochen zu Gewichtszunahmen von 1–4 kg kommt, im weiteren sind aber, insbesondere im Rahmen symptomsuppressiver oder rezidivprophylaktischer Langzeittherapien, in Einzelfällen Gewichtszunahmen zwischen 10 und 20 kg zu beobachten (26).

Andere Nebenwirkungen

Viele der klassischen Neuroleptika, insbesondere der Phenothiazine sind mit einer Erhöhung der Photosensitivität verbunden. Diese unerwünschte Arzneimittelwirkung ist bisher bei den neuen Neuroleptika nicht beschrieben worden. Sertindol führt bei etwa ein Viertel der behandelten Patienten zu einer verstopften Nase, die von den Patienten immer wieder als Rhinitis beschrieben wird (47). Diese unerwünschte Arzneimittelwirkung führt jedoch selten zum Absetzen der Medikation. Bei dem zugrundeliegenden Mechanismus scheint es sich um eine α-adrenerge

Blockade zu handeln. Auch unter Behandlung mit Risperidon wird über ein gehäuftes Auftreten einer Rhinitis berichtet (20, 64). Exantheme unter Therapie mit atypischen Neuroleptika sind nicht völlig auszuschließen, unter Olanzapin sind in Einzelfällen Urtikaria und allergische Reaktionen beschrieben worden.

Zusammenfassung

Klassische Neuroleptika haben seit Anfang der 50er Jahre zu einem entscheidenden Fortschritt in der Therapie schizophrener Erkrankungen geführt, unglücklicherweise stellt das Nebenwirkungsprofil dieser Substanzen häufig einen limitierenden Faktor in der Behandlung dar. Ein entscheidender Fortschritt in der neuroleptischen Therapie war deshalb die Entwicklung des Clozapin und in der Folgezeit weiterer sog. „atypischer" Neuroleptika. Clozapin hat ein einzigartiges Nebenwirkungsprofil mit äußerst geringer extrapyramidaler Symptomatik und einem geringen Risiko für Spätdyskinesien, jedoch problematischen hämatologischen Nebenwirkungen sowie einer hohen Inzidenz von orthostatischer Dysregulationen, zerebralen Krampfanfällen und einer starken Sedation. Im Gegensatz zu Clozapin verursachen die neuen Substanzen Zotepin, Risperidon, Olanzapin, Amisulprid extrapyramidal-motorische Symptome, die jedoch statistisch hochsignifikant seltener auftreten als bei klassischen Vergleichssubstanzen. Die Häufigkeit der EPMS-Symptomatik ist bei diesen Substanzen wohl dosisabhängig. Sertindol, Quetiapin und Ziprasidon zeigen im Hinblick auf EPMS weder klinisch noch statistisch einen signifikanten Unterschied zu Placebo, bei diesen Substanzen scheint auch keine dosisabhängige Zunahme der EPMS vorzuliegen. Geht man von der Hypothese aus, daß Neuroleptika mit einer geringen Inzidenz von EPMS auch ein geringes Risiko für das Auftreten von Spätdyskinesien besitzen, kann man erwarten, daß die neuen Neuroleptika auch ein geringes Risiko für Spätdyskinesien beinhalten. Dies muß in der Zukunft jedoch noch nachgewiesen werden. Auch unter den neuen Neuroleptika sind unerwünschte Arzneimittelwirkungen wie Sedation, anticholinerge Effekte und orthostatische Hypotension zu beobachten. Eine Verlängerung der QTc-Zeit, die bei Sertindol evtl. dosisabhängig zu sein scheint, muß in Betracht gezogen werden. Das Risiko einer QTc-Verlängerung steigt bei Patienten, die eine Begleitmedikation (z.B. Astemizol, Terfenadin) erhalten, die ebenfalls die QTc-Zeit verlängert. Passagere Störungen der Leberfunktion können bei allen neueren Neuroleptika beobachtet werden, sind aber meist ohne ernsthafte klinische Konsequenz. Eine erwähnenswerte unerwünschte Arzneimittelwirkung ist darüberhinaus bei einzelnen neuen Neuroleptika wie z.B. Clozapin, Zotepin und Olanzapin die Gewichtszunahme. Insbesondere im Rahmen von Langzeitbehandlungen mit diesen Substanzen sind in Einzelfällen Gewichtszunahmen von 10–20 kg nicht auszuschließen. Störungen der sexuellen Funktion unter Behandlung mit allen Neuroleptika bedürfen einer größeren Aufmerksamkeit der behandelnden Ärzte, da sie häufig zu mangelnder Compliance der betroffenen Patienten führen. Unerwünschte Arzneimittelwirkungen wie eine Rhinitis oder ein vermindertes Ejakulationsvolumen sind weniger schwerwiegend und bedürfen meist nur einer entsprechenden Aufklärung des Patienten.

Literatur

1. Baker B, Dorian P, Sandor P, Shapiro C et al. (1997) Electrocardiographic effects of fluoxetine and doxepin in patients with major depressive disorder. J Clin Psychopharmacol 17: 15-21
2. Bandelow B, Grohmann R, Rüther E (1997) Unerwünschte Arzneimittelwirkungen bei Neuroleptika: Extrapyramidal-motorische Wirkungen bei klassischen und neuen Neuroleptika. In: Bandelow B, Rüther E (Hrsg) Therapie mit klassischen und neuen Neuroleptika. Springer, Berlin Heidelberg New York, S 173-184
3. Beasley CM (1997) Safety of Olanzapine. J Clin Psychiatry 15/2: 19-21
4. Beasley CM, Sanger W, Satterlee G et al. (1996) Olanzapine versus placebo: results of a double-blind, fixed-dose olanzapine trial. Psychopharmacol (Berl) 124: 159-167
5. Beasley CM, Tollefson G, Tran P et al. (1996) Olanzapine versus placebo and haloperidol. Acute phase results of the North American double-blind olanzapine trial. Neuropsychopharmacolgy 14: 111-123
6. Borison RL, Arvanitis LA, Miller BG, US Seroquel Study Group (1996) ICI 204,636, an Atypical Antipsychotic: Efficacy and Safety in a Multicenter, Placebo-Controlled Trial in Patients with Schizophrenia. J Clin Psychopharmacol 16: 158-169
7. Boyer P, Lecrubier Y, Puech AJ et al. (1995) Treatment of negative symptoms in schizophrenia with amisulpride. Br J Psychiatry 166: 68-72
8. Broich K, Ehrt U (1997) Sertindol – ein neues „atypisches" Neuroleptikum. Psychopharmakotherapie 3: 94-100
9. Buckley NA, Whyte IM, Dawson AH (1995) Cardiotoxicity more common in thioridazine overdose than with other neuroleptics. J Toxicol Clin Toxicol 33: 199-204
10. Byerly MJ, DeVane CL (1996) Pharmacokinetics of clozapine and risperidone: a review of recent literature. J Clin Psychopharmacol 16: 177-187
11. Bymaster FP, Calligaro DO, Falcone JF et al. (1996) Radioreceptor binding profile of the atypical antipsychotic olanzapine. Neuropsychopharmacol 14: 87-96
12. Casey DE (1989) Clozapine: neuroleptic-induced EPS and tardive dyskinesia. Psychopharmacol (Berl) 99: 47-53
13. Casey DE (1995a) Neuroleptic-induced acute extrapyramidal syndromes and tardive dyskinesia. In: Hirsch S, Weinberger DR (eds) Schizophrenia. Blackwell, Oxford, England, pp 546-565
14. Casey DE (1995b) Motor and mental aspects of EPS. Int Clin Psychopharmacol 10: 105-114
15. Casey DE (1996a) „Seroquel" (Quetiapine): Preclinical and clinical findings of a new atypical antipsychotic. Exp Opin Invest Drugs 5/8: 939-957
16. Casey DE (1996b) Side effect profiles of new antipsychotic agents. J Clin Psychiatry 57/11: 40-45
17. Ceskova E, Svestka J (1993) Double blind comparison of risperidone and haloperidol in schizophrenic and schizoaffective psychoses. Pharmacopsychiatry 26: 121-124
18. Chatterton R, Cardy S, Schramm TM (1996) Neuroleptic malignant syndrome and clozapine monotherapy. N Z J Psychiatry 30/5: 692-693
19. Chivers JK, Gommeren W, Leysen JE et al. (1988) Comparison of the in-vitro receptor selectivity of substituted benzamide drugs for brain neurotransmitter receptors. J Pharm Pharmacol 40: 415-421
20. Chouinard G, Jones B, Remington G et al. (1993) A Canadian multicenter placebo-controlled study of fixed doses of risperidone and haloperidol in the treatment of chronic schizophrenic patients. J Clin Psychopharmacol 13: 25-40
21. Cohen S, Chiles J, Mac Naughton A (1990) Weight gain associated with clozapine. Am J Psychiatry 147: 503-504
22. Dalkilic A, Grosch WN (1997) Neuroleptic malignant syndrome following initiation of clozapine therapy (letter). Am J Psychiatry 154: 881-882

23. Deniker P (1984) Introduction of neuroleptic chemotherapy into psychiatry. In: Ayd FJ, Blackwell B (eds) Discoveries in Biological Psychiatry. Baltimore MD. Ayd Medical Communications, pp 155-164
24. Devinsky O, Honigfeld G, Patin J (1991) Clozapine-related seizures. Neurology 41: 369-371
25. Di Salvo TG, O'Gara PT (1995) Torsade de pointes caused by high-dose intravenous haloperidol in cardiac patients. Clin Cardiol 18: 285-290
26. Dulz B, Schneider A (1995) Borderline-Störungen. Theorie und Therapie. Schattauer, Stuttgart, S 113-118
27. Dunn CJ, Fitton A (1996) Sertindole. New Drug Profile. CNS Drugs 5: 224-230
28. Ebert D (1997) Quetiapin – ein neues atypisches Neuroleptikum. Fundamenta Psychiatrica 11: 79-84
29. Fleischhacker WW, Barnas C, Stuppäck H et al. (1991) Zotepin vs. Haloperidol bei paranoider Schizophrenie: eine Doppelblindstudie. Fortschr Neurol Psychiatr 59: 10-14
30. Flugelman MY, Tal A, Pollack S et al. (1985) Psychotropic drugs and long QT syndromes: case reports. J Clin Psychiatry 46: 290-291
31. Franz M, Gallhofer B (1997) Risperidon. Ein neuer Serotonin-Dopamin-Antagonist zur Behandlung der Schizophrenie. Psychopharmakotherapie 2: 54-58
32. Fritze J, Bandelow B (1998) QT-Zeit-Verlängerung und das neue, atypische Neuroleptikum Sertindol. Psychopharmakotherapie 3: 115-120
33. Fulop G, Phillips RA, Shapiro AK (1987) ECG changes during haloperidol and pimozide treatment of Tourette's disorder. Am J Psychiatry 144: 673-675
34. Garson A (1993) How to measure the QT interval – what is normal? Am J Cardiol 72: 14B-16B
35. Gerson SL, Meltzer H (1992) Mechanism of clozapine-induced agranulocytosis. Drug Safety 7: 17-25
36. Glazer WM (1997) Olanzapine and the new generation of antipsychotic agents: patterns of use. J Clin Psychiatry 58 (suppl 10): 18-21
37. Gleason PP, Conigliaro RL (1997) Neuroleptic malignant syndrome with risperidone. Pharmacotherapy 17: 617-621
38. Goldstein JM (1996) Preclinical profile of Seroquel (quetiapine): an atypical antipsychotic with clozapine-like pharmacology. In: Holliday SG, Ancill RJ, MacEwan GW (eds) Schizophrenia: Breaking Down the Barriers. John Wiley & Sons, New York, pp 177-208
39. Grohmann R, Rüther E (1994) Neuroleptika. In: Grohmann R, Rüther E, Schmidt LG (Hrsg) Unerwünschte Wirkungen von Psychopharmaka. Springer, Berlin, S 42-133
40. Guy S, Silke B (1990) The electrocardiogram as a tool for therapeutic monitoring: A critical analysis. J Clin Psychiatry 51: 37-39
41. Haase HJ (1961) Das therapeutische Achsensyndrom neuroleptischer Medikamente und seine Beziehungen zu extrapyramidaler Symptomatik. Fortschr Neurol Psychiatr 29: 245-268
42. Hewer W, Rost W, Gattaz F (1995) Cardiovascular effects of fluvoxamine and maprotiline in depressed patients. Eur Arch Psychiatry Clin Neurosci 246: 1-6
43. Hinterhuber H, Haring C (1992) Unerwünschte Wirkungen, Kontraindikationen, Überdosierungen, Intoxikationen. In: Riederer P, Laux G, Pöldinger W (Hrsg) Neuro-Psychopharmaka: Antipsychotika. Springer, Heidelberg, Bd 4, S 102-121
44. Hirsch S, Link CGG, Goldstein JM, Arvantis LA (1996) ICI 204, 636: A new atypical antipsychotic drug. Br J Psychiatry 168 (suppl. 29): 45-56
45. Itil TM, Soldatos C (1980) Epileptogenic side effects of psychotropic drugs: Practical recommendations. J Am Med Assoc 244: 1460-1463
46. Jackson T, Ditmanson L, Phibbs B (1997) Torsade de pointes and low-dose oral haloperidol. Arch Intern Med 157: 2013-2015
47. Kammen van DP, McEvoy JP, Targum SD et al. Sertindole Study Group (1995) A randomized, controlled, dose-ranging trial of sertindole in patients with schizophrenia. Psychopharmacology 124: 168-175
48. Kane JM, Honigfeld G, Singer J (1988) Clozapine for the treatment-resistant schizophrenic: a double-blind comparison with chlorpromazine. Arch Gen Psychiatry 45: 789-796

49. Kapur S, Remington G, Zipursky RB et al. (1995) The D_2 dopamine receptor occupancy of risperidone and its relationship to extrapyramidal symptoms: a PET study. Life Sci 57: 103-107
50. Keck PE, Pope HG, Mc Elroy SL (1987) Frequency and presentation of neuroleptic malignant syndrome: a prospective study. Am J Psychiatry 144: 1344-1346
51. Kiriike N, Maeda Y, Nishiwaki S et al. (1987) Iatrogenic torsade de pointes induced by thioridazine. Biol Psychiatry 22: 99-103
52. Klieser E, Lehmann E, Tegeler J (1991) Doppelblindvergleich von 3 x 75 mg Zotepin und 3 x 4 mg Haloperidol bei akut schizophrenen Patienten. Fortschr Neurol Psychiatr 59: 14-17
53. Klieser E, Lehmann E, Kinzler E, Wurthmann C et al. (1995) Randomized, double blind, controlled trial of risperidone versus clozapine in patients with chronic schizophrenia. J Clin Psychopharmacol 15: 45S-51S
54. Klimke A, Klieser E (1995) Das atypische Neuroleptikum Clozapin (Leponex®) - aktueller Kenntnisstand und neuere klinische Aspekte. Fortschr Neurol Psychiatrie 5: 173-193
55. Kresse-Hermsdorf M, Müller-Oerlinghausen B (1990) Tricyclic neuroleptic and antidepressant overdose: Epidemiological, electrocardiographic, and clinical features - A survey of 92 cases. Pharmacopsychiatry 23 (suppl): 17-22
56. Kriwisky M, Perry GY, Tarchitsky D et al. (1990) Haloperidol-induced torsades de pointes. Chest 98: 482-484
57. Lamberti JS, Bellnier T, Schwarzkopf SB (1992) Weight gain among schizophrenic patients treated with clozapine. Am J Psychiatry 149: 689-690
58. Lawrence KR, Nasraway SA (1997) Conduction disturbances associated with administration of butyrophenone antipsychotics in the critically ill: A review of the literature. Pharmacotherapy 17: 531-537
59. Leadbetter R, Shutty M, Pavalonis D et al. (1992) Clozapine-induced weight gain: prevalence and clinical relevance. Am J Psychiatry 149: 68-72
60. Lee H, Ryan J, Mullett G et al. (1994) Neuroleptic malignant syndrome associated with the use of risperidone, an atypical antipsychotic agent. Human Psychopharmacology 9: 303-305
61. Leysen JE, Gommeren W, Eens A et al. (1988) Biochemical profile of risperidone, a new antipsychotic. J Pharmacol Exp Ther 247: 661-670
62. Leysen JE, Janssen PMF, Schotte A et al. (1993) Interaction of antipsychotic drugs with neurotransmitter receptor sites in vitro and in vivo in relation to pharmacological and clinical effects: role of 5-HT_2 receptors. Psychopharmacol (Berl) 112: 40-54
63. Lieberman JA, Alvir JM (1992) A report of clozapine-induced agranulocytosis in the United States. Drug Safety 7: 1-2
64. Marder SR, Meibach RC (1994) Risperidone in the treatment of schizophrenia. Am J Psychiatry 151: 825-835
65. Mason RP, Fischer V (1992) Possible role of free radical formation in drug-induced agranulocytosis. Drug Safety 7: 45-50
66. Mehtonen OP, Aranko K, Malkonen L, Vapaatalo H (1991) A survey of sudden death associated with the use of antipsychotic or antidepressant drugs: 49 cases in Finland. Acta Psychiatr Scand 84: 58-64
67. Meltzer HY, Matsubara S, Lee JC (1989) Classification of typical and atypical antipsychotic drugs on the basis of dopamine D_1, D_2, and serotonin pK_i values. J Pharmacol Exp Ther 251: 238-246
68. Meterissian GB (1996) Risperidone-induced neuroleptic malignant syndrome: a case report and review. Can J Psychiatry 41: 52-54
69. Möller HJ, Boyer P, Fleurot O, Rein W (1997) Improvement of acute exacerbations of schizophrenia with amisulpride: a comparison with haloperidol. Psychopharmacology 132: 396-401
70. Moertl D, Heiden A, Porenta G, Kasper S (1998) Kardiovaskuläre Nebenwirkungen bei Neuroleptika-Therapie. Psychopharmakotherapie 3: 109-114
71. Moore NA, Calligaro DO, Wong TD et al. (1993) The pharmacology of olanzapine and other new antipsychotic agents. Current Opinion in Investigational Drugs 2: 281-293

72. Müller WE, Tuschl R, Gietzen K (1995) Therapeutische und unerwünschte Wirkungen von Neuroleptika – die Bedeutung von Rezeptorprofilen. Psychopharmakotherapie 4: 148–153
73. Nemeroff CB (1997) Dosing the antipsychotic medication olanzapine. J Clin Psychiatry 58 (suppl 10): 45–49
74. Otani K, Bondo T, Kaneko S et al. (1992) Steady-state serum kinetics of zotepine. Hum Psychopharmacol 7: 331–336
75. Parsons M, Buckley NA (1997) Overdose of antipsychotic drugs: Practical management guidelines. CNS Drugs 7: 427–441
76. Peuskens J (1995) Risperidone in the treatment of patients with chronic schizophrenia: a multi-national, multi-centre, double-blind, parallel-group study versus haloperidol. Br J Psychiatry 166: 712–726
77. Pisciotta AV, Konings SA, Ciesemier LL et al. (1992) On the possible mechanisms and predictability of clozapine-induced agranulocytosis. Drug Safety 7: 33–44
78. Puech AJ, Turjanski S, Fleurot O (1996) Amisulpride in the treatment of acute exacerbations of subchronic or chronic schizophrenia: a dose range finding study. Eur Psychiatry 11: 280S
79. Ravin DS, Levenson JW (1997) Fatal cardiac event following initiation of risperidone therapy. Ann Pharmacother 31: 867–870
80. Reddig S, Minnema AM, Tandon R (1993) Neuroleptic malignant syndrome and clozapine. Ann Clin Psychiatry 5: 25–27
81. Roszinsky-Köcher G, Dulz B (1996) Zotepin – ein atypisches Antipsychotikum. Fundamenta Psychiatrica 10: 40–46
82. Saller CF, Salama AL (1993) Seroquel: biochemical profile of a potential atypical antipsychotic. Psychopharmacol (Berl) 112: 285–292
83. Sanchez C, Arnt J, Dragsted N et al. (1991) Neurochemical and in vivo pharmacological profile of sertindole, a limbic-selective neuroleptic compound. Drug Development and Research 22: 239–250
84. Schmauss M, Wolff R, Erfurth A, Rüther E (1989) Tolerability of long term clozapine treatment. Psychopharmacology 99: 105–108
85. Schoemaker H, Claustre Y, Fage D et al. (1997) Neurochemical characteristics of amisulpride, an atypical dopamine D_2/D_3 receptor antagonist with both presynaptic and limbic selectivity. Pharmacol Exp Ther 280: 83–97
86. Seeger TF, Seymour PA, Schmidt AW et al. (1995) Ziprasidone (CP-88.059): a new antipsychotic with combined dopamine and serotonin receptor antagonist activity. J Pharmacol Exp Ther 275: 101–113
87. Skarsfeldt T (1992) Electrophysiological profile of the new atypical neuroleptic, sertindole, on midbrain dopamine neurons in rats: acute and repeated treatment. Synapse 10: 25–33
88. Skarsfeldt T (1995) Differential effects of repeated administration of novel antipsychotic drugs on the activity of midbrain dopamine neurons in the rat. Eur J Pharmacol 281: 289–294
89. Skarsfeldt T, Perreghaard J (1990) Sertindole, a new neuroleptic with extreme selectivity on A10 versus A9 Dopamine neurones in the rat. Eur J Pharmacol 182: 613–614
90. Snyder S, Greenberg D, Yamamura H (1974) Antischizophrenic drugs and brain cholinergic receptors. Arch Gen Psychiatry 31: 58–61
91. Sokoloff P, Giros B, Martres MP et al. (1990) Molecular cloning and characterization of a novel dopamine receptor (D_3) as a target for neuroleptics. Nature 347: 146–151
92. Stille G, Hippius H (1971) Kritische Stellungnahme zum Begriff der Neuroleptika (anhand von pharmakologischen und klinischen Befunden von Clozapin). Pharmakopsychiatr Neuropsychopharmakol 4: 182–191
93. Stip E, Lussier I, Babai M (1996) Seroquel and cognitive improvement in patients with schizophrenia. Biol Psychiat 40: 434–435
94. Stockton ME, Rasmussen K (1996) Electrophysiological effects of olanzapine, a novel atypical antipsychotic. Neuropsychopharmacol 14: 97–104

95. Street JS, Tamura RN, Sanger TM et al. (1996) Long-term treatment-emergent dyskinetic symptoms in patients treated with olanzapine and haloperidol. In: American Psychiatric Association (eds) New research program and abstracts of the annual meeting of the American Psychiatric Assocication, New York, NY, May 8
96. Suessbrich H, Schonherr R, Heinemann SH, Attali B et al. (1997) The inhibitory effect of the antipsychotic drug haloperidol on HERG potassium channels expressed in Xenopus oocytes. Br J Pharmacol 120: 968–974
97. Tan HL, Hou CJY, Lauer MR et al. (1995) Electrophysiologic mechanisms of the long QT interval syndromes and torsades de pointes. Ann Intern Med 122: 701–704
98. Tollefson GD, Sanger TM (1997) Negative symptoms: a path analytic approach to a double-blind, placebo- and haloperidol-controlled clinical trial with olanzapine. Am J Psychiatry 154: 466–474
99. Tollefson GD, Beasley CM, Tran PV et al. (1997) Olanzapine versus haloperidol in the treatment of schizophrenia and schizoaffective and schizophreniform disorders: results of an international collaborative trial. Am J Psychiatry 154: 457–465
100. Tran PV, Dellva MA, Tollefson GD et al. (1997) Extrapyramidal symptoms and tolerability of olanzapine vs haloperidol in the acute treatment of schizophrenia. J Clin Psychiatry 58: 205–211
101. Uetrecht JP (1992) Metabolism of clozapine by neutrophils: possible implications for clozapine-induced agranulocytosis. Drug Safety 7: 51–56
102. Umbricht D, Kane JM (1995) Risperidone: efficacy and safety. Schizophr Bull 21: 593–606
103. Van de Merwe TJ, Silverstone T, Ankier SI (1984) Electrophysiological and haemodynamic changes with trazodone, amitriptyline and placebo in depressed out-patients. Curr Med Res Opin 9: 339–352
104. VanTol HHM, Bunzow JR, Guan H et al. (1991) Cloning of the gene for a human dopamine D_4 receptor with high affinity for the antipsychotic clozapine. Nature 350: 610–614
105. Warner JP, Burnes TR, Henry JA (1996) Electrocardiographic changes in patients receiving neuroleptic medication. Acta Psychiatr Scand 93: 311–313
106. Weaver MG (1997) Olanzapine-pharmacology and clinical evaluation of a new atypical antipsychotic. J Serotonin Res 4: 145–157
107. Webster P, Wijerame C (1994) Risperidone-induced neuroleptic malignant syndrome. Lancet 344: 1228–1229
108. Weller M, Kornhuber J (1992) Pathophysiologie und Therapie des malignen neuroleptischen Syndroms. Nervenarzt 63: 645–655
109. Wetzel WW, Barnas C, Stuppäck H et al. (1991) Zotepin vs. Haloperidol bei paranoider Schizophrenie: eine Doppelblindstudie. Fortschr Neurol Psychiatr 59: 10–14
110. Wetzel H, Szegedi A, Hain C et al. (1995) Seroquel (ICI 204 636), a putative „atypical" antipsychotic, in schizophrenia with positive symptomatology: results of an open clinical trial and changes of neuroendocrinological and EEG parameters. Psychopharmacol (Berl) 119: 231–238
111. Zimbroff DL, Kane JM, Tamminga CA et al. (1997) Controlled, dose-response study of sertindole and haloperidol in the treatment of schizophrenia. Am J Psychiatr 154: 782–791

Anschrift des Verfassers:
Prof. Dr. M. Schmauß
Bezirkskrankenhaus Augsburg
Dr.-Mack-Straße 1
86156 Augsburg

Internationale Leitlinien der Schizophreniebehandlung

W. Gaebel

Einleitung

Qualitätsmanagement ist in der Medizin von zunehmender Bedeutung (18). Was Qualität ist, ist nur im Hinblick auf explizite Standards beurteilbar. Standards können prinzipiell anhand statistisch-quantitativer und/oder qualitativer Normen definiert werden - in der Regel müssen sich beide ergänzen. Dabei müssen - soweit vorhanden - die Ergebnisse empirischer Therapie- und Versorgungsevaluationen berücksichtigt werden. Im Sinne einer „evidence-based medicine" (13, 29) bzw. „evidence-based psychiatry" (20) muß die medizinische Praxis auf den bestmöglichen Informationen basieren, die aus den Ergebnissen wissenschaftlicher Standards genügender Studien gewonnen werden. Eine evidenzbasierte Medizin legt weniger Gewicht auf Intuition und (unsystematische) klinische Erfahrung als auf rationale Grundlagen für klinische Entscheidungen und betont dabei die Suche nach empirischen Belegen durch die klinische Forschung (Evidence-Based Medicine Working Group 1992, zit. nach 20). Dazu muß der Arzt mit wissenschaftlichen Denkmethoden vertraut und in der Lage sein, sich über das vorhandene empirische Wissen zu informieren. In modernen Informationssystemen verfügbare Studienergebnisse, Metaanalysen oder Leitlinien bieten zunehmend die Grundlage hierfür (z.B. 6, 7).

Standards geben demnach wissenschaftlich begründet vor, woran sich der Prozeß der Qualitätssicherung orientieren sollte (15). Dabei ist zu beachten, daß ärztliche Standards keine rigiden Vorschriften sind, sondern einerseits ihre Grenze an der ärztlichen Ermessens- und Therapiefreiheit finden (9) und andererseits durch Risiko-/Nutzen- und Kostenabwägungen zu relativieren und im Behandlungsverlauf wechselnden Erfordernissen anzupassen sind (vgl. 27). Aufgrund des Beigeschmacks strikter Verbindlichkeit mit befürchteter Justitiabilität sollte auf den Begriff Standard möglichst ganz verzichtet werden (vgl. 32).

Während im berufsrechtlichen Sinn unter Richtlinien die verbindlichen Regeln der ärztlichen Kunst verstanden werden, orientieren sich Leitlinien am Referenzbereich diagnostischer und therapeutischer Standards, während Empfehlungen und Stellungnahmen bloße Informationen und Handlungsvorschläge darstellen (24). Leitlinien (s.u.) sollen den Arzt nicht binden, drücken aber doch eine gewisse Verbindlichkeit aus. Sie müssen dem jeweiligen Stand des Wissens angepaßt werden und sollten sich - in Anlehnung an § 70 SGBV - auf das Ausreichende und Zweckmäßige beschränken, an der Wirtschaftlichkeit orientieren und das Notwendige nicht überschreiten.

Leitlinien in der Psychiatrie

Entwicklung

Psychiatrische Therapie umfaßt ein breites Spektrum verschiedener Therapieformen – üblicherweise aufgegliedert nach Somato-, Psycho- und Soziotherapie –, die im Rahmen verschiedener Erkrankungen zum Einsatz kommen und deren indizierter Einsatz, Kombination und korrekte Durchführung durch qualitätsüberwachende Maßnahmen zu sichern ist (17). Aufgabe im Sinne einer evidence-based psychiatry ist es, eine rationale Basis für die Behandlung einzelner Erkrankungen zu entwickeln.

Donabedian (11) unterscheidet technische von interpersonellen Aspekten therapeutischen Handelns. Technische Aspekte, die Wissen, fachspezifische Urteilsfähigkeit und Fertigkeiten umfassen, sind vorrangiger Bestandteil von Praxisleitlinien, die auf empirischen Befunden und Konsensbildung beruhen. In der Psychiatrie ist ihre Umsetzung in einen speziellen Kontext interpersoneller Handlungskompetenz, der seinerseits „technische" Qualität besitzt und erlernt werden muß, eingebettet. Praxisleitlinien sollen dem praktisch Tätigen dazu dienen, Diagnostik und Therapie nach den geltenden Regeln der Kunst zu gestalten – unter Erhalt der ärztlichen Therapiefreiheit, die im individuellen Fall Modifikationen erlaubt und erfordert.

Die wissenschaftlichen medizinischen Fachgesellschaften spielen eine entscheidende Rolle bei der Entwicklung und beim Praxistransfer qualitätssichernder Maßnahmen. Die Arbeitsgemeinschaft Wissenschaftlicher Medizinischer Fachgesellschaften (AWMF) als Dachorganisation medizinischer Fachgesellschaften fördert und begleitet seit längerem vor allem die Entwicklung von Leitlinien in der Medizin (31). Dabei geht es um die Umsetzung des gesicherten Fachwissens in Diagnostik und Therapie in Form von Praxisleitlinien und deren Bereitstellung u.a. im Internet.

Die Deutsche Gesellschaft für Psychiatrie, Psychotherapie und Nervenheilkunde (DGPPN) arbeitet intensiv an der Entwicklung und Bereitstellung des erforderlichen konzeptuellen und instrumentellen Rüstzeugs für die Einführung qualitätssichernder Maßnahmen in verschiedenen Bereichen der psychiatrischen Versorgung. 1993 wurde ein Referat „Qualitätssicherung" gegründet, dessen wesentliche Aufgabe die Konzeptentwicklung qualitätssichernder Maßnahmen für alle Bereiche psychiatrischer Versorgung ist (16). Eine der Zielsetzungen ist die Entwicklung von Leitlinien zur Diagnostik und Therapie spezieller Erkrankungen sowie zur Durchführung spezieller Behandlungsformen.

Praxisleitlinien selbst müssen eine Reihe von Qualitätsanforderungen erfüllen, bevor sie zum Einsatz kommen (32, Tabelle 1).

Bei der Erstellung von Leitlinien sind bestimmte „Spielregeln" zu beachten, die verhindern sollen, daß fachlich nicht legitimierte Gruppierungen unzureichend abgestimmte „eigene" Leitlinien erstellen (vgl. 19). Grundsätzlich können „Standards" von Einzelpersonen, Expertengruppen oder anderen Gruppierungen entwickelt werden. Vorrangig ist es Aufgabe der wissenschaftlichen medizinischen Fachgesellschaften, fachliche Standards federführend – unter Einbezug einschlägiger Fachorganisationen, ausgewiesener Experten und Praktiker – zu formulieren

Tabelle 1. Eigenschaften effektiver und effizienter Leitlinien (Field u. Lohr 1990, zit. nach 32)

Gültigkeit: nachgewiesene Effektivität und Effizienz
Reliabilität: Zuverlässigkeit in der Anwendung
Klinische Flexibilität: Zulässigkeit von Abweichungen
Klarheit der Formulierung
Klinische Anwendbarkeit: klare Indikationsstellung
Effektivitäts- und Effizienzkontrolle: geplante Revisionstermine
Reproduzierbarkeit: Zuverlässigkeit des Entstehungsprozesses
Ausgewogenheit, Akzeptanz: Produkt eines multidisziplinären Entstehungsprozesses
Ausreichende Dokumentation des Entstehungsprozesses und der Leitlinie

und daraus Richtlinien, Leitlinien und Empfehlungen abzuleiten (32). Dieser Prozeß bedarf allerdings selbst der Berücksichtigung methodischer Standards.

Bei der Konsensentwicklung können nichtformalisierte, wie Statements von Einzelexperten (z.B. in Lehrbüchern) oder Expertengruppen, von formalisierten Vorgehensweisen unterschieden werden (12; Deutsche Gesellschaft für Chirurgie 1995, zit. nach 8). Formalisierte Verfahren stellen die kompetenteste Form der Konsensentwicklung dar. Mittlerweile gibt es eine substantielle Literatur zur Methodik der Konsensbildung in Gruppen (Übersicht in 12). Für die kurzfristige Leitlinienerstellung reicht die Expertengruppe aus (8). Für die mittelfristige Entwicklung detaillierterer Leitlinien sollten die Techniken der Konsensus- bzw. Delphikonferenz oder des nominalen Gruppenprozesses zum Einsatz kommen (8, 12).

Die Entwicklung von Leitlinien für Diagnostik und Therapie psychischer Erkrankungen ist ein zentrales Anliegen des Referates Qualitätssicherung der DGPPN. In der neu aufgelegten Reihe „Praxisleitlinien in Psychiatrie und Psychotherapie" in Herausgeberschaft der DGPPN werden in Kürze – neben der bereits vorliegenden Behandlungsleitlinie „Schizophrenie" Leitlinien zu folgenden Bereichen erscheinen:

- Demenz
- Affektive Störungen
- Persönlichkeitsstörungen
- Zwangsstörungen
- Eßstörungen
- Alkoholismus, Opiatabhängigkeit
- Konsiliar-/Liaisonpsychiatrie
- Psychopharmakotherapie
- EKT

Die Erarbeitung weiterer Leitlinien ist im Gange.

Disseminierung, Implementierung und Evaluation

In Deutschland erfolgt die Entwicklung von Leitlinien bisher nicht nach konsentierten Meta-Leitlinien. Vor einem breiten Einsatz müßten sie daher zunächst einer kritischen Bewertung ihrer Evidenz, Machbarkeit und Effizienz unterzogen werden (33), was in der Regel jedoch nicht stattfindet. Es reicht aber auch nicht aus, eine Leitlinie zu entwickeln und in einer Fachzeitschrift oder im Internet zu veröffentlichen. Als Mittel zur Qualitätssicherung und -verbesserung kann eine Leitlinie erst wirksam werden, wenn sie entsprechende Verbreitung (Disseminierung) und tatsächlich in die Praxis Eingang findet (Implementierung). Zur Verbreitung gehören konzertierte Aktionen der (Fach-)Medien und die Integration in Aus-, Weiter- und Fortbildungsprogramme, die Implementierung erfordert entsprechende Anreize, Monitoring und Evaluation der (veränderten) Prozeß- und Ergebnisqualität (33). Wie Untersuchungen aus der somatischen Medizin zeigen, steigt die Wirksamkeit von Leitlinien mit der Praxisnähe und fallbezogenen Konkretheit ihrer Anwendung: Entwicklung unter Einbezug der Anwender, Disseminierung im Rahmen spezifischer edukativer Programme und Implementierung in Form von patientenspezifischer Erinnerungen während der Konsultation erhöhen die Wahrscheinlichkeit einer Veränderung des praktischen Behandlungsverhaltens (21). Schließlich gehört zum Lebenszyklus einer Leitlinie aber auch die kontinuierliche Fortschreibung gemäß dem sich ändernden Stand des Wissens mit einer entsprechenden Terminierung für Überarbeitungen.

Leitlinien der Schizophreniebehandlung

Im folgenden werden die derzeit verfügbaren wesentlichen Leitlinien der Schizophreniebehandlung in ihrem Grundkonzept und Entwicklungsprozeß dargestellt.

Expertenkonsens-Leitlinien zur Schizophreniebehandlung

Die Leitlinie „Treatment of Schizophrenia" im Rahmen der „The Expert Consensus Guideline Series" (14) ist für klinische Standardsituationen gedacht, für die Behandlungsempfehlungen formuliert werden. Basis hierfür ist die Expertenmeinung von 65–100 Experten, deren Ansichten schriftlich eingeholt und kodiert wurden, so daß der Benutzer der Leitlinien den Expertenkonsens beurteilen kann. Expertenkonsens-Leitlinien werden gegenüber rein Studien-basierten Leitlinien präferiert, weil letztere in der Regel schwierig auf die Praxis übertragbar und nicht für die Komplexität klinischer Situationen geeignet seien sowie mit den raschen Veränderungen klinischer Praxis nicht mithielten. Zwecks Disseminierung und Implementierung der Leitlinie wurden eine Reihe von Aktivitäten (Konferenzen, Web-Seiten, CME, Verbreitung im gesundheitspolitischen Raum) unternommen.

Der Aufbau des gesamten Materials umfaßt ein Executive Summary, ausgewählte Algorithmen zur Akut- und Langzeitbehandlung, 10 Leitlinien, einen Appendix mit Medikamenten und Dosierungen, Literaturempfehlungen, Fragen und Ergebnisse der Expertenbefragung sowie Edukationsmaterial für Patienten und Angehörige. Die 10 Leitlinien sind in 3 Sektionen organisiert:

I. Acute psychotic episode (Guidelines 1–3)
II. Continuation and maintenance treatment (Guidelines 4–7)
III. General treatment issues (Guidelines 8–10)

Tabelle 2. Expertenkonsens-Leitlinien

1A: Selecting an antipsychotic agent (14)			
	First episode positive symptoms	First episode negative symptoms	Acute exacerbation off medication
First line	• High potency conventional antipsychotic • Risperidone	• Risperidone • High potency conventional antipsychotic	• Risperidone • High potency conventional antipsychotic
Second line	• Low potency conventional antipsychotic	• Low potency conventional antipsychotic	• Low potency conventional antipsychotic

Further recommendations: Although there is no clear first line recommendation on the prophylactic use of anticholinergic drug, two thirds of the experts rate them as indicated when starting a high potency conventional antipsychotic.

Für jede Behandlungsempfehlung wird der Grad des Expertenkonsenses als First line/Treatment of choice oder Second line treatment angegeben. Ein Beispiel für eine Behandlungsleitlinie zur pharmakologischen Akutbehandlung findet sich in Tabelle 2.

Die Empfehlung zur Behandlung mit atypischen Neuroleptika beschränkt sich auf Clozapin (bei Therapieresistenz) und Risperidon (s. Tabelle 2).

Im Editorial von A. Gelenberg finden sich einige interessante Bemerkungen, die auf allgemeinere Probleme von Konsensfindungsprozessen und die Notwendigkeit ihrer kritischen Rezeption hinweisen:

„Even when noted academics and expert clinicians achieve consensus, they may or may not be right. (...) In addition, all of us are biased by our preconceptions, personal experiences, and theoretical notions. What's more, in conditions such as ... schizophrenia, where the primary treatments are medications, industry is a looming presence. Pharmaceutical companies devote enormous sums to academic departments and individual faculty members who consult, conduct research, and teach under the auspices of the company. These then are the experts who create consensus guidelines. While few of us sell our opinions to the highest bidder, fewer still are immune from financial influence."

APA-Praxisleitlinie zur Schizophreniebehandlung

Die American Psychiatric Association hat 1997 eine „Practice Guideline for the Treatment of Patients with Schizophrenia" veröffentlicht (4). Die Entwicklung der Praxisleitlinie unter Schirmherrschaft des Steering Committee on Practice Guidelines (Vorsitz J. McIntyre) gliederte sich in folgende Schritte:

- Initialer Entwurf der Arbeitsgruppe (Vorsitz: M. Herz);
- Umfassender Literatur-Review (MEDLINE, PsycLIT, MEDLARS);
- Erarbeitung verschiedener Entwürfe mit breitem Reviewprozeß durch 15 Organisationen und über 90 Einzelexperten;

- Billigung durch APA Assembly und Board of Trustees;
- Geplante Revisionen in 3–5jährigen Intervallen.

Die Leitlinie ist als Textfassung konzipiert mit folgender Gliederung:

I. Zusammenfassung der Empfehlungen
II. Krankheitsdefinition, Verlauf, Epidemiologie
III. Behandlungsprinzipien und Alternativen
IV. Formulierung und Anwendung des Behandlungsplans
V. Klinische und umgebungsbedingte Behandlungseinflüsse
VI. Forschungsausblick

Der Literaturanhang umfaßt 581 Arbeiten. Es findet sich ein einziger Behandlungsalgorithmus zur pharmakologischen Behandlung in der Akutphase (Abb. 1).

Atypische Neuroleptika wie Clozapin, Risperidon sowie die neueren Substanzen Olanzapin, Sertindol und Quetiapin werden hinsichtlich Zielsymptomatik, Wirksamkeit, unerwünschter Begleitwirkungen und Dosierung explizit dargestellt. Die Empfehlungen zum Einsatz der neueren Substanzen – insbesondere in der Langzeitbehandlung – sind aufgrund noch unzureichender Langzeitstudien zum gegenwärtigen Zeitpunkt eher zurückhaltend.

Die Behandlungsempfehlungen sind jeweils nach 3 Konfidenzgraden (I: substantial clinical confidence, II. moderate clinical confidence, III. on the basis of individual circumstances) codiert. Der Leitlinie ist ein „Statement of Intent" vorangestellt, das u.a. darauf hinweist, daß die Leitlinie keinen „standard of medical care" darstellt.

Die PORT-Behandlungsempfehlungen

Das Schizophrenia Patient Outcomes Research Team (PORT) hat mit Unterstützung der Agency for Health Care Policy and Research (AHCPR) und des National Institute of Mental Health (NIMH) seit 1992 Behandlungsempfehlungen entwickelt und erstmals 1998 vorgelegt (25). Die Empfehlungen beruhen auf Literaturreviews (Schizophrenia Bulletin 21 (4) 1995) und beschränken sich auf Behandlungsverfahren mit ausreichendem Wirksamkeitsnachweis. Die Empfehlungen bestehen aus insgesamt 30 kurzen Statements zu folgenden Behandlungsbereichen:

- Pharmacotherapies: Treatment of Acute Symptom Episodes (Recommendations 1–7)
- Pharmacotherapies: Maintenance Pharmacotherapy (Recommendations 8–12)
- Pharmacotherapies: New Antipsychotic Medications (Recommendations 13–16)
- Pharmacotherapies: Adjunctive Pharmacotherapies (Recommendations 17–18)
- Electroconvulsive Therapy (Recommendations 19–21)
- Psychological Treatments (Recommendations 22–23)
- Family Treatments (Recommendations 24–26)
- Vocational Rehabilitation (Recommendations 27–28)
- Service Systems (Recommendations 29–30)

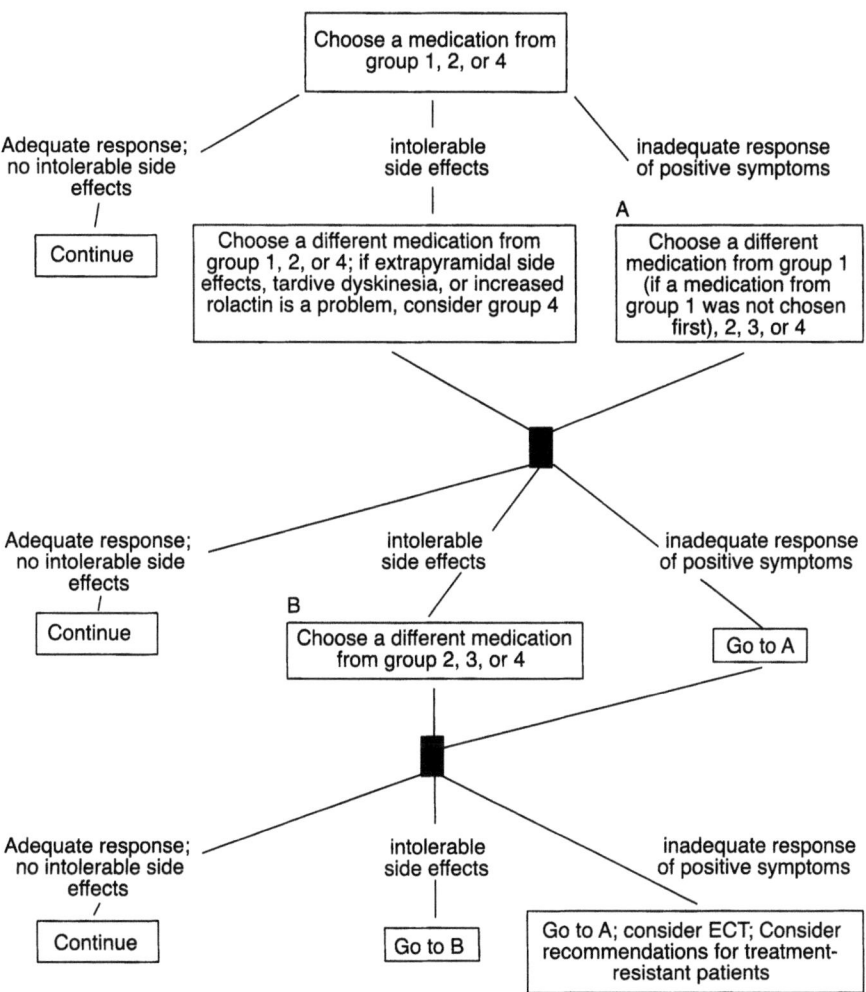

Abb. 1. APA-Praxisleitlinien (Algorithmus) (4)

Alle Leitlinien sind mit einer Evidenzgraduierung versehen (Level A: Good research-based evidence; Level B: Fair research-based evidence; Level C: Recommendation based primarily on expert opinion). Ein Beispiel für eine Behandlungsempfehlung zur Medikationswahl in der Akutbehandlung (25):

> **Recommendation 5**
>
> Since studies have found no superior efficacy of any antipsychotic medication over another in the treatment of positive symptoms, except for clozapine in treatment-refractory patients, choice of antipsychotic medication should be made on the basis of patient acceptability, prior individual drug response, individual side-effect profile, and long-term treatment planning.

Empfehlungen zum Einsatz neuer atypischer Neuroleptika beschränken sich zum Zeitpunkt der Verfassung (September 1996) auf eine Fußnote: „These agents include olanzapine, quetiapine, sertindole, and ziprasidone. No recommendations specific to these newer compounds are included because the level of data on them is more limited than for clozapine and risperidone. Until proven otherwise, the use of these newer compounds, when marketed, should follow the recommendations for antipsychotic agents other than clozapine."

Die Autoren haben in einem weiteren Schritt überprüft, inwieweit die Behandlungspraxis mit den Leitlinien übereinstimmt (26). In einer Zufallsstichprobe von 719 stationären und ambulanten Patienten aus 2 US-Staaten fanden sich für 12 der Behandlungsempfehlungen durchschnittliche Übereinstimmungsraten von weniger als 50 %. Die Übereinstimmung war für pharmakologische höher als für psychosoziale Behandlungen. Die Ergebnisse unterstreichen die Bedeutung von Leitlinien sowohl für die Beurteilung wie die Optimierung der Behandlungspraxis.

Tabelle 3. DGPPN-Leitlinien

8b: Pharmakologische Akutbehandlung – Substanzwahl			
Allgemeine Kriterien	Überwiegen positiver Symptome	Überwiegen negativer Symptome	Akute Re-Exacerbation
• Frühere Response • Nebenwirkungsprofil • Patientenpräferenz • Applikationsform	• Hochpotente/ mittelpotente typische oder atypische Antipsychotika • Adjuvante Medikation: Bei starker Unruhe Benzodiazepine oder mittel-/niedrigpotente Antipsychotika	• Atypische Antipsychotika. Clozapin nur bei Unverträglichkeit/Non-response anderer Antipsychotika	• Hochpotente/ mittelpotente oder neue Antipsychotika, wobei der Substanz der Vorzug gegeben werden sollte, unter der früher beste Response erreicht wurde

Behandlungsleitlinie Schizophrenie der DGPPN

1998 hat die DGPPN als ersten Band einer Reihe „Praxisleitlinien in Psychiatrie" und Psychotherapie eine Behandlungsleitlinie Schizophrenie herausgegeben (10). Bei der Entwicklung wurde ein Mittelweg eingeschlagen. Zunächst wurde im Referat Qualitätssicherung von einzelnen Experten ein Entwurf erarbeitet, der einer deutschen Expertengruppe zur Revision vorgelegt wurde. Auf dem Kongreß der DGPPN 1996 in Düsseldorf wurde die überarbeitete Version in einer ad hoc anberaumten Konsensuskonferenz intensiv beraten. Hieraus entstanden weitere revidierte Fassungen, die von einem Expertenpanel erneut überarbeitet wurden. Die vorliegende Version stellt das Ergebnis dieser Überarbeitungen dar, die schließlich vom Vorstand der DGPPN verabschiedet wurde.

Die Behandlungsleitlinie gliedert sich in 3 Abschnitte. Die Langversion (Kap. A.) stellt ausführliche Grundlagen, Diagnostik und Klassifikation sowie Behandlung dar. In der Kurzversion (Kap. B.) werden die Kernaussagen der Langversion zu Leitlinien zusammengeführt. Beispielhaft ist hier die Leitlinie 8b „Pharmakologische Akutbehandlung – Substanzwahl" dargestellt (Tabelle 3).

Empfehlungen zum Einsatz neuer atypischer Neuroleptika (Olanzapin, Sertindol) sind wie in den vorgenannten Leitlinien eher konservativ: „Starke Individualdisposition für EPS, ausgeprägte Negativsymptomatik sowie Therapieresistenz gegenüber typischen Antipsychotika stellen die Hauptindikationen für atypische Antipsychotika wie Clozapin dar. Aufgrund des günstigeren Nebenwirkungsprofils bei gleicher antipsychotischer Wirksamkeit ist der primäre Einsatz von atypischen Antipsychotika bei Ersterkrankten in Betracht zu ziehen."

Anschließend finden sich die sog. Algorithmen (Kap. C.), in denen einige wesentliche diagnostisch-therapeutische Entscheidungsschritte als Flußdiagramme graphisch dargestellt werden. Beispielhaft ist hier der Algorithmus C3 „Pharmakotherapie der Schizophrenie" abgebildet (Abb. 2).

Den Abschluß (Kap. D.) bildet eine Zusammenstellung empfohlener Literatur zur Vertiefung. Kurzform und Algorithmen sind im Internet unter http://www.uni-duesseldorf.de/WWW/AWMF, der Adresse der AWMF, abrufbar.

Die Praxisleitlinie Schizophrenie stellt keine rigide Behandlungsrichtlinie dar. Sie soll vielmehr dem praktisch-therapeutisch Tätigen einen Überblick des gesicherten Wissens im Expertenkonsens und eine Entscheidungshilfe im klinischen Alltag bieten. Da unser Wissen ständig in Fluß ist, muß die Praxisleitlinie regelmäßig an neue Erkenntnisse angepaßt werden. Insofern soll sie auch die Behandlungsdiskussion fördern und auf eine rationale Basis stellen.

Andere Leitlinien

Praxisleitlinien zur Diagnostik und Behandlung von Patienten mit schizophrenen Störungen liegen u.a. vom Royal Australian and New Zealand College of Psychiatrists (5) sowie verschiedenen Experten bzw. -gremien vor (23, 30). Hierzu rechnen auch Behandlungsalgorithmen, die von verschiedenen Expertengruppen entwickelt wurden (3, 34).

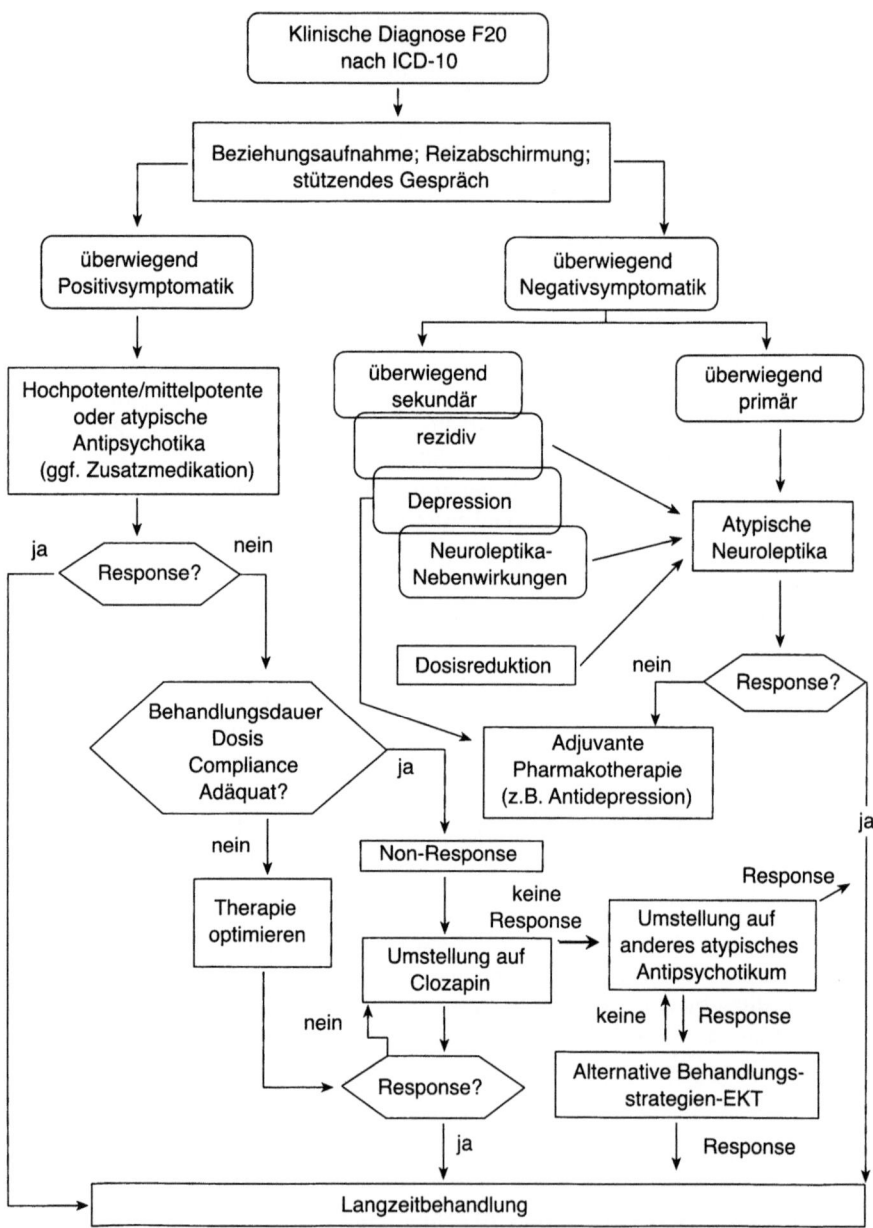

Abb. 2. DGPPN-Leitlinien (10)

Ausblick

Die Entwicklung von Praxisleitlinien dient primär einer Sicherung und Optimierung der Behandlungs- und Versorgungsqualität. Dieses Ziel ist im Einzelfall nur über eine Veränderung der Prozeßqualität mit konsekutiver Beeinflussung der Ergebnisqualität erreichbar – und überprüfbar. Adäquate Disseminierung und Implementierung von Leitlinien sind wesentliche Schritte auf dem Weg zu diesem Ziel. Wie gezeigt werden konnte (21), ist die konsequente Praxisnähe aller 3 Prozesse wesentlich für den Erfolg von Leitlinien. Entsprechende Qualitätsindikatoren, anhand derer die Leitlinienkonformität einer Behandlung ablesbar ist, können wiederum selbst aus den Leitlinien entwickelt werden (1, 2). Damit kommt den Praxisleitlinien eine Doppelfunktion zu: Sie können sowohl für die Evaluation wie auch für die Qualitätssicherung der Versorgungspraxis herangezogen werden.

Schizophrenie ist eine der schwersten psychischen Erkrankungen – sie bedeutet erhebliches Leid für die Betroffenen, sie nimmt oft einen chronifizierten Verlauf, führt zu erheblichen Behinderungen und gehört damit auch zu den teuersten Erkrankungen überhaupt. Die Ausnutzung aller diagnostischen, therapeutischen und rehabilitativen Möglichkeiten entsprechend dem Stand des Wissens ist daher dringend erforderlich. Hier setzt die Entwicklung von Praxisleitlinien an. Wie die Ergebnisse der PORT-Gruppe (26) gezeigt haben, sind in der Schizophreniebehandlung Behandlungspraxis und Leitlinienempfehlungen überwiegend nicht deckungsgleich. Dieser wichtige Befund muß als Ausgangspunkt für weitere Problemanalysen genutzt werden: Praxisleitlinien sind ja nicht bindende Richtlinien, die in jedem Fall zu befolgen wären, sondern zunächst einmal Empfehlungen für den „Durchschnittsfall". Eine Analyse der unzureichenden Leitlinienkonformität müßte also klären, warum von den Empfehlungen im Einzelfall abgewichen wurde, ob es dafür nachvollziehbare Gründe seitens der Erkrankung, des Behandlers, des Patienten oder seines Umfelds gab, oder ob ein unzureichendes Behandlungswissen zugrunde lag. Abhängig vom Ergebnis kommen natürlich ganz unterschiedliche Lösungsmöglichkeiten für eine Verbesserung der Leitlinienkonformität in Betracht – bis hin zu einer Modifikation der Leitlinien selbst. Beispiel für einen derartigen evaluativen Einsatz durch externe Institutionsvergleiche im stationären Bereich – unter Bezug auf § 137 SGBV (externe Qualitätssicherung an stationären Einrichtungen) – ist die Erhebung von Qualitätsindikatoren für bestimmte Tracerdiagnosen, wie z.B. Schizophrenie (22), als Ausgangspunkt für ein leitliniengestütztes internes Qualitätsmanagement.

Neben der Evaluation und unmittelbaren Optimierung der Behandlungspraxis haben Leitlinien aber auch noch weitere Funktionen (28). Sie dienen der professionellen Verständigung über Behandlungsstandards, der Aus-, Fort- und Weiterbildung, der Patientenaufklärung, der gesundheitspolitischen Argumentation und anderem. Um diesen vielfältigen Aufgaben zu genügen, müssen Leitlinien in Form und Inhalt dem jeweiligen Zweck angepaßt werden. Dazu gehört auch – insbesondere bei der Übertragung von Leitlinien aus anderen Ländern und Anwendungsbereichen – die kultur- und settingspezifische Adaptation.

Literatur

1. AHPCR (1995a) Using clinical practice guidelines. Issues. US Department of Health and Human Services. Public Health Service. Agency For Health Care Policy and Research, Rockville
2. AHPCR (1995b) Using clinical practice guidelines. Methods. US Department of Health and Human Services. Public Health Service. Agency For Health Care Policy and Research, Rockville
3. Altamura AC, Barnas C, Bitter I, Fleischhacker W, Gaebel W, Hirsch S, Kissling W, Küfferle B, Möller HJ, Naber D, Pickar D, Pullen I, Tollefson GD (1997) Treatment of schizophrenic disorders: algorithms for acute pharmacotherapy. International Journal of Psychiatry in Clinical Practice 1: 25-30
4. APA (1997) Practice guidelines for the treatment of patients with schizophrenia. APA Washington
5. Andrews S, Vaughan K, Harvey R, Andrews G (1986) A survey of practising psychiatrists' views on the treatment of schizophrenia. Br J Psychiatry 149: 357-364
6. Antes G, Egger M, Zellweger T (1995) Randomised trials in German-language journals. Lancet 347 (3): 1047-1048
7. Arbeitsgemeinschaft Cochrane Collaboration (1996) Die Cochrane Collaboration. Schweizerische Ärztezeitung 77 (3): 117-120
8. Arbeitsgemeinschaft Wissenschaftlicher Medizinischer Fachgesellschaften (AWMF) (1995) Protokoll der AWMF-Konferenz „Leitlinien", 4. 10. 1995, Hamburg. Geschäftsstelle Moorenstr. 5, Geb. 15. 12 (Heinrich-Heine-Universität), D-40225 Düsseldorf
9. Buchborn E (1993) Der Ärztliche Standard. Dt Ärztebl 90, (28/29): B-1446-1449
10. DGPPN (Deutsche Gesellschaft für Psychiatrie, Psychotherapie und Nervenheilkunde) (1998) Praxisleitlinien in Psychiatrie und Psychotherapie. Bd. 1. Behandlungsleitlinie Schizophrenie. Bd. Steinkopff, Darmstadt
11. Donabedian A (1988) The quality of care: how can it be assessed? Journal American Academy 260: 1743-1748
12. Ellis R, Whittington D (1993) Quality assurance in health care. A Handbook. Eward Arnold, London-Melbourne-Auckland
13. Ellis J, Mulligan I, Rowe J, Saccett DI (1995) Inpatient general medicine is evidence based. Lancet 346: 407-410
14. Frances A, Docherty JP, Kahn DA (1996) The expert consensus guideline series. Treatment of schizophrenia. J Clin Psychiatry 57 (suppl 12B): 1-58
15. Gaebel W (Hrsg) (1995a) Qualitätssicherung im psychiatrischen Krankenhaus. Springer, Wien New York
16. Gaebel W (1995b) Qualitätssicherung in der Psychiatrie. Nervenarzt 66: 481-493
17. Gaebel W (1995c) Qualitätssicherung diagnostischer und therapeutischer Maßnahmen im psychiatrischen Krankenhaus. In: Gaebel W (Hrsg) Qualitätssicherung im psychiatrischen Krankenhaus. Springer, Wien, S 87-108
18. Gaebel W (1997) Quality assurance in psychiatry: concepts and methods. Eur Psychiatry 12 (suppl. 2): 79-87
19. Gaebel W, Falkai P (1996) Praxisleitlinien in der Psychiatrie. Nervenarzt 67: 179-181
20. Goldner EM, Bilsker D (1995) Evidence-based psychiatry. Can J Psychiatry 40: 97-101
21. Grimshaw JM, Russell IT (1993) Effect of clinical guidelines on medical practice: a systematic review of rigorous evaluations. Lancet 342: 1317-1322
22. Janssen B, Burgmann C, Held T, Hoff P, Jänner M, Mecklenburg H, Prüter C, Ruth A, Saß H, Schneider F, Gaebel W (1998) Qualitätsindikatoren der stationären Behandlung schizophrener Patienten. Ergebnisse einer Pilotstudie zur externen Qualitätssicherung mit Hilfe einer Tracer-Diagnose. Psychiatrische Praxis 25: 303-309
23. Kissling W (ed) (1991) Guidelines for neuroleptic relapse prevention in schizophrenia. Springer, Berlin Heidelberg New York

24. Klinkhammer G (1995) Leitlinien zur Qualitätssicherung diskutiert. Dt Ärztebl 92, 14 (7): B-742-743
25. Lehman AF, Steinwachs DM, and the Survey Co-Investigators of the PORT Project (1998a) Translating research into practice: The Schizophrenia Patient Outcomes Research Team (PORT) Treatment recommendations. Schizophrenia Bulletin, 24 (1): 1-10
26. Lehman AF, Steinwachs DM, and the Survey Co-Investigators of the PORT Project (1998b) Patterns of usual care for schizophrenia: Initial results from the Schizophrenia Patient Outcomes Research Team (PORT) Client Survey. Schizophrenia Bulletin, 24 (1): 11-20
27. Linden M (1994) Therapeutic standards in psychopharmacology and medical decision-making. Pharmacopsychiatry 27 (suppl): 41-45
28. Lohr KN (1998) Klinische Leitlinien und Qualitätsmanagement. In: Selbmann HH (Hrsg) Leitlinien der Gesundheitsversorgung. Bericht über eine WHO-Konferenz. Nomos, Baden-Baden, S 42-52
29. Naylor D (1995) Grey zones of clinical practice: some limits to evidence-based medicine. Lancet, 345 (4): 840-842
30. Peuskens J, De Hert M (1997) Good medical practice. Antipsychotics. Effects and side-effects. Lundbeck, Kopenhagen
31. Reinauer HJ (1998) Klinische Leitlinien und Qualitätsmanagement. In: Selbmann HH (Hrsg) Leitlinien der Gesundheitsversorgung. Bericht über eine WHO-Konferenz. Nomos, Baden-Baden, S 91-94
32. Selbmann HK (1996) Entwicklung von Leitlinien in der Medizin - Kunst oder Können? Der Chirurg 35 (3): 61-65
33. Selbmann HK (1998) Klinische Leitlinien und Qualitätsmanagement. In: Selbmann HH (Hrsg) Leitlinien der Gesundheitsversorgung. Bericht über eine WHO-Konferenz. Nomos, Baden-Baden, S 194-201
34. Zarate CA, Daniel DG, Kinon BJ, Litman RE, Naber D, Pickar D, Sato M (1995) Algorithms for the treatment of schizophrenia. Psychopharmacological Bulletin 3: 461-464

Für die Verfasser:
Prof. Dr. med. W. Gaebel
Psychiatrische Klinik
der Heinrich-Heine-Universität Düsseldorf
Bergische Landstraße 2
40629 Düsseldorf

Anspruch und Wirklichkeit – Therapie schizophrener Erkrankungen in Landeskrankenhäusern

G. Laux, E. Schmälzle

Patienten mit schizophrenen Psychosen stellen mit ca. einem Drittel aller Aufnahmen eine Hauptgruppe der Patienten in Versorgungskrankenhäusern dar. In den letzten Jahren hat sich in der Therapie schizophrener Psychosen ein Gesamtbehandlungsplan herauskristallisiert, der von einem multiprofessionellen Team getragen wird. Hauptelemente der Behandlung sind die Psychopharmakotherapie mit Neuroleptika/Antipsychotika, psychotherapeutische Maßnahmen/Psychoedukation sowie sozio- und milieutherapeutische Maßnahmen (Tabelle 1).

In der Akutbehandlung schizophrener Erkrankungen kommt der Neuroleptika-Therapie seit langem das Primat zu, ihrer Bedeutung für die Rezidivprophylaxe wird aufgrund vorliegender kontrollierter Verlaufs- und Langzeitstudien in den letzten Jahren vermehrt Beachtung geschenkt (20, 31, 34, 37). Als für die erfolgreiche Langzeitbehandlung und somit Prognose wesentlicher Faktor hat sich in den letzten Jahren die Psychoedukation etabliert (Übersichten: 2, 3, 16). Diese führt zu einer eindeutigen Verbesserung der therapeutischen Allianz sowie der Patienten-Compliance (8, 26), ergänzend haben sich Angehörigengruppen bewährt (14).

Der Einsatz von Neuroleptika/Antipsychotika (Übersichten: 25, 36) hat in den letzten Jahren vielfältige Veränderungen erfahren: Empirische Erfahrungen und

Tabelle 1. Therapie schizophrener Psychosen

1. Neuroleptika-Medikation (z.B. Haloperidol; Olanzapin)
   a) akut
   b) Rezidivprophylaxe (Depot-Neuroleptika)

2. Psychotherapie
   a) supportiv (unterstützend)
   b) psychoedukativ
   c) Verhaltenstherapie (Programme zur Streßbewältigung und sozialen Kompetenz; z.B. IPT nach Brenner)
   d) Familientherapie („expressed emotions")

3. Soziotherapie
   a) Beschäftigungs- und Arbeitstherapie
   b) milieutherapeutische Maßnahmen
   c) rehabilitative Maßnahmen
   d) teilstationäre Behandlungsangebote (Tagklinik, beschütztes Wohnen)

kontrollierte Untersuchungen zur optimalen Dosierung haben, unterstützt durch Plasmakonzentrationsbestimmungen (Therapeutisches Drug-Monitoring), zu Veränderungen der Dosierungsbereiche geführt (Übersichten: 4, 40, 41), die relative Zunahme von sog. therapieresistenten Fällen insbesondere im stationären Sektor zu der Notwendigkeit der Entwicklung von differenzierten Behandlungsstrategien, -alternativen und Algorithmen (Übersicht: 30).

Als gravierender Nachteil der bislang verfügbaren konventionellen Neuroleptika müssen die Lebensqualität beeinträchtigende und die soziale Stigmatisierung fördernde extrapyramidal-motorische Nebenwirkungen gelten, deren Häufigkeit bei Einschluß von Spätdyskinesien bei ca. 30–50 % liegt (Übersichten: 12, 37, 42). Hinzu kommen Einbußen und Einschränkungen hinsichtlich psychomotorischer und kognitiver Funktionen (20). Gerade bei chronisch schizophrenen Patienten häufig zu beobachtendes exzessives Rauchen wird u.a. auf die hierdurch induzierte Abschwächung der Neuroleptika und ihrer beeinträchtigenden Nebenwirkungen zurückgeführt (10).

Neue Antipsychotika

Schwerpunkt der Neuroleptika-Forschung war deshalb die Entwicklung von Substanzen mit geringeren extrapyramidal-motorischen Nebenwirkungen. Als Meilenstein kann hier Clozapin gelten, das trotz möglicher hämatologischer Komplikationen bislang meist als „Goldstandard" der sog. atypischen Neuroleptika oder Antipsychotika angesehen wird (Übersichten: 22, 33, 34). Clozapin zeichnet sich durch das praktische Fehlen von EPMS sowie seine Wirksamkeit bei sog. therapieresistenten Fällen (Non-/Teilresponder auf klassische Neuroleptika) aus. Neben möglichen Leukopenien, welche wöchentliche Blutbildkontrollen sowie penible Überwachung erforderlich machen, sind Hypersalivation und vor allem unerwünschte Sedierung limitierende Faktoren, insbesondere bei der Behandlung chronischer Krankheitsverläufe.

Mit Risperidon, Olanzapin und Sertindol liegen nun weitere Antipsychotika vor, die sich insgesamt durch eine geringere Rate von EPMS sowie eine Wirksamkeit auf die Minus-Symptomatik auszeichnen. Dies konnte durch methodisch aufwendige, unterschiedliche Dosierungen von Prüf- und Vergleichsubstanz berücksichtigende placebokontrollierte klinische Studien verifiziert werden. Übersichten zu Risperidon finden sich bei Grant und Fitton (11), Livingston (27) sowie Marder und Meibach (28). Zu Olanzapin existiert eine methodisch mustergültige internationale Studie (39), eine Übersicht findet sich bei Fulton und Goa (9). Eine ebenfalls hochkarätige „Landmark-Studie" liegt für Sertindol vor, Übersichten finden sich bei Dunn und Fitton (7) sowie Broich und Ehrt (6). In anderen Ländern seit mehreren Jahren verfügbar ist das aus dem Benzamid Sulpirid weiterentwickelte Amisulprid, welches in Deutschland jüngst zugelassen wurde (Übersicht: 24).

Als Nachteil der neuen Antipsychotika gerade für das Patientengut in Landeskrankenhäusern muß das bislang fehlende Vorliegen parenteraler und vor allem Depot-Applikationsformen erwähnt werden. Depot-Neuroleptika kommt in der Rezidivprophylaxe und Langzeitbehandlung schizophrener Psychosen u.a. aufgrund von Compliance-Vorteilen ein wichtiger Stellenwert zu (Übersicht: 18).

Pharmakoepidemiologie:
Verordnungszahlen von Neuroleptika in Landeskrankenhäusern

Die Anwendung von Psychopharmaka in psychiatrischen Versorgungskrankenhäusern wird durch Stichtagserhebungen und ein sog. Intensiv-Monitoring im Rahmen von Arzneimittelüberwachungsprojekten wie AMÜP (Arzneimittel-Überwachungsprojekt) und AMSP erhoben. Basierend auf den neuesten Zahlen des AMÜP Bayern (1) wurden von n = 2118 Patienten mit der Diagnose Schizophrenie 97,4 % (n = 2065) mit Neuroleptika behandelt, 27,4 % mit (Benzodiazepin-)Tranquilizern, 19,4 % mit Antidepressiva (13). Den Tabellen 2 und 3 sind die meistverordneten Psychopharmaka und deren durchschnittliche Dosierung an bayerischen Bezirkskrankenhäusern zu entnehmen.

Den Daten ist zu entnehmen, daß atypischen Neuroleptika in der stationären Routineversorgung inzwischen beträchtliche Bedeutung zukommt. Clozapin,

Tabelle 2. Meistverordnete Psychopharmaka und deren durchschnittliche Dosierung an bayerischen Bezirkskrankenhäusern bei n = 5852 stationär behandelten Patienten (1, 13)

Substanz	Verordnungshäufigkeit (%)	durchschnittliche Tagesdosis (mg)
1. Lorazepam	20,0	2,1
2. Haloperidol	18,3	8,8
3. Biperiden	13,4	4,5
4. Carbamazepin	13,2	648,1
5. Clozapin	8,7	306,5
6. Lithium	8,1	
7. Chlorprothixen	7,4	132,4
8. Olanzapin	7,3	15,1
Amitriptylin	7,1	108,1
9. Melperon	7,0	93,0
10. Doxepin	6,5	99,7

Tabelle 3. Meistverordnete Psychopharmaka und deren durchschnittliche Dosierung bei n = 2065 Patienten mit der Diagnose Schizophrenie (1, 13)

Substanz	Verordnungshäufigkeit (%)	durchschnittliche Tagesdosis (mg)
1. Biperiden	32,9	4,5
2. Haloperidol	23,6	11,6
3. Lorazepam	22,3	2,3
4. Clozapin	17,9	310,8
5. Olanzapin	12,6	16,1
6. Carbamazepin	9,7	679,7
7. Chlorprothixen	9,7	134,3
8. Levomepromazin	9,0	149,4
9. Risperidon	8,7	5,1
10. Perazin	6,6	245,3

Tabelle 4. Depot-Neuroleptika-Verordnung an Bayer. Bezirkskrankenhäusern (1, 13)

Substanz	n (gesamt) = 4792 (%)	schizophrene Patienten (%)
1. Haloperidol Decanoat	4,4	8,8
2. Flupenthixol Decanoat	3,7	7,8
3. Fluphenazin Decanoat	2,0	4,3
4. Zuclopenthixol Decanoat	1,1	1,7

Olanzapin und Risperidon gehören zu den meistverordneten Psychopharmaka. Hierbei ist zu berücksichtigen, daß Sertindol 1997 noch nicht zur Verfügung stand.

In Tabelle 4 ist die Häufigkeit der Verordnung verschiedener Depot-Neuroleptika wiedergegeben. Tabelle 5 zeigt, daß Mehrfachmedikation bei stationären Patienten im Vergleich zu früheren Jahren abgenommen hat. Über 60 % der stationären Patienten erhält nur 1 oder 2 Psychopharmaka verordnet.

Stellt man geschlossene und offenen Stationen einander gegenüber, so zeigt sich, daß auf geschlossen-geschützten Stationen Biperiden und sedierend-schwachpotente Neuroleptika wie Levomepromazin und Chlorprothixen häufiger verordnet wurden. Krankheitsverlaufstypisch wurden auf offenen Stationen häufiger Antidepressiva wie Amitriptylin, Doxepin und Paroxetin verabreicht. Auf rehabilitativen Stationen war Clozapin das am häufigsten verordnete Neuroleptikum/Antipsychotikum, auch Perazin, Risperidon und Flupentixol werden hier häufiger, Haloperidol deutlich seltener verordnet.

Eine Auswertung der klinikeigenen Daten anhand der Basisdokumentation des Jahres 1997 ergab bei n = 1008 stationär aufgenommenen und behandelten schizophrenen Patienten folgendes Bild: Neben Neuroleptika wurden 14 % mit Tranquilizern bzw. Hypnotika, 10 % mit Antidepressiva behandelt. Die Verteilung der Neuroleptika auf die einzelnen Substanzklassen bzw. der Anteil von Depot-Neuroleptika ist in Abb. 1 wiedergegeben.

Tabelle 5. Kombinationsbehandlung/Mehrfachmedikation bei stationären Patienten bayerischer Bezirkskrankenhäuser (1, 13)

	alle Medikamente (n = 5852) (%)	nur Psychopharmaka (n = 4792) (%)
Monotherapie	26,8	28,1
Zweier-Kombination	20,0	33,7
Dreier-Kombination	18,8	22,8
Vierer-Kombination	13,7	11,1
Fünffach-Kombination	8,9	3,4
Sechsfach-Kombination	5,5	0,8
Siebenfach-Kombination	3,4	0,1
mehr als 7 Medikamente	3,0	0,02

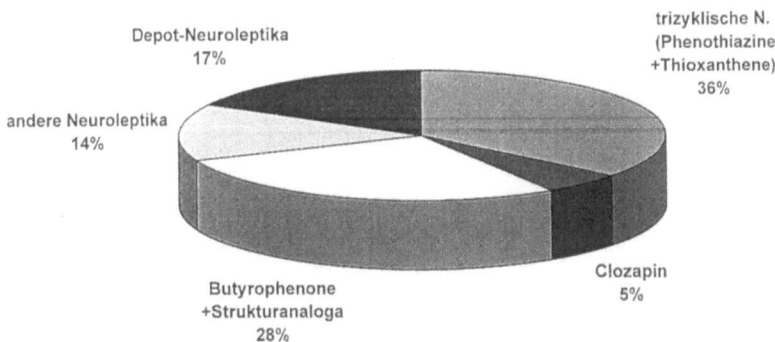

Abb. 1. Neuroleptika-Therapie schizophrener Psychosen (n = 1008) im Bezirkskrankenhaus Gabersee, Wasserburg/Inn 1997

Von den behandelnden Ärzten wurde die Neuroleptika-Response bei 59 % als gut, bei 32 % als mäßig, bei 7 % als gering angegeben. Wie aus Abb. 2 ersichtlich, erfolgte eine Umstellung/ein Wechsel des Neuroleptikums in etwa gleich häufig wegen aufgetretenen Nebenwirkungen oder wegen Nonresponse.

Zur Frage der Schwere der aufgetretenen Nebenwirkungen ließen sich verschiedene therapeutische Konsequenzen eruieren (Abb. 3).

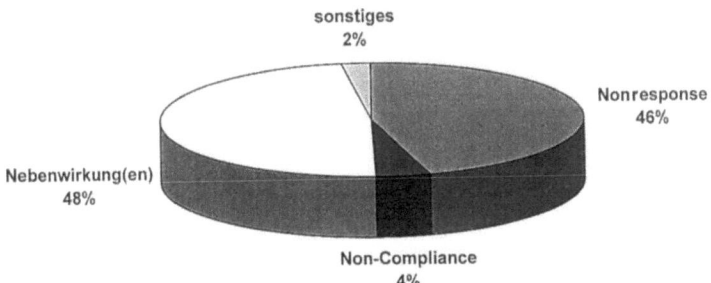

Abb. 2. Pharmakotherapie schizophrener Psychosen (n = 1008; n mit Wechsel = 324) im Bezirkskrankenhaus Gabersee, Wasserburg/Inn 1997: Wechsel des Neuroleptikums

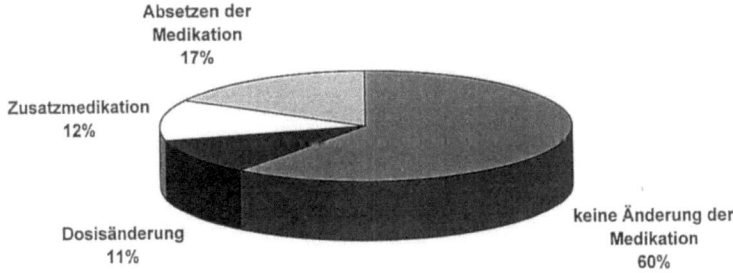

Abb. 3. Pharmakotherapie schizophrener Psychosen (n = 1008) im Bezirkskrankenhaus Gabersee, Wasserburg/Inn 1997: Schwere/therap. Konsequenz der Nebenwirkung(en)

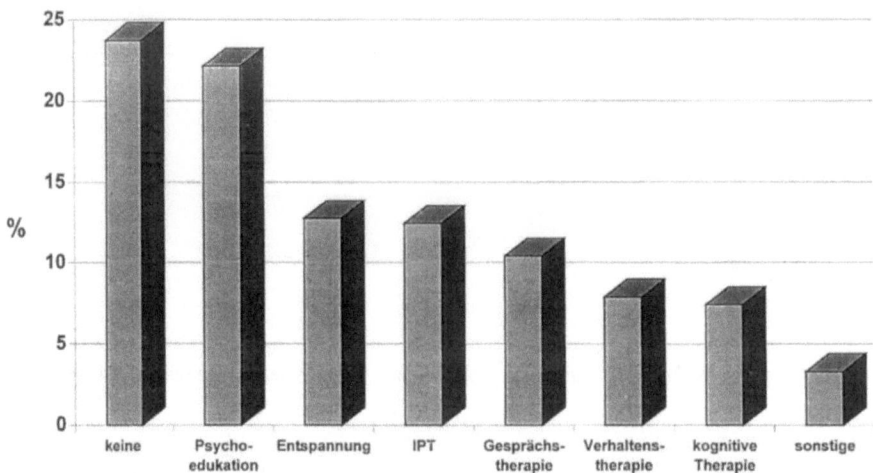

Abb. 4. Psychotherapeutische Maßnahmen bei schizophrenen Psychosen (n = 1008) Bezirkskrankenhaus Gabersee, Wasserburg/Inn 1997

Wie eingangs erwähnt, gehören zum Standardtherapieprogramm insbesondere nach Abklingen der Akutsymptomatik psychologische Behandlungsverfahren. Abb. 4 gibt die Verteilung der verschiedenen psychotherapeutischen Interventionen wieder.

Hinsichtlich globaler Behandlungserfolgs-Parameter läßt sich anhand der klinischen Globalbeurteilung (CGI) bei Aufnahme vs. bei Entlassung ein Rückgang der schwer- bzw. mäßig/deutlich kranken Fälle nachweisen (Abb. 5). Analoges läßt sich anhand der Verschiebung des Global Assessment of Functioning (GAF) aufzeigen (Abb. 6).

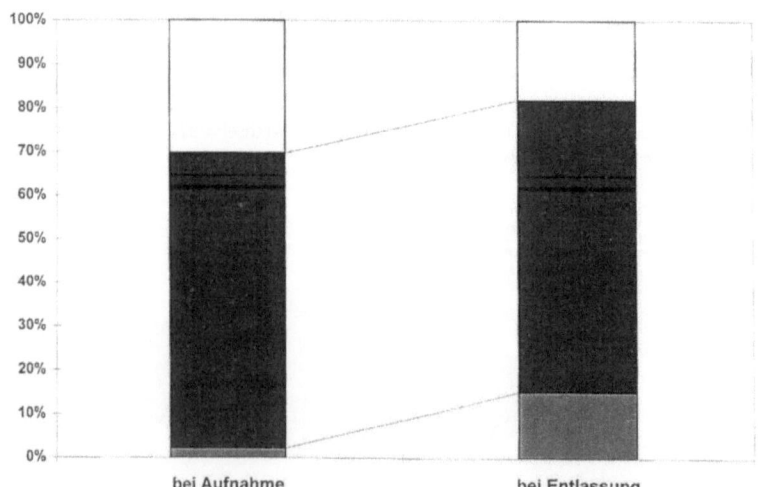

Abb. 5. Therapie schizophrener Psychosen (n = 1008) im Bezirkskrankenhaus Gabersee, Wasserburg/Inn 1997: CGI (klinische Globalbeurteilung) bei Aufnahme/Entlassung (schwer krank, ■ mäßig/deutlich krank, leicht krank)

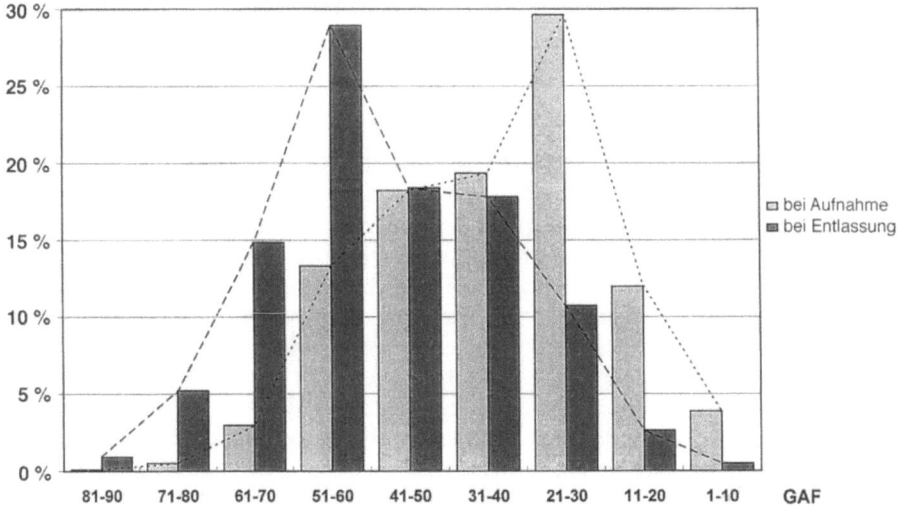

Abb. 6. Therapie schizophrener Psychosen (n = 1008) Bezirkskrankenhaus Gabersee, Wasserburg/Inn 1997: GAF (Global Assessment of Functioning) bei Aufnahme/Entlassung

Aus klinisch-therapeutischer Sicht ist aus diesen Befunden allerdings zu konstatieren, daß offenbar vor allem unter dem heutigen „gesundheitspolitisch verordneten" hohen Kostendruck mit Rückgang der stationären Verweildauer ein nicht unbeträchtlicher Prozentsatz der Patienten bei Entlassung aus stationärer Behandlung nach wie vor deutlich, ja schwer krank ist. Hieraus läßt sich eine immense Verantwortung für die teilstationären, komplementären und ambulanten Versorgungssysteme („Gemeindepsychiatrischer Verbund") ableiten.

Im Rahmen des Vollversorgungsauftrages obliegt den Landes-/Bezirks-Krankenhäusern die Behandlung aller Formen schizophrener Psychosen, auch oder gerade schwerer Verlaufsformen mit Hostilität, Erregung und Aggressivität. Dies wird aus der in Abb. 7 zusammengefaßten Häufigkeitsverteilung verschiedener

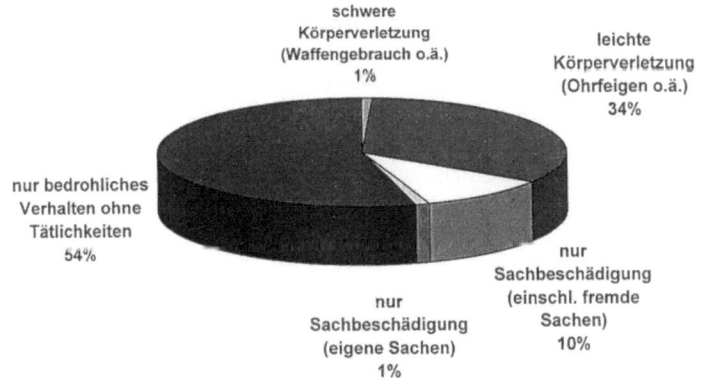

Abb. 7. Therapie schizophrener Psychosen (n = 1008; n mit Tätlichkeiten = 107) im Bezirkskrankenhaus Gabersee, Wasserburg/Inn 1997: Tätlichkeiten während des stationären Aufenthaltes

Tätlichkeiten während des stationären Aufenthaltes deutlich. Bei ca. 10 % kam es zu Tätlichkeiten, die weit überwiegend allerdings lediglich bedrohliches Verhalten oder leichte Körperverletzung beinhalteten.

Eigene Erfahrungen mit neuen, atypischen Neuroleptika

Die klinikeigenen Erfahrungen mit den neuen atypischen Antipsychotika Risperidon, Olanzapin und Sertindol (Clozapin gehört seit Jahren zur etablierten Standard-Medikation) lassen sich wie folgt zusammenfassen: Bei der Behandlung akut psychotischer Patienten mit Erregung, Aggressivität, Hostilität war in den meisten Fällen die zusätzliche Gabe eines sedierend-schwachpotenten Neuroleptikums erforderlich und die Monotherapie nicht ausreichend. Zur Erzielung erforderlicher antipsychotischer Akuteffekte war die Applikation hoher Dosen sowie ein rasches Aufdosieren vonnöten, was mit exorbitant hohen Behandlungskosten einherging. Dies hat in unserer Klinik in der Regel zu einem sequentiellen Vorgehen geführt: Initial erfolgt für ca. 1 Woche die Akuttherapie mit einem „klassischen" Neuroleptikum wie Haloperidol, dann erfolgt – typischerweise nach Verlegung auf eine offene Station – eine überlappende Umstellung auf die genannten Antipsychotika. Deren Vorteile hinsichtlich Verträglichkeit (extrapyramidalmotorische Nebenwirkungen) und Wirksamkeit auf Minus-Symptome, somit hinsichtlich der Lebensqualität sind im Klinikalltag deutlich erkennbar. Unsere Erfahrungen zeigen allerdings, daß die meisten Patienten höhere Dosierungen von Olanzapin und Sertindol als vom Hersteller empfohlen benötigen. Kontrollen bei bislang 120 Patienten unter Sertindol ergaben keine relevanten EKG-Veränderungen/QT-Zeit-Verlängerungen. Ein vor allem hinsichtlich der Langzeitbehandlung/Rezidivprophylaxe bei einigen Patienten aufkommendes Problem ist die zum Teil beträchtliche Gewichtszunahme unter Olanzapin. Nicht unerwähnt bleiben kann, daß von seiten der niedergelassenen Fachärzte wegen der hohen Verordnungskosten immer wieder gefordert wird, nur einen begrenzten Prozentsatz von Klinikpatienten auf die deutlich teureren neuen Antipsychotika einzustellen. Erste pharmakoökonomische Studien (vergleiche 29), in denen über eine verkürzte Verweildauer bzw. eine durch verbesserte Compliance verringerte Re-Hospitalisierungsrate berichtet wurde, sollten dringlich durchgeführt werden, um entsprechende Belege auch aus Deutschland erbringen zu können.

Abschließend sei unter Verweis auf die entsprechende Literatur (15, 17, 19, 23, 25) darauf hingewiesen, daß die eingangs erwähnte Kombination therapeutischer Strategien zum heutigen Behandlungsstandard schizophrener Psychosen gehört und zu einer deutlich – zumindest an der Verkürzung der Verweildauer erkennbaren – verbesserten Effizienz der stationären Schizophreniebehandlung geführt hat.

Literatur

1. AMÜP Bayern (in Vorb.) Haen E, Klein HE, Schmauß M et al. Drug surveillance in Bavarian psychiatry. Vortrag XI. World Congress of Psychiatry. Hamburg, 1999
2. Bäuml J (1994) Psychosen aus dem schizophrenen Formenkreis. Ein Ratgeber für Patienten und Angehörige. Springer, Heidelberg

3. Bäuml J, Kissling W, Meurer C et al. (1991) Informationszentrierte Angehörigengruppen zur Complianceverbesserung bei schizophrenen Patienten. Psychiat Prax 18: 48–54
4. Beckmann H, Laux G (1990) Guidelines for the dosage of antipsychotic drugs. Acta Psychiatr Scand 82: 63–66
5. Bilder RM, Turkel E, Lipschutz-Broch L, Lieberman JA (1992) Antipsychotic medication effects on neuropsychological functions. Psychopharmacol Bull 218: 353–361
6. Broich K, Ehrt U (1997) Sertindol – ein neues „atypisches" Neuroleptikum. Psychopharmakotherapie 4: 94–100
7. Dunn CJ, Fitton A (1996) Sertindole. CNS Drugs 5: 224–230
8. Frank AF, Gunderson JG (1990) The role of the therapeutic alliance in the treatment of schizophrenia. Arch Gen Psychiatry 47: 228–233
9. Fulton B, Goa KL (1997) Olanzapine. A review of its pharmacological properties and therapeutic efficacy in the management of schizophrenia and related psychoses. Drugs 53: 281–298
10. Goff DC, Henderson DC, Amico E (1992) Cigarette smoking in schizophrenia: relationship to psychopathology and medication side effects. Am J Psychiatry 149: 1189–1194
11. Grant S, Fitton A (1994) Risperidone: a review of its pharmacology and therapeutic potential in the treatment of schizophrenia. Drugs 48: 253–273
12. Grohmann R, Rüther E, Schmidt LG (1994) Unerwünschte Wirkungen von Neuroleptika in der Routinebehandlung. Erfahrungen aus dem AMÜP-Projekt. Psychopharmakotherapie I: 40–49
13. Haen E, Lippert E, Schmauss M et al. (in Vorb.) Psychopharmaka-Verordnungsgewohnheiten an bayerischen Bezirkskrankenhäusern: Ergebnisse des Bayern-AMÜP 1997. Psychopharmakotherapie
14. Hell D (1988) Angehörigenarbeit und Schizophrenieverlauf. Nervenarzt 59: 66–72
15. Hinterhuber H, Kulhanek F, Fleischhacker WW (Hrsg) (1990) Kombination therapeutischer Strategien bei schizophrenen Erkrankungen. Vieweg, Braunschweig
16. Hornung WP (1996) Was kann Psychoedukation bei schizophrenen Patienten erreichen? Nervenheilkunde 15: 141–144
17. Kane JM, McGlashan TH (1995) Schizophrenia. Treatment of schizophrenia. Lancet 346: 820–825
18. Kapfhammer HP, Rüther E (1988) Depot-Neuroleptika. Springer, Heidelberg
19. Katschnig H, Windhaber J (1998) Die Kombination einer Neuroleptika-Langzeitmedikation mit psychosozialen Maßnahmen. In: Riederer P, Laux G, Pöldinger W (Hrsg) Neuro-Psychopharmaka. Ein Therapie-Handbuch. Neuroleptika. Bd. 4. Springer, Wien
20. King DJ (1990) The effects of neuroleptics on cognitive and psychomotor function. Br J Psychiatry 157: 799–805
21. Kissling W (1993) Schizophrenie: Rückfallverhütung durch Neuroleptika. Dt Ärztebl 90: 2489–2493
22. Klimke A, Klieser E (1995) Das atypische Neuroleptikum Clozapin (Leponex) – aktueller Kenntnisstand und neuere klinische Aspekte. Fortschr Neurol Psychiat 63: 173–193
23. Laux G (1992) Psychopharmaka und Psychotherapie. In: Riederer P, Laux G, Pöldinger W (Hrsg) Neuro-Psychopharmaka. Ein Therapie-Handbuch. Bd. 1. Springer, Wien
24. Laux G (1998) Sulpirid und Amisulprid. In: Riederer P, Laux G, Pöldinger W (Hrsg) Neuro-Psychopharmaka. Ein Therapie-Handbuch. Neuroleptika. Bd. 4. Springer, Wien
25. Laux G, Dietmaier O, König W (1997) Pharmakopsychiatrie. 2. Auflage. Gustav Fischer Verlag, Stuttgart
26. Linden M (1987) Negative vs positive Therapieerwartungen und Compliance vs Non-Compliance. Psychiat Prax 14: 132–136
27. Livingston MG (1994) Risperidone. Lancet 343: 457–460
28. Marder S, Meibach RC (1994) Risperidone in the treatment of schizophrenia. Am J Psychiatry 151: 825–835
29. McGuire TG (1991) Measuring the economic costs of schizophrenia. Schizophr Bull 17: 375–382
30. Möller H-J (Hrsg) (1993) Therapieresistenz unter Neuroleptika-Behandlung. Springer, Wien

31. Möller H-J (1998) Neuroleptische Rezidivprophylaxe und symptomsuppressive Langzeitbehandlung schizophrener Psychosen. In: Riederer P, Laux G, Pöldinger W (Hrsg) Neuro-Psychopharmaka. Ein Therapie-Handbuch. Neuroleptika. Bd. 4. Springer, Wien
32. Möller H-J (1998) Risperidon. In: Riederer P, Laux G, Pöldinger W (Hrsg) Neuro-Psychopharmaka. Ein Therapie-Handbuch. Neuroleptika. Bd. 4. Springer, Wien
33. Naber D, Müller-Spahn F (Hrsg) (1995) Clozapin. Pharmakologie und Klinik eines atypischen Neuroleptikums. Erfahrungen bei Therapieresistenz, Minussymptomatik, Rezidivprophylaxe und Langzeitbehandlung. Springer, Heidelberg
34. Naber D, Müller-Spahn F (1998) Clozapin. In: Riederer P, Laux G, Pöldinger W (Hrsg) Neuro-Psychopharmaka. Ein Therapie-Handbuch. Neuroleptika. Bd. 4. Springer, Wien
35. Nuechterlein KH, Gitlin MJ, Subotnik KL (1995) The early course of schizophrenia and longterm maintenance neuroleptic therapy. Arch Gen Psychiatry 52: 203–205
36. Riederer P, Laux G, Pöldinger W (Hrsg) (1998) Neuro-Psychopharmaka. Ein Therapie-Handbuch. Neuroleptika. Bd. 4. Springer, Wien
37. Schmidt LG (1998) Unerwünschte Arzneimittelwirkungsprofile von Neuroleptika – Ergebnisse aus dem AMÜP-Projekt. In: Riederer P, Laux G, Pöldinger W (Hrsg) Neuro-Psychopharmaka. Ein Therapie-Handbuch. Neuroleptika. Bd. 4. Springer, Wien
38. Sieb JP, Laux G (1995) Medikamentöse Rezidivprophylaxe in der Rehabilitation psychisch Kranker. Krankenhauspsychiatrie 6: 79–84
39. Tollefson GD, Beasley CM, Tran PU, Street JS et al. (1997) Olanzapine vs haloperidol in the treatment of schizophrenia and schizoaffective and schizophreniform disorders: results of an international collaborative trial. Am J Psychiatry 154: 457–465
40. Van Putten T, Marder SR, Mintz J, Poland RE (1992) Haloperidol plasma levels and clinical response: a therapeutic window relationship. Am J Psychiatry 149: 500–504
41. Volavka J, Cooper T, Czobor P, Bitter I et al. (1992) Haloperidol blood levels and clinical effects. Arch Gen Psychiatry 49: 354–359
42. Volz H-P, Laux G (1994) Spätdyskinesien. Ursachen, Verlauf und Behandlung. Internist Prax 34: 929–935

Für die Verfasser:
Prof. Dr. med. Dipl.-Psych. G. Laux
Ärztlicher Direktor, Bezirkskrankenhaus Gabersee,
Fachkrankenhaus für Psychiatrie, Psychotherapie und Neurologie
83512 Wasserburg am Inn

Die Behandlung der Schizophrenie im Landeskrankenhaus

R. Steinberg

Die großen Landes- und Bezirkskrankenhäuser behandeln nach wie vor den größeren Teil psychiatrischer Patienten. Daß sie nicht unbedingt an der Frontlinie der Erneuerung psychiatrischer Therapiekonzepte stehend wahrgenommen werden, liegt mehr an der Haltbarkeit eines einmal erworbenen Rufes als am vermeintlichen Beharrungsvermögen. Die Entwicklungen der letzten Jahrzehnte sind an den Großkliniken nicht vorbeigegangen, sie wurden zum Teil dort angestoßen.

Mit der Einführung der Psychopharmaka im Jahre 1951 ist aus der Psychiatrie ein medizinisches Behandlungsfach geworden, das effektive und planbare Therapien anbietet. Damit hat sich das Gesicht der Psychiatrie, vor allem das der „Anstalten" gewandelt. Der Abbau von Betten, die Verkleinerung der Behandlungseinheiten, die Regionalisierung zur gemeindenahen Psychiatrie sind möglich geworden. Stationäre Behandlungszeiten sind drastisch zurückgegangen, ein Leben außerhalb von Institutionen mit mehr Selbstbestimmung ist vor allem für viele schizophrene Patienten erstmals möglich (1).

Schizophrene machen etwa ein Viertel der Patienten großer stationärer Einrichtungen aus. Prägten in der vormedikamentösen Ära vor allem Katatoniker und Wahnkranke das Bild der Psychiatrie, wandelte es sich unter der Hochdosistherapie der ersten Jahrzehnte nach Einführung der typischen Neuroleptika zum Bild des Parkinsonoids. Zunehmende Erfahrung, vor allem aber die intensive Forschung mit den Atypika haben das zum Teil als unerläßlich angesehene Junctim zwischen antipsychotischer Wirkung und parkinsonoider Nebenwirkung (5) auflösen können und mit der Reduzierung der extrapyramidal-motorischen Nebenwirkungen zu einer höheren Akzeptanz geführt. Mit der heutigen Behandlungssicherheit können auch chronisch schizophrene Patienten zunehmend in sozialpsychiatrische und psychotherapeutische Förderprogramme aufgenommen werden.

Dafür ist ein gut zusammenarbeitendes Team unerläßlich, das frühzeitig Sozialbelange in die Therapieplanung einbezieht. Aufklärung des Patienten und der ihm Nahestehenden eröffnet oftmals erst den Zugang zu einer eigentlichen psychotherapeutischen Arbeit. Studien über Expressed Emotions (15), familientherapeutische und systemische Behandlungen (13, 16) haben gangbare Wege der Umstrukturierung der Kommunikation zwischen Patient und Umfeld aufgezeigt. Verhaltenstherapeutische Methoden wie das Integrierte Psychologische Therapieprogramm (IPT) sind auf eine Änderung der Interaktionsstile ausgelegt, die sehr erfolgreich eingesetzt werden können (14, 19).

Sozialpsychiatrische Konzepte

Sozialtraining, die Möglichkeiten von Übergangswohnheimen und betreutem Wohnen sind wichtige komplementäre Schritte gerade für jene Patienten, deren Erkrankung nicht oder nicht schnell remittiert. Tagesklinikplätze sind heute schon in erfreulichem Ausmaß vorhanden. Eine vermeintliche Konkurrenzsituation der Institutsambulanzen gegenüber den Niedergelassenen ist längst einer für die Patienten förderlichen Zusammenarbeit im extramuralen Bereich gewichen (3, 10). Der Effekt umfangreicher sozialpsychiatrischer und psychotherapeutischer Behandlungspläne in der Therapie schizophrener Patienten konnte zweifelsfrei belegt werden (6). Basis ist allerdings eine bewußte, hypothesengeleitete und kompetente Pharmakotherapie.

Psychopharmakotherapie

Das Phenothiazin Chlorpromazin wurde 1951 als erstes Neuroleptikum (NL) eingeführt, Haloperidol aus der Gruppe der Butyrophenone 1959. Derivate beider Pharmakaklassen sind nach wie vor wichtige Medikamente antipsychotischer Therapien. Sie stehen für zwei unterschiedliche Behandlungsziele mit klassischen Neuroleptika. Viele Phenotiazinderivate verursachen durch zentrale antihistaminerge Wirkungen eine ausgeprägte Sedierung, dafür haben die meisten nur eine mittlere oder geringe antipsychotische Wirkung, die mit der Affinität zu Dopaminrezeptoren korreliert. Mangels antihistaminerger Effekte wirkt Haloperidol dagegen nicht sedierend, die ausgeprägte antipsychotische Wirkung steht mit der weitgehenden Blockade der Dopaminrezeptoren im Zusammenhang. Diese ist allerdings auch für die EPMS-Nebenwirkungen, Parkinsonoid, Früh- und Spätdyskinesien verantwortlich, von denen in unterschiedlicher Ausprägung bis zu einem Drittel aller Patienten betroffen sind (2, 7). Die erste Indikation des Einsatzes der Neuroleptika muß der antipsychotische Effekt sein. Sedierung zur vorübergehenden Entlastung des Patienten und seiner Umgebung darf die Behandlung des psychotischen Syndroms nicht hinten anstehen lassen. In der Notfallpsychiatrie psychotischer Angst- und Erregungszustände ist die Kombination beider Therapieziele Standard (18). Neuroleptika außerhalb der Behandlung psychotischer Syndrome einzusetzen, sollte wegen der Gefahr von EPMS-Nebenwirkungen vermieden werden.

Als erstes Atypikum – es zeigte keinerlei EPMS-Nebenwirkungen – wurde Clozapin 1972 in Deutschland zugelassen. Die zunächst breite Anwendung wurde durch die in etwa 2 % der Fälle relevante supprimierende Wirkung auf das weiße Blutbild nach wenigen Jahren deutlich reduziert, bis heute ist der Einsatz von Clozapin nur unter strengen Auflagen möglich. Clozapin hat neben einer guten antipsychotischen Wirkung auch ausgeprägte sedierende Eigenschaften, die bei unvollständiger Adaption in der Dauermedikation als nicht erwünschte Nebenwirkung eingestuft werden muß. Trotzdem kam Clozapin auch in der Versorgungspsychiatrie, wenn auch zögerlich, zur Anwendung. Das Atypikum Sulpirid verblieb vergleichsweise ohne Bedeutung.

Therapiewandel mit atypischen Neuroleptika

Eine deutlichere Veränderung der medikamentösen Behandlung schizophrener Psychosen in der Versorgungspsychiatrie beginnt mit der Zulassung der neuen Atypika seit Beginn der 90er Jahre. Dies läßt sich global an den Umsatzzahlen der Pharmaindustrie belegen. Am Beispiel der Pharmaka-Umsätze der Pfalzklinik Landeck lassen sich für den stationären Bereich einige Änderungen beispielhaft aufzeigen.

In Abb. 1 wurden die Jahresumsätze der klassischen Neuroleptika in oraler und Depotform, die Umsätze der Atypika und des Biperiden als Defined Daily Dose (DDD) sowie die Menge der jährlich erzielten Behandlungstage im Verlauf der Jahre 1985–1997 aufgetragen. Aus den Kurvenverläufen kann auf systematischere Veränderungen der Therapiestrategien geschlossen werden. Ein derartiges Vorgehen setzt natürlich einige Annahmen voraus, für die es jedoch ausreichende Belege gibt. Die Patientenstruktur ist in der Klinik eher sehr stabil, sowohl was die Altersstruktur, die Diagnosenverteilung und vor allem auch die nach der PsychPV (Psychiatriepersonalverordnung) (11) erfolgte Kategorisierung der Patienten betrifft. Seit Jahren variieren diese Stichtagszahlen und die Prozentverteilungen sehr wenig und entsprechen dem Durchschnitt psychiatrischer Krankenhäuser in Deutschland. Die Angaben der Umsatzmengen der Pharmaka erfolgt in DDD, eine nicht unproblematische empirische Bezugsgröße, die arbiträr definiert ist und eher einen Bezug zu Erhaltungsdosen ergibt, die sich von den klinischen Erfor-

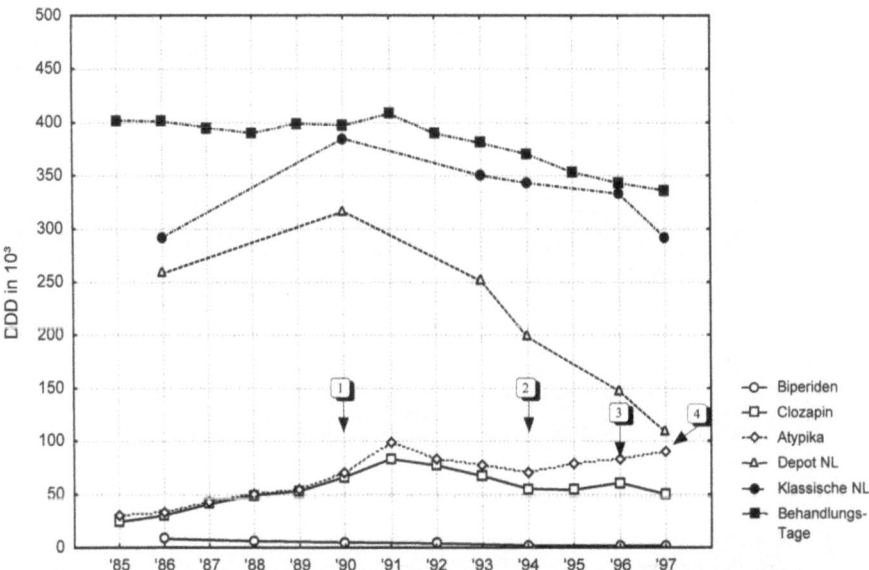

Abb. 1. Neuroleptikaumsatz in DDD (Defined Daily Dose) für die Rechnungsjahre 1985–1997 der Pfalzklinik Landeck. Angabe der DDD und der Berechnungstage in Tausend. DDD: Klassische NL = Chlorpromazin 250 mg-Äquivalent, Clozapin 250 mg, Sulpirid 800 mg, Zotepin 150 mg, Risperidon 6 mg, Olanzapin 15 mg, Sertindol 16 mg. Einführung der Atypika: Zotepin 10/90 (1), Risperidon 1/94 (2), Olanzapin 11/96 (3), Sertindol 8/97 (4)

dernissen der Akutpsychiatrie unterscheiden. Andererseits wurde mit über die Jahre unveränderten DDD gerechnet, so daß eine Aussage möglich ist. In diese globale Betrachtung gehen auch einige systematische Fehler ein. Beispielsweise konnte die Zunahme der Patienten der Tagesklinik und der Institutsambulanz nicht berücksichtigt, auch der Anteil der neurologischen Betten aus den Umsatzzahlen nicht herausgerechnet werden. Da jedoch in der Neurologie keine auffällige Veränderung der Belegung bei gleichbleibender Bettenzahl von 54 erfolgte, ist der Fehler eher vernachlässigbar genauso wie die Veränderung im teilstationären Bereich, wo sich die allgemeinen Behandlungsstrategien eher mit der Klinik konform ändern.

Die Verbrauchskurven der klassischen und der Depotneuroleptika steigen von 1986–1990 zunächst an, obwohl die Berechnungstage sehr konstant bleiben. Eine Erklärung könnte in der Zunahme der Fallzahlen in diesem Zeitraum um ein Drittel von etwa 4200 in 1986 auf 5600 in 1990 gefunden werden, was auf eine Verschiebung zu akutpsychiatrischer Behandlung hinweist. Dieser Trend setzt sich bis 1997 fort, wo die Klinik ca. 7100 Fälle behandelte (nicht dargestellt). Die bis 1991 vorhandenden 1165 Betten reduzierten sich bis 1997 vor allem zu Lasten des Heimbereiches auf 990, was den kontinuierlichen Rückgang der Pflegetage ab 1991 erklärt. Dadurch keineswegs erklärbar ist der drastische Rückgang der Depot-Neuroleptika auf ein Drittel der Verschreibungen. Zusammen mit einer Verringerung der Dosierungen klassischer Neuroleptika zeigt sich offenkundig der Einfluß der Atypika auf die allgemeinen Therapie-Strategien. Wie in der Kurve angegeben, wurden 1990 Zotepin, 1994 Risperidon, 1996 Olanzapin und 1997 Sertindol in die Krankenhausapotheke aufgenommen. Die Atypika haben aufgrund deutlich geringerer Nebenwirkungen eine höhere Akzeptanz bei Patienten, Angehörigen und Klinikärzten. Andererseits ist das zunehmende Bewußtwerden der Negativsymptome als wichtiges Behandlungsziel gerade mit Atypika sicher mit ausschlaggebend in dieser grundlegenden Veränderung der Neuroleptika-Therapie. Die Abnahme von EPMS-Nebenwirkungen im Erscheinungsbild psychiatrischer Patienten ist evident. Hinweisend darauf ist auch ein stetig sinkender Einsatz von Biperiden von etwa 8.000 DDD in 1986 auf 2.000 DDD in 1997. Den Vorschriften gemäß wurden die Atypika nicht als Medikation erster Wahl eingesetzt, obwohl sich systematischere Nebenwirkungen der einzelnen Präparate bisher nicht zeigten. Allerdings wird immer schneller zu Atypika gewechselt. Die wirtschaftlichen Aspekte dieses Wandels sind auch in Großkliniken nicht vernachlässigbar, obwohl sie als Großabnehmer in der Regel günstige Konditionen erzielen können. Für eine Umkehrung der Entwicklung, wie sie sich beispielhaft in der Pfalzklinik Landeck zeigt, gibt es im Augenblick kein vernünftiges Rationale.

Literatur

1. Angermeyer MC (1994) Das Bild der Psychiatrie in der Öffentlichkeit. In: Reimer F (Hrsg) Versorgungsstrukturen in der Psychiatrie. Tropon Symposion IX. Springer, Heidelberg, 1–10
2. Benkert O, Hippius H (1996) Psychiatrische Pharmakotherapie, 6. Auflage. Springer, Berlin Heidelberg
3. Bochnik HJ (1989) Nervenärztliche Praxen in der Bundesrepublik. Strukturen – Kompetenzen – Patienten: Ergebnisse der sogenannten Nervenarzt-Studie. Münch Med Wochenschr 131: 45–49

4. Fallon IRH, Hahlweg K, Tarsier N (1990) Family interventions in the community management of schizophrenia: methods and results. In: Straube ER, Hahlweg K (ed) Schizophrenia – concepts, vulnerability and interventions. Springer, Berlin Heidelberg New York, pp 85–97
5. Haase HJ (1980) Die unter sich selbst leiden: Hilfe für psychisch Kranke. Ein Psychiatrielehrbuch für Behandelnde und Betroffene. perimed, Erlangen
6. Haselbeck H (1987) Ambulante Dienste als Alternative zum psychiatrischen Krankenhaus? Ergebnisse der ambulanten Langzeittherapie schizophrener Menschen. Enke, Stuttgart
7. Hinterhuber H, Haring C (1992) Unerwünschte Wirkungen, Kontraindikationen, Überdosierung, Intoxikation. In: Riederer P, Laux G, Pöldinger W (Hrsg) Neuro-Psychopharmaka, Bd. IV: Neuroleptika. Springer, Wien New York, S 102–121
8. Hogarty GE, Anderson C (1986) Eine kontrollierte Studie über Familientherapie, Training sozialer Fertigkeiten und unterstützende Chemotherapie in der Nachbehandlung Schizophrener: Vorläufige Effekte auf Rezidive und Expressed Emotion nach einem Jahr. In: Böker W, Brenner HD (Hrsg) Bewältigung der Schizophrenie. Huber Verlag, Bern Stuttgart Toronto, S 91–104
9. Julien RM (1997) Drogen und Psychopharmaka. Spektrum Akademischer Verlag, Heidelberg Berlin Oxford
10. Kaiser W, Linden M, Isermann-Gerke M, Wilms HU (1994) Die ambulante Behandlung schizophrener Patienten durch niedergelassene Nervenärzte und in einer Institutsambulanz. In: Rifkin A, Osterheider M (Hrsg) Schizophrenie – aktuelle Trends und Behandlungsstrategien. Springer, Berlin Heidelberg, S 159–172
11. Kunze K, Kaltenbach L (1994) Psychiatrie-Personalverordnung. 2. Auflage. Kohlhammer, Stuttgart Berlin
12. Möller HJ, Schmauß M (1996) Arzneimitteltherapie in der Psychiatrie. Wissenschaftliche Verlagsgesellschaft, Stuttgart
13. Müller C (1990) Standortbestimmung der Psychotherapie von Schizophrenen heute. In: Lang H (Hrsg) Wirkfaktoren der Psychotherapie. Springer, Berlin Heidelberg New York, S 110–117
14. Mussgay L, Olbrich R (1988) Trainingsprogramme in der Behandlung kognitiver Defizite Schizophrener. Eine kritische Würdigung. Z Klin Psychol 4: 341–353
15. Schulze-Mönking H, Stricker K, Rook A, Buchkremer G (1989) Angehörigengruppen und Angehörigen-Selbsthilfegruppen bei schizophrenen Patienten. Psychiatr Praxis 16: 28–35
16. Selvini Palazzoli M, Boscolo L, Cecchin G, Prata G (1978) Paradoxon und Gegenparadoxon. Ein neues Therapiemodell für die Familie mit schizophrener Störung. Klett-Cotta, Stuttgart
17. Steinberg R (1998) Neuroleptika als Schlafmittel. In: Gaebel W, Klimke R (Hrsg) Stellenwert der klassischen Neuroleptika. Springer, Berlin Heidelberg New York, S 137–146
18. Steinberg R (1998) Therapie von Risikopatienten mit Neuroleptika. In: Bandelow B, Rüther E (Hrsg) Therapie mit klassischen und neuen Neuropeptika. Springer, Berlin Heidelberg New York, S 199–211
19. Theilemann S, Peter K (1994) Zur Evaluation kognitiver Therapie bei schizophren Erkrankten. Z Klin Psycholo 23: 20–33

Anschrift des Verfassers:
Prof. Dr. med. Reinhard Steinberg
Pfalzklinik Landeck
D-76889 Klingenmünster

Therapie mit atypischen Neuroleptika auf der Schizophrenie-Spezialstation einer Universitätsklinik – Eine Bestandsaufnahme

N. Müller, S. Froschmayr, M. Riedel, H.-J. Möller

Einleitung

Es gehört zu den Aufgaben der Universitätskliniken, neuere Therapieansätze und -verfahren zu entwickeln und zu evaluieren. In der Therapie schizophrener Psychosen sind derzeit vor allem 2 aktuelle Entwicklungen zu verzeichnen: zum einen der gezielte Einsatz psychoedukativer Maßnahmen bei Patienten und deren Angehörigen (3, 10), zum zweiten der Einsatz neuer, atypischer Neuroleptika (6).

Zweifelsohne beinhalten beide Elemente einen Fortschritt in der Schizophrenietherapie; eine individuell abgestimmte optimale Pharmakotherapie mit psychoedukativen Verfahren zu kombinieren, ist das Ziel eines Therapieplans, der beide Elemente integriert.

Der Fortschritt, den die atypischen Neuroleptika vor allem in Hinblick auf Verträglichkeit und Lebensqualität darstellen, ist in anderen Kapiteln dieses Bandes ausführlich dargestellt. Therapieresistenz gegenüber klassischen Neuroleptika stellt ein wichtiges Indikationsgebiet für die atyischen Neuroleptika dar, dessen Effektivität vor allem für Clozapin, bisher kaum für die neueren Atypika, untersucht ist (5, 8, 9). Wie kontrollierte Untersuchungen gezeigt haben, besitzen atyische Neuroleptika (Amisulprid, Clozapin, Olanzapin, Quetiapine, Risperidon, Sertindol, Ziprasidon), verglichen mit den klassischen Neuroleptika, einen deutlichen Vorteil in der Wirksamkeit auf die schizophrene Negativsymptomatik, sodaß vorherrschende Negativsymptomatik ein weiteres Indikationsgebiet für die Therapie mit atypischen Neuroleptika darstellt (1, 2, 4, 6, 7, 12).

Kontrovers wird nach wie vor diskutiert, für welche Neuroleptika der Begriff „atypisch" gerechtfertigt ist, eine Einigung auf eine verbindliche Definition konnte bisher nicht erzielt werden. Die klinische Effizienz, besonders im Hinblick auf die Negativsymptomatik, Therapieresistenz sowie geringere extrapyramidal-motorische Nebenwirkungen, aber auch das pharmakologische Rezeptorbindungsprofil (vor allem auf 5HT-Rezeptoren) werden als Argument für die Atypie angeführt (6).

Zum Zeitpunkt dieser Darstellung wurden Clozapin, Risperidon, Olanzapin, Sertindol, Zotepin und Amisulprid als atypische Neuroleptika eingeordnet, Ziprasidon und Quetiapin standen für die Behandlung auf der Station nicht zur Verfügung.

Im folgenden soll auf das Konzept der Schizophrenie-Spezialstation der Münchner Psychiatrischen Klinik der Ludwig-Maximilians-Universität näher eingegangen werden. Der hohe Anteil der Verordnungen atypischer Neuroleptika wird daraus besser verständlich werden; anschließend wird das Verordnungsverhalten im einzelnen näher analysiert.

Die integrative Spezialstation zur Schizophreniebehandlung verbindet gezielt psychopharmakologische, individual-verhaltenstherapeutische, gruppentherapeutische und psychoedukative Therapiestrategien, wobei die Schwerpunkte der einzelnen Therapieverfahren nach individuellen Gesichtspunkten der jeweiligen Patienten mit diesen zusammen geplant werden. Erstmanifestationen bzw. Dauer der Krankheitsvorgeschichte, Akuität der Erkrankung, Ausprägung der Symptomatik – z.B. vorherrschende Negativ- bzw. Positivsymptomatik – bereits durchlaufene Therapieverfahren, die psychosoziale Situation und individuelle Copingkapazität bestimmen dabei nicht nur das Therapieziel, sondern auch den Einsatz der zur Verfügung stehenden Therapieverfahren.

Die Spezialisierung in einem multiprofessionellen Team bestehend aus Ärzten, Psychologen, Sozialpädagogen, Fachpflegepersonal und Cotherapeuten, Musiktherapeuten, Bewegungs- und Ergotherapeuten dieser Station ermöglicht zum einen eine breite Fächerung des Therapieangebotes, zum anderen den Erwerb und Einsatz spezifischer diagnostischer und therapeutischer Kompetenzen. Für die Patienten beinhaltet dies neben dem breiten, spezifischen Angebot auch den Vorteil, daß Gruppeneffekte auf der Station eine Vertiefung des Krankheitskonzepts, Verbesserung der Krankheitseinsicht, aber auch eine emotionale Entlastung mit sich bringen können. Begleitend wird eine wissenschaftliche Evaluation dieses Therapieprogramms durchgeführt.

Informationsaustausch, Krankheitskonzepte, Therapieverfahren und die Erarbeitung von Bewältigungsstrategien sind Inhalt verschiedener gruppentherapeutischer Angebote (bewältigungsorientierte Therapiegruppe; Training sozialer Kompetenz). Sie können im individuellen Gespräch mit Ärzten, Therapeuten, aber auch Mitpatienten vertieft werden und kommen dadurch auch den Patienten zugute, die aus verschiedenen Gründen (z.B. neue stationäre Aufnahme, zu akute psychotische Erkrankung) nicht an den gruppentherapeutischen Verfahren teilnehmen können. Ein verständnisvolles, stützendes, aber auch stark strukturierendes Milieu auf der Station ist für den Großteil der Patienten von Bedeutung. Nicht zu unterschätzen ist, daß auf einer solchen Spezialstation schizophren Erkrankte nicht durch andere, häufig dominierende Patienten anderer Diagnosegruppen, diskriminiert und ausgegrenzt werden. Vor allem 2 Gruppen schizophrener Patienten scheinen besonders von einem solchen gezielten Therapieangebot zu profitieren: Patienten mit vorherrschender Negativsymptomatik, die auf anderen Stationen aufgrund ihrer Antriebsarmut, ihrer kognitiven Einschränkungen und ihres sozialen Rückzugs häufig Gefahr laufen, im täglichen Trubel „unterzugehen", und Patienten mit der Erstmanifestation einer schizophrenen Psychose.

Deshalb werden diese Patienten auch bevorzugt auf diese Station aufgenommen. Diese Auswahl beeinflußt selbstverständlich auch das psychopharmakologische Verordnungsverhalten, welches im folgenden näher dargestellt wird.

Patientenbeschreibung

Das Verordnungsverhalten wird am Beispiel eines Stichtages im Frühjahr 1998 dargestellt, an dem sich 26 Patienten auf der 24-Betten-Station befanden, d.h. die Station war (wegen hohen Aufnahmedrucks) mit 2 Betten überbelegt. Die Diagnose (alle Diagnosen nach DSM-IIIR) war bei dem weit überwiegenden Teil, nämlich 13 Patienten (50 %), die einer paranoiden Schizophrenie. Drei Patienten (12 %) hatten die Diagnose einer desorganisierten Schizophrenie, je 2 (8 %) die einer katatonen Schizophrenie bzw. schizoaffektiven Störung. Ein Patient (4 %) war als schizophreniforme Störung diagnostiziert, während 5 Patienten (19 %) keine Diagnose aus dem Störungsbereich der Schizophrenie aufwiesen. Diese 5 Patienten werden im folgenden aus der Darstellung ausgeklammert, so daß sich die Analyse des Verordnungsverhaltens nur auf die restlichen 21 Patienten (100 %) bezieht.

Diese 21 Patienten verteilten sich etwa gleich auf beide Geschlechter (11 w, 10 m), das Durchschnittsalter betrug 36 ± 11 Jahre, die durchschnittliche Erkrankungsdauer 6,2 ± 6,4 Jahre. Daraus ergibt sich ein durchschnittliches Alter bei Erkrankungsbeginn von 30 ± 7,4 Jahren.

Die Gesamtdauer des bei der Stichtagsanalyse erfaßten Aufenthalts betrug 17 ± 13 Wochen. Dies ist eine über dem Klinikdurchschnitt liegende Aufenthaltsdauer, die kommentierungsbedürftig erscheint. Zum einen ist dies durch einen Anteil von Patienten mit schwer ausgeprägter Negativsymptomatik erklärbar, zum anderen durch Patienten, die wegen Therapieresistenz zu uns eingewiesen, zum Teil auch aus Bezirkskrankenhäusern verlegt wurden.

Eine nicht unerhebliche Rolle spielt die Tatsache, daß einige Patienten direkt im Anschluß an die stationäre Behandlung in weiterführende Einrichtungen verlegt werden müssen (z.B. therapeutische Wohngemeinschaften), um den Therapieerfolg nicht zu gefährden. In vielen Fällen bringt dies nicht nur eine zeitlich aufwendige Organisation (u.a. Kostensicherung), sondern auch lange Wartezeiten mit sich. Schließlich ist aber auch zu bedenken, daß die Teilnahme an einem einzel- und gruppentherapeutischen Konzept eine Mindestaufenthaltsdauer erfordert, unter der die Initiierung eines solchen Konzepts nicht sinnvoll erscheint, auch wenn die ambulante Fortführung der begonnenen gruppentherapeutischen Maßnahmen Teil des Programms ist.

Entsprechend des oben dargestellten Konzeptes waren fast die Hälfte der Patienten stationäre Erst- oder Zweitaufnahmen (9 von 21), für 5 weitere Patienten war es der dritte oder vierte Aufenthalt. Ein zweiter Häufigkeitsgipfel zeigte sich bei Patienten mit ungünstigem Verlauf: Für einen Patienten war es der mehr als zwanzigste Aufenthalt, fünf Patienten wurden zwischen 5- und 20mal aufgenommen. Drei Patienten waren allerdings bereits mehr als 10mal und 2 mehr als 15mal aufgenommen. Die kumulative Dauer der stationären Vorbehandlung betrug 8,7 ± 10 Monate, die sich auf 3,9 ± 5,2 Aufnahmen verteilte.

Es läßt sich ersehen, daß einerseits ein hoher Anteil stationärer Erstaufnahmen, andererseits aber auch ein hoher Anteil chronifizierter Patienten aufgenommen wurde – für letztere war meist die Therapieresistenz oder die ausgeprägte Negativsymptomatik der Zuweisungsgrund auf die Spezialstation.

Pharmakotherapie

Für die Wahl des eingesetzten Pharmakons spielt die Medikamentenanamnese, aber auch die unmittelbare Vorbehandlung eine große Rolle. Bei der untersuchten Patientengruppe waren 29 % nicht mit einem Neuroleptikum vorbehandelt, 42 %

waren mit einem klassischen, hochpotenten und immerhin 24 % bereits mit einem atypischen Neuroleptikum vorbehandelt. Ein Patient war bereits mit der Kombination eines klassischen und eines atypischen Neuroleptikums anbehandelt.

Da wir die Evaluierung neuer Therapieansätze als eine unserer Aufgaben betrachten, werden auf der Station auch klinische Prüfungen mit Neuroleptika durchgeführt. Da die Teilnahme an den klinischen Prüfungen meist geringer als geplant ausfiel, war für uns auch die Frage interessant, was die Gründe für diese relativ geringe Rekrutierungsrate waren. Von den untersuchten Patienten waren 4 (19 %) in klinische Prüfungen aufgenommen worden, d.h. 81 % der Patienten (17 Patienten) nahmen nicht an einer klinischen Prüfung teil. Gründe dafür waren bei 27 %, daß sie trotz Erfüllung der Einschlußkriterien eine Teilnahme an der Prüfung ablehnten, 18 % der Patienten waren aufgrund der Akuität der Erkrankung nicht einwilligungsfähig. Akute Suizidalität war bei 18 % der Patienten nicht auszuschließen. Bei 9 % bestand eine Depot-Vormedikation, die eine unvertretbar lange Auswaschphase erfordert hätte und bei 5 % war – bei verschiedenen differentialdiagnostischen Optionen – die Diagnose innerhalb eines vertretbaren Zeitraums letztlich nicht ausreichend zu sichern. Da die klinischen Prüfungen in der Regel einen weit über die Dauer des stationären Aufenthalts hinausgehenden Beobachtungs- bzw. Behandlungszeitraum erfordern, ist es unerläßlich, daß es für die Patienten möglich ist, während der ambulanten Nachsorgephase zur Untersuchung in die Klinik zu kommen. 18 % der Patienten wohnten so weit entfernt, daß die Einschätzung der Untersucher war, diese Entfernung wäre ein Hinderungsgrund für eine Studienteilnahme.

Im folgenden wird zunächst die Pharmakotherapie dargestellt, die als erste Behandlung nach der stationären Aufnahme initiiert wurde.

Die Verteilung der Patienten, die mit klassischen hochpotenten Neuroleptika (14 %) bzw. nur mit atypischen Neuroleptika (24 %) oder aber mit einer Kombination aus beiden (43 %) als Hauptmedikation behandelt wurden, sind in Abb. 1 dargestellt.

Auf welche atypischen Neuroleptika sich die Verordnungen in welcher Häufigkeit verteilen, zeigt Abb. 2. Clozapin (40 %) wurde am häufigsten verordnet, es folgen Risperidon, Sertindol, Olanzapin, Amisulprid und Zotepine.

Zu betonen ist hierbei, daß diese Analyse aus methodischen Gründen nicht dem Anspruch genügen kann, repräsentativ für das allgemeine Verordnungsverhalten

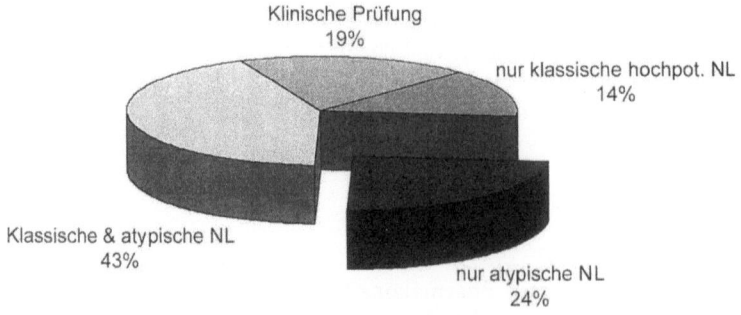

Abb. 1. Stationäre medikamentöse Therapie: Anteile klassischer und atypischer Neuroleptika

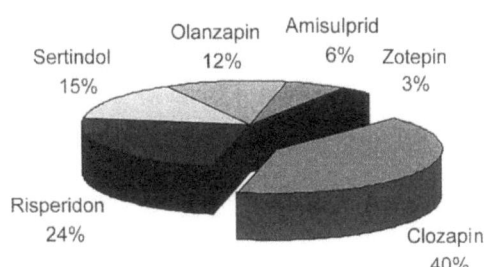

Abb. 2. Anteil der verschiedenen eingesetzten atypischen Neuroleptika in der stationären Behandlung

zu sein. Dennoch erlaubt der Querschnitt des Verordnungsverhaltens während dieses begrenzten Zeitraums einige Rückschlüsse.

Wie bereits aus der Länge der Aufenthaltsdauer geschlossen werden kann, wird in vielen Fällen mit dem zunächst eingesetzten Pharmakon kein befriedigender Therapieerfolg erzielt, weshalb eine Umstellung der Medikation erforderlich wird.

Am Beispiel der Entlassungsmedikation dieser 21 Patienten soll gezeigt werden, daß sich bei den therapieresistenten schizophrenen Patienten, die in diesem Fall – klinisch – dadurch definiert sind, daß sie keine ausreichende Response auf die Behandlung mit dem ersten Neuroleptikum aufweisen, der Anteil der atypischen Neuroleptika gegenüber der Initialmedikation noch deutlich erhöht: von 41 auf 57 % der Patienten, die mit der Monotherapie eines atypischen Neuroleptikums entlassen werden, während der Anteil der Patienten, die mit der Kombination eines hochpotenten klassischen und eines atypischen Neuroleptikums behandelt werden, gleich bleibt (ca. 20 %; Abb. 3).

Die Hauptindikationen für die Umstellung von einem klassischen auf ein atypisches Neuroleptikum werden in Abb. 4 näher dargestellt. Mangelnder Therapieerfolg auf die Behandlung mit klassisch hochpotenten Neuroleptika oder das Auftreten von extrapyramidal-motorischen Nebenwirkungen waren die häufigsten Gründe, vorherrschende Negativsymptomatik spielte hier eher eine untergeordnete Rolle. Die primäre Einstellung auf atypische Neuroleptika beinhaltet hier z.B., daß die Patienten bereits mit dieser Frage von ihrem vorbehandelnden Nervenarzt stationär eingewiesen wurden, oder daß aus der Anamnese bereits bekannt bzw. zu antizipieren war, daß eine Therapie mit klassischen hochpotenten Neuroleptika nicht indiziert ist.

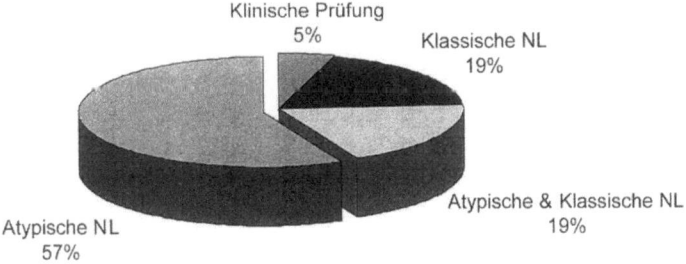

Abb. 3. Anteil klassischer und atypischer Neuroleptika bei Entlassung

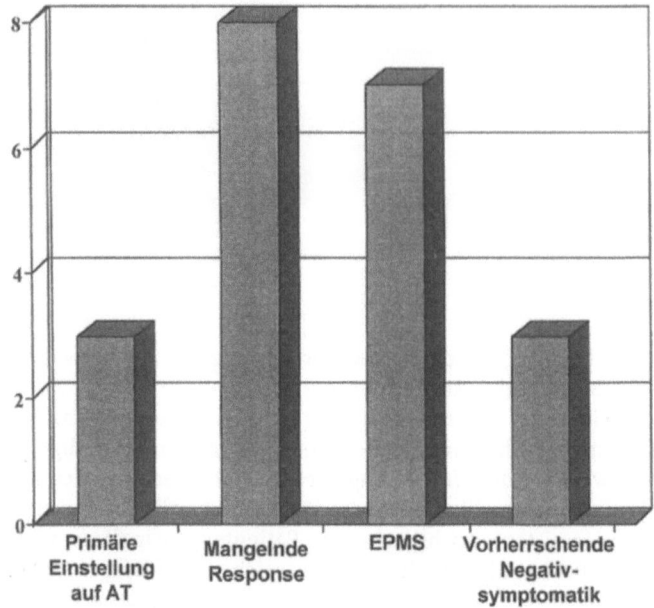

Abb. 4. Indikationen für die Einstellung auf ein atypisches Neuroleptikum

Allerdings zeigt sich auch, daß es zum Entlassungszeitpunkt innerhalb der Gruppe der mit atypischen Neuroleptika behandelten Patienten zu einem deutlichen Verordnungsshift in Richtung zu Clozapin kommt. Während bei immerhin bereits 40 % der Patienten initial eine Therapie mit Clozapin begonnen wird, bekommen 75 % der Patienten, die mit einem atypischen Neuroleptikum entlassen werden, Clozapin als Hauptentlassungsmedikation (Abb. 5).

Immerhin 20 % der Patienten (n = 4) wurden hingegen zunächst auf ein atypisches Neuroleptikum eingestellt und mußten anschließend wieder auf ein klassisches hochpotentes Neuroleptikum umgestellt werden. In einem Fall war die mangelnde Therapieresponse auf das atypische Neuroleptikum der Umstellungsgrund, drei Viertel der Patienten mußten allerdings deshalb auf klassische Neuro-

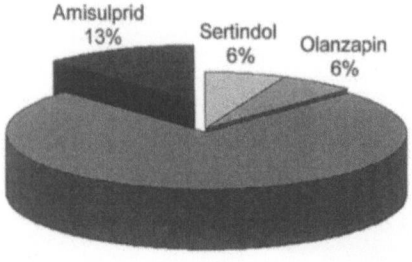

Abb. 5. Anteil der verschiedenen eingesetzten atypischen Neuroleptika zum Entlassungszeitpunkt

leptika umgestellt werden, da atypische Neuroleptika bisher nicht in Depotform zur Verfügung stehen und bei diesen Patienten eine Depotmedikation unverzichtbar erschien – selbst in dem Bewußtsein, daß eine Umstellung nicht nur den stationären Aufenthalt verlängert, sondern auch eine vorübergehende Destabilisierung des Zustandsbildes mit sich bringt.

Diskussion

Die dargestellten Daten zeigen, daß sich die atypischen Neuroleptika in der stationären Behandlung der Schizophrenie in einer Universitätsklinik bereits heute einen überproportional großen Anteil in der Gesamttherapie gesichert haben. Allerdings darf nicht vergessen werden, daß dies eine Institution ist, die bisher nicht nur nicht dazu gezwungen war, ihre pharmakotherapeutischen Entscheidungen vornehmlich unter dem Kostengesichtspunkt treffen zu müssen, sondern die vielmehr versucht, solchen therapiefremden Sachzwängen aktiv entgegenzusteuern. Uns ist daran gelegen, therapeutische Entscheidungen in erster Linie unter dem Aspekt des optimalen Therapieangebotes für den jeweiligen Patienten zu treffen.

Sobald atypische Neuroleptika in einer Depotapplikationsform vorliegen werden, ist damit zu rechnen, daß der Anteil der unter Therapie mit atypischen Neuroleptika entlassenen Patienten noch ansteigt.

In dieser Ausprägung nicht zu erwarten waren 2 Ergebnisse der Untersuchung: zum einen, daß der Anteil von Clozapin proportional zu den anderen atypischen Neuroleptika nach wie vor so hoch ist und zum zweiten, daß in so vielen Fällen eine Kombination aus klassischen hochpotenten und atypischen Neuroleptika erforderlich ist.

Es ist anzunehmen, daß die jahrzehntelangen Erfahrungen mit Clozapin, die ein Charakteristikum der Münchner Klinik darstellen, sowie, daß – gerade im Hinblick auf die Entlassungsmedikation und die ambulante Weiterbehandlung durch niedergelassene zuweisende Kollegen – ein konservatives Verordnungsverhalten eine Rolle spielt.

Die Indikation für eine Kombinationstherapie aus mehreren Neuroleptika wird sehr sorgfältig gestellt. Daß etwa 20 % der Patienten mit einer Kombination aus atypischen und klassischen hochpotenten Neuroleptika nicht nur während des stationären Aufenthaltes, sondern bei der Entlassung behandelt werden, zeigt, daß die Monotherapie mit atypischen Neuroleptika in der weit überwiegenden Mehrzahl dieser Fälle keine ausreichende antipsychotische Potenz besitzt. Die Häufung dieser Fälle mag einerseits durch die Patientenselektion mit vielen als therapieresistent eingewiesenen Patienten bedingt sein, andererseits möglicherweise auch durch den angenommenen Schutzeffekt vor extrapyramidal-motorischen Nebenwirkungen, der einen Teil der atypischen Neuroleptika aufgrund ihres Rezeptorprofils zugesprochen wird, für den letztlich aber nur beim Clozapin einige Daten vorliegen (11).

Literatur

1. Beasley CM, Tollefson G, Tran PV, Satterlee WG (1996) Olanzapin versus placebo and haloperidol. Acute phase results of the North American double-blind olanzapine trial. Neuropsychopharmacology 14: 111–123
2. Boyer P, Lecrubier Y, Puech AJ, Dewailly J, Aubin F (1995) Treatment of negative symptoms in schizophrenia with amisulpiride. Br J Psychiatry 166: 68–72
3. Klingberg S, Buchkremer G (1998) Therapeutische Angehörigenarbeit als zentraler Pfeiler der Schizophreniebehandlung: empirische Untersuchungen. In: Möller HJ, Müller N (Hrsg) Schizophrenie – Moderne Konzepte zu Diagnostik, Pathogenese und Therapie. Springer Wien New York, pp 307–314
4. Marneros A (1995) Schizophrene negative Symptomatik: Therapieergebnisse mit Clozapin. In: Naber D, Müller-Spahn F (Hrsg) Clozapin. Pharmakologie und Klinik eines atypischen Neuroleptikums. Erfahrungen bei Therapieresistenz, Minussymptomatik, Rezidivprophylaxe und Langzeitbehandlung. Springer, Heidelberg, New York, pp 53–61
5. Meltzer HY (1992) Dimensions of outcome with clozapine. Br J Psychiatry 17 (Suppl): 46–53
6. Möller HJ (1998) Atypische Neuroleptika: Definitionsprobleme, Wirkungsmechanismen und Wirksubstanzen. In: Möller HJ, Müller N (Hrsg) Schizophrenie – Moderne Konzepte zu Diagnostik, Pathogenese und Therapie. Springer Wien New York, pp 207–226
7. Möller HJ, Müller H, Borison RL, Schooler NR, Choninard G (1995) A path-analytical approach to differentiate between direct and indirect drug effects on negative symptoms in schizophrenia patients. A re-evaluation of the North America risperidone study. Eur Arch Psychiatry Clin Neurosci 245: 45–49
8. Naber D, Hippius H (1994) Indikation, Wirksamkeit und Verträglichkeit von Clozapin – Klinische Erfahrungen bei 1058 stationären Behandlungen. In: Naber D, Müller-Spahn F (Hrsg) Clozapin. Pharmakologie und Klinik eines atypischen Neuroleptikums. Neuere Aspekte der klinischen Praxis. Springer, Heidelberg New York, pp 91–101
9. Povlsen UJ, Noring U, Fog R, Gerlach J (1985) Tolerability and therapeutic effect of clozapine: A retrospective investigation of 216 patients treated with clozapine for up to 12 years. Acta Psychiat Scand 71: 176–185
10. Schaub A (1998) Zur Beziehung von sozialer Anpassung und Lebensqualität bei schizophren Erkrankten. In: Möller HJ, Müller N (Hrsg) Schizophrenie – Moderne Konzepte zu Diagnostik, Pathogenese und Therapie. Springer Wien New York, pp 283–298
11. Spivak B, Mester R, Abesgaus J, Wittenberg N, Adlersberg S, Gonen N, Weizman A (1997) Clozapine treatment for neuroleptic-induced tardive dyskinisia, parkinsonism and chronic akathisia in schizophrenic patients. J Clin Psychiatry 58: 318–322
12. Zimbroff D, Kane J, Tamminga C, Daniel DG, Mack RJ, Wozniak PJ, Sebree TB, Wallin BA, Kashkin KB (1997) Controlled dose-response study of sertindole and haloperidol in the treatment of schizophrenia. Am J Psychiatry 154: 782–791

Für die Verfasser:
Priv.-Doz. Dr. med. Dipl.-Psych. N. Müller
Psychiatrische Klinik LMU München
Nußbaumstraße 7
80336 München

Anspruch und Wirklichkeit – Therapie schizophrener Erkrankungen beim niedergelassenen Nervenarzt

R. Liesenfeld

Bei der Therapie schizophrener Erkrankungen in der Praxis des niedergelassenen Nervenarztes klaffen Anspruch und Wirklichkeit weit auseinander. Das liegt an vielen Besonderheiten, die nicht nur mit den Kosten der Medikamente zusammenhängen.

Zunächst ein Blick auf die Wirklichkeit. Danach einige Gedanken zum Anspruch.

Eine Besonderheit für die Wirklichkeit, also für den IST-Zustand, ist sicherlich die Person des niedergelassenen Nervenarztes, der sozusagen als Einzelkämpfer in der Praxis sitzt und innerhalb kürzester Zeit seine Entscheidungen treffen muß. Es geht darum, so schnell wie möglich ein vernünftiges Arbeitsbündnis herzustellen, damit der Patient auch wiederkommt.

Man stelle sich den Patienten zu Beginn einer Psychose vor: Wenn ihm irgendetwas nicht paßt, sagt er sich: „Ich bin doch gar nicht so krank" oder: „Ich bin doch überhaupt nicht krank." „Warum soll ich mich von diesem Doktor abhängig machen?"

Es besteht die Gefahr, daß er aufsteht und die Praxis für immer verläßt. Vielleicht läßt er sich sogar noch zur Beruhigung des Arztes ein Medikament verschreiben, welches er natürlich nicht einnimmt.

Eine besondere Handhabe gegen dieses gesundheitsschädigende Verhalten des Patienten besteht nicht. Es wird ausgelöst durch die häufig fehlende Krankheitseinsicht, die ja erst den echten Leidensdruck hervorbringt und damit auch die Behandlungsbereitschaft.

Ein weiteres Beispiel ist der Patient nach der Entlassung aus der Klinik. Wenn ihm irgendetwas nicht paßt, wird er sich sagen: „Ich bin ja gar nicht mehr so krank. Warum soll ich mich jetzt noch dieser vom Doktor erwünschten unangenehmen Behandlung unterziehen und dazu auch noch die Medikamente schlucken?"

So verliert man wichtige Patienten. Gleichzeitig verlieren die Patienten ihren Anspruch auf Behandlung. Das alles hat fatale Folgen.

Bei den eben beschriebenen Fällen handelt es sich in der Mehrzahl um neue Patienten, bei denen noch keine Vertrauensbasis zwischen ihnen und dem Arzt besteht. Am dankbarsten sind die Dauer-Patienten, die nach mehreren Rezidiven schließlich einsichtig an der Prophylaxe mitarbeiten.

In der Rezidivprophylaxe, die das Hauptaufgabenfeld des niedergelassenen Nervenarztes nach der Entlassung eines Patienten darstellt, entwickelt sich eine gute Kooperation. Die meisten Patienten haben eingesehen, daß eine Behandlung auch über längere Zeit erforderlich ist.

Tabelle 1. Vorteile der Depot-Neuroleptika

1. Der Patient braucht nicht täglich Tabletten schlucken
2. Arztkontakt in mehrwöchigen Abständen zur Überprüfung
3. Gesamtdosis des Medikamentes ist verringert
4. Abbruch der Behandlung durch Patienten wird bemerkt
5. Dosierung steht unter sicherer ärztlicher Kontrolle

Im Einsatz sind hier meist die Depot-Neuroleptika, die alle noch zu den klassischen Neuroleptika gehören. Was wäre das für eine Sensation, wenn die neuen atypischen Neuroleptika als Injektionsmöglichkeit in Depotform in den Handel kämen!

Die Depot-Neuroleptika haben im ambulanten Bereich einige Vorteile gegenüber den oralen Formen (Tabelle 1).

In der Rezidivprophylaxe werden auch orale Medikamente verabreicht, wobei im Vordergrund Perazin und Clozapin stehen.

Eine große Gefahr besteht darin, daß der niedergelassene Nervenarzt die optimale Dosis mit den klassischen Neuroleptika nicht anstrebt und damit auch nicht erreicht, weil er extrapyramidale Nebenwirkungen unbedingt vermeiden will. Dadurch entsteht die Gefahr der Unterdosierung, was bekanntlich Rezidive provozieren kann.

Ein ähnliches Problem besteht bei den klassischen trizyklischen Antidepressiva. Diese werden in der Praxis oft nicht ausreichend dosiert. Auch hier liegt der Grund dafür in dem Versuch, Nebenwirkungen zu vermeiden. Natürlich sind die klassischen Neuroleptika, wenn sie ausreichend dosiert werden, sicher in der Rezidivprophylaxe. Erst recht in der Akutbehandlung haben sie bis heute einen alleinigen Platz wegen ihrer Sicherheit.

Im Verlaufe einer Schizophreniebehandlung zeigen sich Faktoren, die sich sehr negativ auf die Lebensqualität auswirken:

1. Die Symptome der Krankheit
2. Die Nebenwirkungen der Medikamente
3. Die Verschlechterung der sozialen Integration

Mit diesen Problemen hat der niedergelassene Nervenarzt ständig zu tun, besonders wenn es sich um klassische Neuroleptika handelt.

Das ist nun anders geworden. Die bisherigen Nebenwirkungen gehören nicht mehr zur unvermeidbaren Bedingung der Therapie. Dadurch ist auch ein Teil der sozialen Probleme verschwunden, die eine zunehmende Unterstützung des Patienten und schwierige Verhandlungen mit Arbeitgebern und Behörden forderten.

Nun stehen die atypischen Neuroleptika in breiter Palette zur Verfügung, wodurch 2 wichtige Verbesserungen eingetreten sind. Da ist einerseits der Aspekt einer besseren Verträglichkeit durch geringere Nebenwirkungen, was die Akzeptanz durch den Patienten und die Compliance verbessert. Andererseits wird die Entwicklung einer Minussymptomatik verhindert oder eine schon bestehende behoben.

Was dies für die Lebensqualität eines Patienten ausmacht, ist gar nicht richtig einzuschätzen. Besonders der niedergelassene Nervenarzt hat durch diese neuen Neuroleptika eine entscheidende Hilfe in der Behandlung seiner schizophrenen Patienten bekommen.

Der Vorteil dieser Neuroleptika reicht aber noch viel weiter. Angehörige und Betreuer, die sich bei einem großen Teil schizophrener Patienten bisher belastet und überfordert fühlten, berichten von einer deutlichen Entlastung durch die neuen atypischen Neuroleptika. Hauptargument der Angehörigen ist der verbesserte Antrieb und die gesteigerte Leistungsbereitschaft. (Es wurde gesagt: „... läßt sich nicht mehr so hängen", „... liegt nicht mehr so oft im Bett", „... zeigt mehr Antrieb".)

Diese Feststellungen lassen sich aus mehreren Veröffentlichungen bestätigen.

Hier schält sich der Anspruch heraus, auf den ein schizophrener Patient ein Recht hat.

Die Behandlung jugendlicher Schizophrener wird zum Beispiel unproblematischer, da diese jungen Patienten natürlich eher zu einer Einnahme von Medikamenten bereit sind, wenn diese keine störenden Nebenwirkungen entwickeln.

Die Probleme der Gewichtszunahme, häufig eine Klage von Frauen, treten gegenüber den klassischen Neuroleptika in den Hintergrund. In diesem Zusammenhang hat Sertindol ein besonders günstiges Profil.

Während der therapeutische Nutzen klassischer Neuroleptika sich bei Schizophrenen vorwiegend auf die Positivsymptomatik beschränkt, zeigen die atypischen Neuroleptika bekanntlich auch therapeutische Angriffspunkte bei der Minussymptomatik.

Die meisten niedergelassenen Nervenärzte ahnen gar nicht, was sich ihnen dadurch für eine Erleichterung bietet, wenn die Patienten aktiv, leistungsbereit und integriert bleiben, wozu noch die gute Compliance durch das Fehlen unangenehmer und ausgesprochen störender Nebenwirkungen kommt.

Sehr bedeutsam ist auch die Einmalgabe pro Tag bei den meisten neuen Neuroleptika, was bei jedem Medikament die Akzeptanz fördert.

Der Patient kann heute mit neuen Vorteilen rechnen. Er hat Anspruch darauf.

Bei aller Verbesserung infolge dieser Entwicklung muß aber auf die klaffende Lücke zwischen diesem Anspruch und der Wirklichkeit in der Behandlung hingewiesen werden (Tabelle 2).

Diese Angaben dürfen natürlich nicht absolut gesehen werden. Es gibt ja bekanntlich viele Schizophrene, die mit einem klassischen Neuroleptikum zufrie-

Tabelle 2. Die Behandlung der Schizophrenie

Anspruch	und	Wirklichkeit
1. Optimale Wirkung der Medikamente 2. Keine unangenehmen Nebenwirkungen 3. Erhaltung der Lebensqualität 4. Erhaltung der Arbeitsaktivität 5. Verhinderung von Defekten und Minussymptomatik 6. Stützende Gespräche		1. Keine optimale Wirkung 2. Viele unangenehme Nebenwirkungen 3. Beeinträchtigung der Lebensqualität 4. Behinderung der Arbeitsaktivität 5. Provozierung von Minussymptomatik 6. Der Patient wird mit seinem Medikament alleingelassen

denstellend eingestellt sind und über Jahre stabil bleiben. Im Bereich der niedergelassenen Nervenärzte ist darüberhinaus offensichtlich, daß der regelmäßige Kontakt zwischen Arzt und Patient mit stützenden und situationsorientierten Gesprächen mindestens genau so wichtig ist wie die medikamentöse Therapie.

Gaebel (Düsseldorf) hat auf dem internationalen Symposion im Oktober 1997 in Rom darauf hingewiesen, daß nicht nur die neuen atypischen Neuroleptika mit ihren geringen Nebenwirkungen die Voraussetzungen zu einem verbesserten Lebensstandard bringen, sondern daß auch ein therapeutisches Bemühen um Verbesserung der psychosozialen Situation zum Therapieerfolg beiträgt. Was den niedergelassenen Nervenarzt sehr ermuntert, ist der Hinweis von Gaebel, daß erst ein integratives Konzept mit stützenden Gesprächen, sozialer Hilfe und psychoedukativen Maßnahmen die Voraussetzungen schafft, daß ein Medikament sein volles Potential entfaltet.

Aber die Versuche der niedergelassenen Nervenärzte in dieser Richtung werden zunehmend erschwert. Und daß liegt an den Sparmaßnahmen der Kassen. Bei allem Anspruch auf optimale Behandlung, den sich ein Patient sogar einklagen könnte (man stelle sich die Kunstfehlerprozesse vor!), bleibt die Wirklichkeit besorgniserregend.

Derzeit wird ein Nervenarzt bei seinen Verordnungskosten nach dürftig bemessenen Richtgrößen beurteilt. Er darf diese Werte nicht wesentlich überschreiten, ohne dafür zur Rechenschaft gezogen zu werden. Liegt er aber mit seinen Verordnungskosten deutlich über dem Richtwert seiner Fachgruppe, kann die Kasse einen Prüfantrag stellen. Da viele Ärzte diese Prüfungen scheuen, versuchen sie, mit ihren Verordnungen möglichst nicht über dem Richtwert zu liegen. Jede größere Überschreitung muß begründet werden.

Bei der Verordnung des extrem teuren Interferon bei Multipler Sklerose ist die Entstehung von Mehrkosten schon rechtlich anerkannt. Unklar ist die Beurteilungslage bei den SSRI (Selektive Serotonin-Rückaufnahme-Inhibitoren) und den atypischen Neuroleptika, da es hier immerhin Alternativen gibt, wenn auch mit mehr Nebenwirkungen.

Der Arzt muß daher im Einzelfall begründen, was zum Einsatz eines besonders teuren Medikamentes geführt hat. Er kann auf keinen Fall von vornherein bei jedem Schizophrenen ein atypisches Neuroleptikum verordnen, auch wenn er das vielleicht gerne möchte. Gelingt es dem Arzt nicht, seine Mehrkosten bei den Verordnungen verständlich zu begründen, dann wird er an den Mehrkosten beteiligt. Bei den schon bestehenden existenzgefährdenden Kürzungen der Honorare seit 1 Jahr (etwas anderes ist das Praxisbudget nicht) wird kein niedergelassener Arzt noch einen zusätzlichen Verzicht auf sein Honorar akzeptieren.

Der niedergelassene Nervenarzt steht hier völlig allein in seinem Kampf ums Überleben. Die Standesorganisationen sehen die Notwendigkeit von Sparmaßnahmen ein und stehen als Hilfe nicht zur Verfügung, da sie keine Lösung kennen.

Zu bedenken ist auch noch die Tatsache, daß die meisten Patienten vor Einstellung auf ein atypisches Neuroleptikum zu einem EKG überwiesen werden müssen. Desgleichen müssen einige Schizophrene regelmäßig zu Blutbildkontrollen überwiesen werden, weil viele Nervenärzte nicht an ein Labor angeschlossen sind. Dies sind Zumutungen, die man im Zeitalter der Budgetierung einem anderen Arzt kaum noch zuzumuten wagt, weil dann auch er in die Gefahr gerät, sein Praxisbudget zu überschreiten.

Was kann für die Zukunft erwartet werden?
Wo geht der Weg lang im niedergelassenen Bereich?
Die abschließende Tabelle zeigt, was wir brauchen und zum Teil schon haben:
1. Sichere und wirksame Neuroleptika
2. Verträgliche, nebenwirkungsarme Neuroleptika
3. Gute Compliance
4. Positive Mitarbeit der Angehörigen
5. Psychoedukative Maßnahmen
6. Preiswerte atypische Neuroleptika und
7. „Mutige" niedergelassene Nervenärzte.

Anschrift des Verfassers:
Dr. med. R. Liesenfeld
Solenanderstr. 26
40225 Düsseldorf

Therapie mit atypischen Neuroleptika aus gesundheitspolitischer Sicht: Versuch einer gesundheitsökonomischen Analyse

J. Fritze

Die Gesundheitspolitik beschäftigt sich in aller Regel nicht mit medizinischen Detailfragen, sondern verweist auf die „Fachebene". Das mag sich zunehmend ändern, und die Gründe für einen solchen Trend liegen im Zweifelsfall in der gesundheitsökonomischen Dimension. Dies ist auch der Grund, warum eine gesundheitspolitische Betrachtung der modernen, atypischen Neuroleptika gefordert wird. Der Grund liegt in den 5- bis 10fach höheren Tagesbehandlungskosten, und dies angesichts der sog. Kostenexplosion im Gesundheitswesen. Daraus ist bisher jedoch kein für diese Neuroleptika spezifisches, gesundheitspolitisches Problembewußtsein entwickelt worden.

Gibt es ein Problem „neue Neuroleptika"?

In der alltäglichen Versorgung ergeben sich Eindrücke, daß zur Vermeidung von Regressen auf die Verordnung der neuen Neuroleptika verzichtet wird oder die Verordnung auf Einzelfälle beschränkt bleibt. Dies kann dazu führen, daß ggf. das neue, teurere, anläßlich einer hospitalisierungsbedürftigen schizophrenen Krankheitsepisode verordnete Neuroleptikum vom ambulant weiterbehandelnden Arzt durch ein konventionelles Neuroleptikum ersetzt wird. Diese Umstellung der Medikation impliziert medizinische Risiken der Reexacerbation mit möglicherweise erneut notwendiger stationärer Behandlung. Sie impliziert auch die Möglichkeit, daß der Kranke mehr unerwünschte Begleitwirkungen insbesondere bezüglich der Extrapyramidal-Motorik hinnehmen muß. In Einzelfällen sollen kassenärztliche Vereinigungen im Interesse des ökonomischen Schutzes ihrer ärztlichen Mitglieder in psychiatrischen Krankenhäusern um restriktive Verordnung der neuen Neuroleptika ersucht haben. Diese Informationen sind rein qualitativer Natur. Sie erlauben nicht zu erkennen, ob es sich um Einzelfälle oder tatsächlich um ein auf politischer Ebene anzugehendes, nämlich der Sicherstellung der Versorgung zuwiderlaufendes Problem handelt.

Die rechtliche Sicht

Solange die quantitative Dimension des Problems nicht geklärt ist, wäre die Antwort der Politik einfach, nämlich der Hinweis auf klare gesetzliche Regelungen:

In § 2 Absatz 1 SGB V ist festgelegt: „Die Krankenkassen stellen den Versicherten die im 3. Kapitel genannten Leistungen unter Beachtung des Wirtschaftlichkeitsgebots (§ 12) zur Verfügung, soweit diese Leistungen nicht der Eigenverantwortung der Versicherten zugerechnet werden. Behandlungsmethoden, Arznei- und Heilmittel der besonderen Therapierichtungen sind nicht ausgeschlossen. Qualität und Wirksamkeit der Leistungen haben dem allgemein anerkannten Stand der medizinischen Erkenntnisse zu entsprechen und medizinischen Fortschritt zu berücksichtigen".

Im 3. Kapitel legt § 27 Absatz 1 fest: „Versicherte haben Anspruch auf Krankenbehandlung, wenn sie notwendig ist, um eine Krankheit zu erkennen, zu heilen, ihre Verschlimmerung zu verhüten oder Krankheitsbeschwerden zu lindern. Die Krankenbehandlung umfaßt 1. die ärztliche Behandlung, ... 3. Versorgung mit Arznei-, Verband-, Heil- und Hilfsmitteln. ... Bei der Krankenbehandlung ist den besonderen Bedürfnissen psychisch Kranker Rechnung zu tragen, insbesondere bei der Behandlung mit Heilmitteln und bei der medizinischen Rehabilitation. ..."
§ 28 (1) SGB V konkretisiert: „Die ärztliche Behandlung umfaßt die Tätigkeit des Arztes, die zur Verhütung, Früherkennung und Behandlung von Krankheiten nach den Regeln der ärztlichen Kunst ausreichend und zweckmäßig ist". Entsprechend § 31 (1) SGB V aber „haben Versicherte Anspruch auf Versorgung mit apothekenpflichtigen Arzneimitteln, soweit die Arzneimittel nicht nach § 34 ausgeschlossen sind...". § 34 SGB V konkretisiert als bei Versicherten über dem 18. Lebensjahr ausgeschlossene Arzneimittel solche gegen Erkältungskrankheiten und Reisekrankheit, Mund- und Rachentherapeutika, Abführmittel, und ermächtigt den Bundesminister für Gesundheit, mit Zustimmung des Bundesrates weitere Arzneimittel auszuschließen, „die üblicherweise bei geringfügigen Gesundheitsstörungen verordnet werden" (Absatz 2) oder die „unwirtschaftlich" (Absatz 3) sind.

Schließlich beauftragt § 92 (1) SGB V den Bundesausschuß der Ärzte und Krankenkassen, „zur Sicherung der ärztlichen Versorgung erforderliche Richtlinien über die Gewähr für eine ausreichende, zweckmäßige und wirtschaftliche Versorgung der Versicherten" zu beschließen, wobei „den besonderen Erfordernissen zur Versorgung psychisch Kranker Rechnung zu tragen" sei, „vor allem bei den Leistungen zur Belastungserprobung und Arbeitstherapie". Der Bundesausschuß solle „insbesondere Richtlinien beschließen über die 1. ärztliche Behandlung, ... 6. Verordnung von Arznei-, Verband-, Heil- und Hilfsmitteln und Krankenhausbehandlung ...". In den Arzneimittel-Richtlinien heißt es „3. Der Versicherte hat grundsätzlich einen Anspruch auf die Versorgung mit allen nach dem Arzneimittelgesetz verkehrsfähigen Arzneimitteln, sofern sie nicht aus der Leistungspflicht der gesetzlichen Krankenversicherung ausgeschlossen sind oder soweit sie nicht nach dem Wirtschaftlichkeitsgebot, wie es in diesen Richtlinien konkretisiert ist, nur eingeschränkt verordnet werden dürfen. ... Der Anspruch umfaßt die Versorgung nach den Regeln der ärztlichen Kunst auf der Grundlage des allgemein anerkannten Standes der medizinischen Erkenntnisse im Umfange einer ausreichenden, zweckmäßigen und wirtschaftlichen Versorgung (Wirtschaftlichkeitsgebot)".

Die neuen Neuroleptika sind ordentlich zugelassen, so daß sie nach den Regeln der ärztlichen Kunst auf der Grundlage des allgemein anerkannten Standes der medizinischen Erkenntnisse zweckmäßig, nämlich wirksam und unbedenklich, sind, sie sind apothekenpflichtig und verkehrsfähig. Sofern die Krankheitsdiagnose

Schizophrenie im konkreten Behandlungsfall korrekt gestellt wurde, sind sie notwendig, um eine Krankheit zu heilen, ihre Verschlimmerung zu verhüten oder Krankheitsbeschwerden zu lindern. Sie sind nicht vom Bundesminister für Gesundheit wegen geringfügiger Gesundheitsstörung oder Unwirtschaftlichkeit per Rechtsverordnung ausgeschlossen. Und sie werden voraussichtlich auch künftig nicht von den Arzneimittel-Richtlinien des Bundesausschusses tangiert.

Rechtlich ist also vollkommen klar, daß die neuen Neuroleptika zu Lasten der gesetzlichen Krankenversicherung verordnet werden können. Also kennt die Politik kein Problem „neue Neuroleptika". Falls ein solches Problem in der Behandlungsrealität tatsächlich existiert, so resultiert es aus der Verlagerung von Morbiditätsrisiken auf den Arzt durch Arzneimittelbudgets bzw. Richtgrößen, worauf der Arzt dann ggf. aus eigenem Interesse mit ökonomisch und nicht medizinisch begründeten Verordnungsrestriktionen reagiert. Hierfür wäre Verständnis geboten und nach Auswegen zu suchen. Die rechtlichen Implikationen sowohl der Verlagerung des Morbiditätsrisikos wie auch ggf. der genannten Verordnungsrestriktion sollen dahingestellt bleiben.

Das Problem der Verteilung der Ressourcen

Das also möglicherweise existierende Problem „neue Neuroleptika" ist aus darüber hinausreichenden Gründen wert, weiter analysiert zu werden. Dies verlangt einen Ausflug in das Gesundheitssystem über die Grenzen der Psychiatrie und Psychopharmakologie hinaus. Dahinter steht die sog. Kostenexplosion im Gesundheitswesen. Die Beiträge steigen dank seit 1993 hochfrequenten Kostendämpfungsinterventionen nicht mehr so schnell (Abb. 1). Im Anteil der Ausgaben für Gesundheit am Bruttoinlandsprodukt liegt Deutschland weltweit auf Rang 2 (Abb. 2a). Dies läßt sich positiv werten dergestalt, daß der Gesundheitsversorgung in Deutschland großzügige Mittel zur Verfügung gestellt werden. Das bedeutet auch, daß das Gesundheitswesen einen wichtigen Wirtschaftsfaktor darstellt, indem es Arbeits-

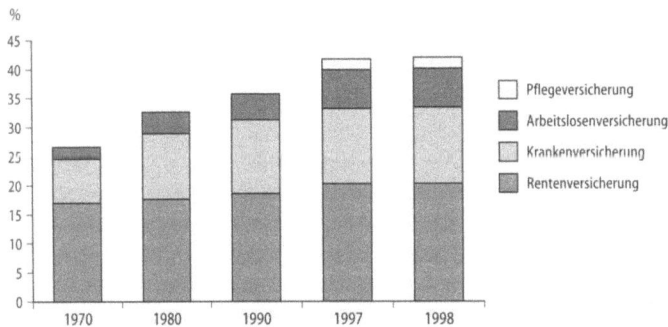

Abb. 1. Anteil der Sozialabgaben am Arbeitslohn

126　J. Fritze

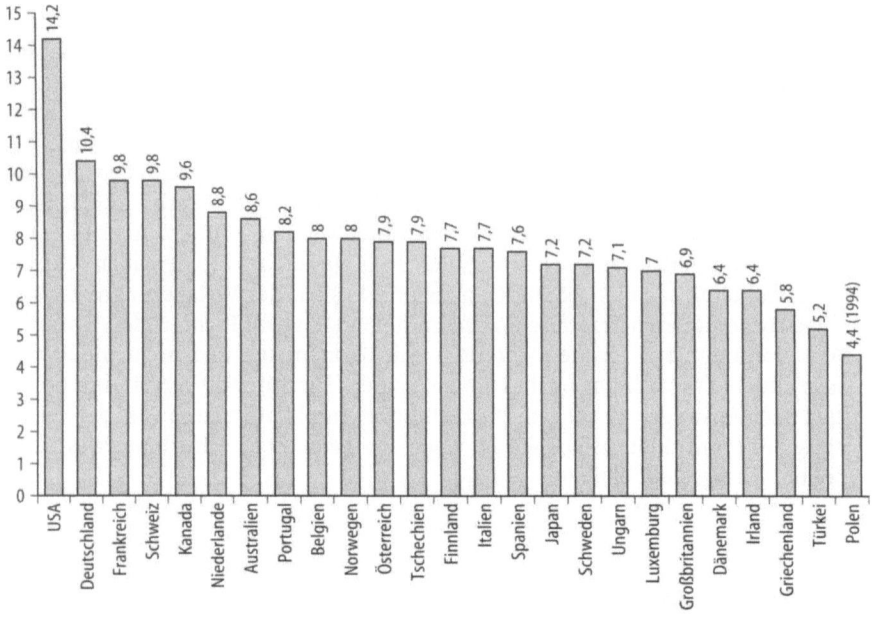

Abb. 2a. Aufwendungen für Gesundheit (% vom Bruttoinlandsprodukt 1995) im internationalen Vergleich

plätze bereitstellt und Innovationen anregt. Im Jahre 1994 waren fast 2 Millionen Bürger unmittelbar im Gesundheitswesen beschäftigt (Abb. 2b), davon derzeit ca. 1,1 Millionen allein im Krankenhaus. Andere Schätzungen gehen sogar von 2,8 Millionen Beschäftigten im Gesundheitswesen aus (Abb. 2c). Es sei hervorgehoben, daß es sich hierbei gerade um Berufe im Dienstleistungsbereich handelt, wo wegen

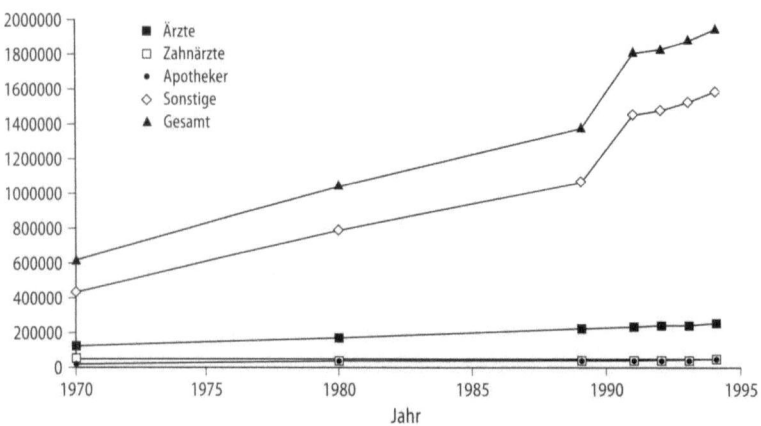

Abb. 2b. Beschäftigte im deutschen Gesundheitswesen (Sachverständigenrat 1996)

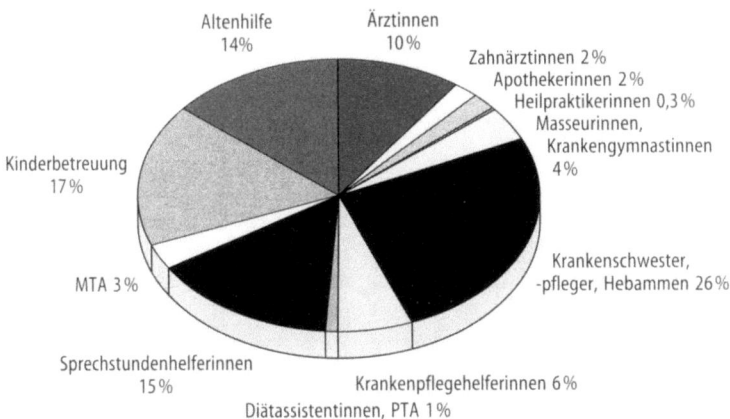

Abb. 2c. Beschäftigte im deutschen Gesundheitswesen (Schätzungen nach verschiedenen Quellen)

der geringeren Automatisierungsmöglichkeiten die wesentlichen künftigen Arbeitsmärkte gesehen werden. Jedoch wird eine weitere Steigerung der Lohnnebenkosten infolge weiterer Beitragssteigerungen für unvertretbar gehalten.

Während immer wieder medizinischer Fortschritt und demographischer Wandel als für die Kostensteigerung ursächlich ins Feld geführt werden (Abb. 3), wird nun zunehmend eingestanden, daß es sich um ein Einnahmenproblem handelt, nämlich durch die Einkommensbindung der Beiträge. So es denn zutrifft, ergibt sich ein Circulus vitiosus zwischen steigenden Lohnnebenkosten einerseits und Automatisierung sowie steigender Arbeitslosigkeit (besonders Jugendarbeitslosigkeit) andererseits (Abb. 4). Diese Argumentation impliziert, der deutsche Arbeitsmarkt müsse und könne auch im Lohnniveau international konkurrieren.

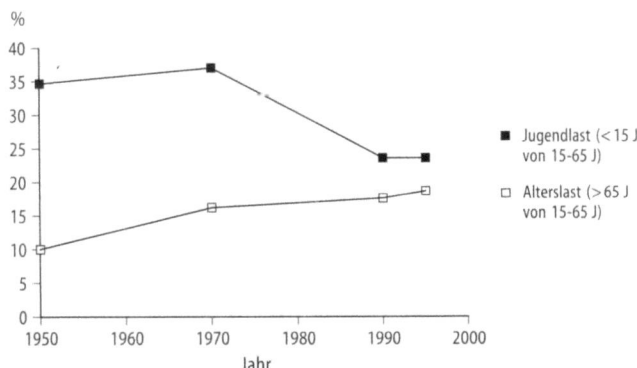

Abb. 3. Demographischer Wandel in Gesamtdeutschland, ausgedrückt als Jugendlast (Anteil der Jugendlichen (<15 Jahre) an den Erwerbstätigen (15–65 Jahre) und Alterslast (Anteil der Rentner (> 65 Jahre) an den Erwerbstätigen; nach Zahlen des statistischen Bundesamts)

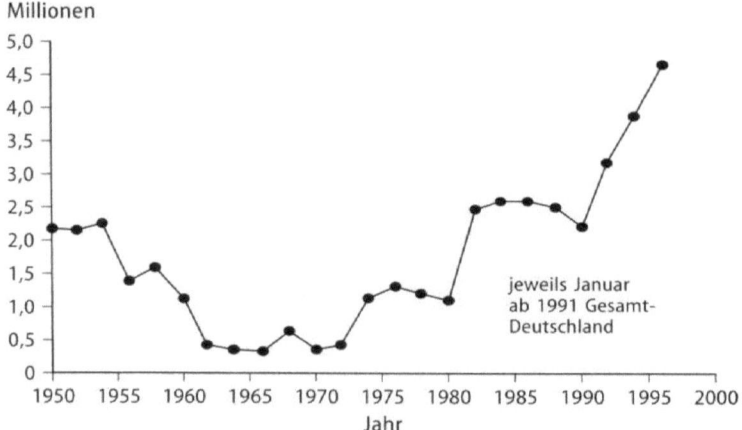

Abb. 4. Arbeitslosigkeit in Deutschland (Bundesanstalt für Arbeit 1997)

Diese Konkurrenz würde sich angesichts des Globalisierungsdrucks erst recht im freizügigen europäischen Binnenmarkt mit erheblicher Variabilität der Lohnniveaus und der „freistehenden" Arbeitnehmer verschärfen (Abb. 5). Der Beitrag der Inflationsrate zur Kostensteigerung im Gesundheitswesen bleibt argumentativ weitgehend unberücksichtigt (Abb. 6). Das gilt auch für die „Explosion" der Arztdichte, in der Deutschland eine international führende Position einnimmt, und die angesichts des notgedrungen Anbieter-dominierten „Medizinmarktes" zwangsläufig Nachfrage und damit Kostensteigerung generiert (Abb. 7). Dabei sind die Arztkosten weniger relevant als die vom Arzt veranlaßten Leistungen (Abb. 8). Die im Gesundheitsstrukturgesetz (1992) vorgesehene Einschränkung der Niederlassungsfreiheit ab 1999 wird wegen verfassungsrechtlicher Bedenken nicht umge-

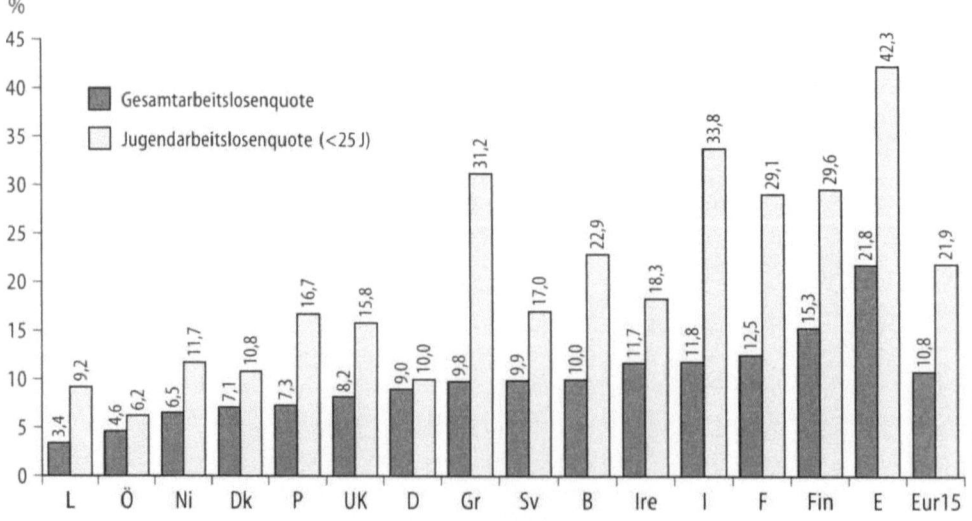

Abb. 5. Arbeitslosigkeit und Jugendarbeitslosigkeit im europäischen Vergleich

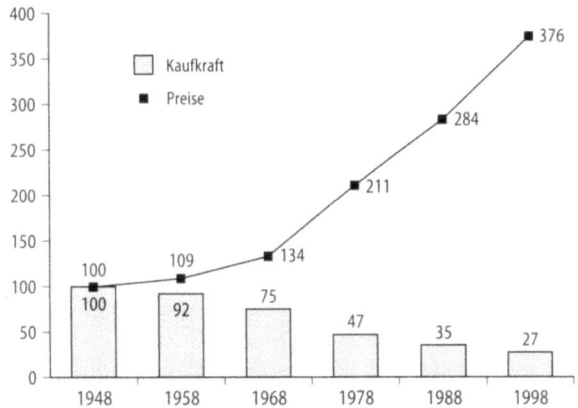

Abb. 6. Inflation der Deutschen Mark

setzt werden. Blieben und bleiben nur mehr (Arzneimittel-Richtgrößen) oder weniger (gedeckelte globale, regionale, sektorale Budgets) intelligente Maßnahmen der Leistungsbegrenzung. Da die Hospitalkosten den größten Kostenblock ausmachen, ist es plausibel, hier besonders zu intervenieren. Diese Interventionen haben trotz steigender Fallzahlen bei abnehmender Verweildauer erheblichen Bettenabbau ermöglicht (Abb. 9, 10).

Kern dieser politischen Strategie ist das neu entdeckte Zauberwort „Wettbewerb". Die Anbieterseite im Gesundheitssystem soll den „selbstregulierenden" Kräften des Marktes unterworfen werden. Dabei soll die Sicherstellung der Versorgung der Bevölkerung nicht gefährdet werden, d.h. den Anbietern bleibt die Pflicht zur sozialen Verantwortung. Pflicht zur Sicherstellung bedeutet, Vorhalte-

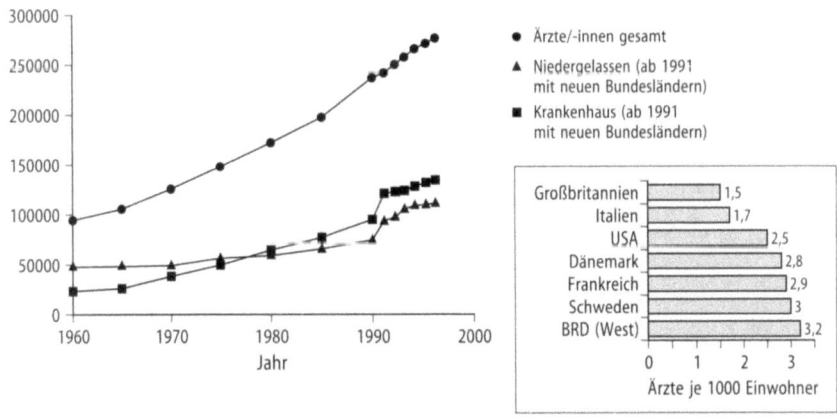

Abb. 7. Entwicklung der Arztzahlen seit 1960 (statistisches Bundesamt)

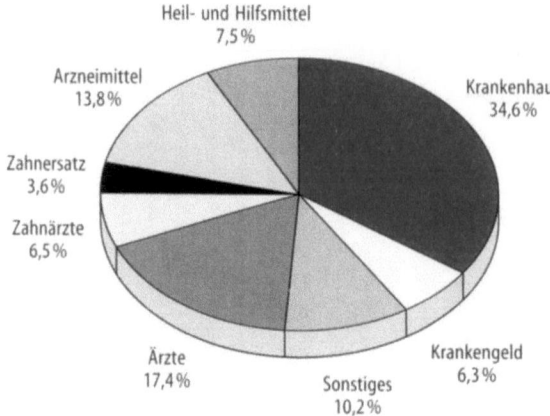

Abb. 8. Anteile der Kostenarten der Gesetzlichen Krankenkassen (GKV) im Jahr 1997 (vorläufige Analyse des BMG)

kosten finanzieren zu müssen. Was sich ordnungspolitisch aus verfassungsrechtlichen Bedenken in den letzten 30 Jahren nicht hat regulieren lassen, nämlich der Zugang zum Arztberuf und zur kassenärztlichen Niederlassung, sollen nun die Gesetze des Marktes erledigen. Das bedeutet Verteilungskampf. Dieser Verteilungskampf gilt primär den Einkünften der Anbieter, wobei der öffentliche Dienst – soweit im stationären Sektor betroffen – durch die Bindung der Wachstumsrate an die von den Selbstverwaltungspartnern (Spitzenverbände der Krankenkassen, Verband der Privaten Krankenversicherung, Deutsche Krankenhausgesellschaft) vorauszuschätzende Veränderungsrate der beitragspflichtigen Einnahmen der Mitglieder aller Krankenkassen je Mitglied (2. NOG, § 6 BPflV) geschützt wird.

Die gerade bei chronischen Krankheiten und damit naturgemäß bei psychischen Krankheiten essentielle Kontinuität zwischen ambulanter und stationärer Behandlung wird durch die unverändert strikte Abgrenzung der Finanzierung beider Sektoren nicht gefördert. Durch diese Abgrenzung werden beide Sektoren im Wettbewerb vor einander geschützt. Dadurch wird aber auch verhindert, daß die

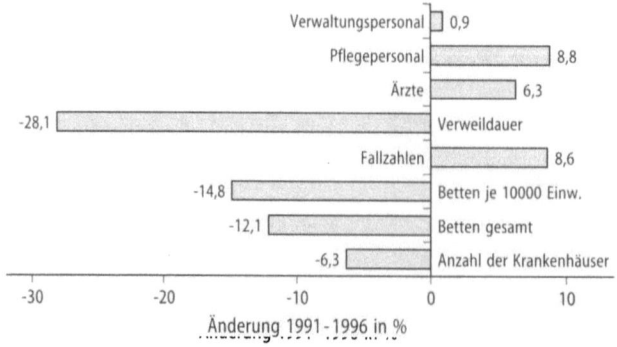

Abb. 9. Veränderung einiger Kenngrößen des Krankenhauswesen von 1991 auf 1996 (stat. Bundesamt)

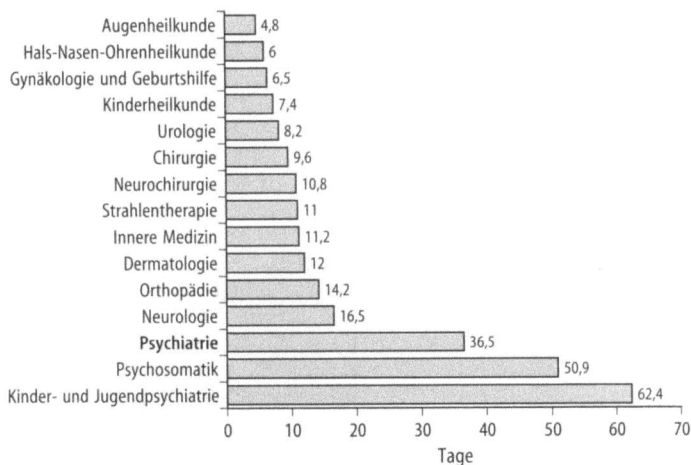

Abb. 10. Mittlere Verweildauer im Krankenhaus 1996

Finanzströme etwaigen Verschiebungen der Versorgungsverantwortung zwischen den Sektoren folgen, z.B. wenn Innovationen eine vermehrt ambulante Versorgung ermöglichen. Das belebt gleichzeitig den Verteilungskampf innerhalb der Sektoren. Das bedeutet letztlich, daß in beiden Sektoren die Fachgebiete auch um die Sicherung der Ressourcen für die Patienten ringen.

Die Position der Psychiatrie

Nach Daten des statistischen Bundesamtes hat im stationären Bereich die Psychiatrie ca. 10 % aller Betten inne (Abb. 11). Mit diesen Betten werden ca. 5 % aller Behandlungsfälle versorgt. Dies entspricht (wegen der höheren Verweildauer) ca. 16 % aller Belegungstage und damit dem Versorgungsvolumen für Herz-Kreislauf-Krankheiten. Die Krankenhauspsychiatrie beansprucht hierfür ca. 10 % der gesamten Kosten im stationären Sektor (1993). Circa 25 % dieser Kosten entfallen auf die Behandlung schizophrener Psychosen (Abb. 12). Im Jahr 1995 gingen ca. 1 % aller Krankenhausaufnahmen und ca. 5 % aller Belegungstage zu Lasten schizophrener Störungen (affektive Störungen 0,5 % bzw. 1 %).

Über die übrigen Behandlungskosten gibt es wenig Informationen. Henke et al. (6) schätzten ohne Differenzierung zwischen ambulantem und stationärem Sektor für das Jahr 1990 die direkten Behandlungskosten psychischer Krankheiten (ohne diagnostische Spezifizierung) auf 8.213 Mrd. DM, womit sie nach den Krankheiten der Verdauungsorgane (inkl. Zahnbehandlung), des Herz-Kreislauf-Systems, des Bewegungsapparates, der Verletzungen und Vergiftungen und der Atmungsorgane Rang 6 (von 17) einnehmen würden. Bei den verlorenen Lebensjahren lagen psychische Krankheiten an Rang 9, bei den verlorenen Erwerbstätigkeitsjahren an Rang 8, bei den daraus resultierenden indirekten Krankheitskosten wieder an Rang 6.

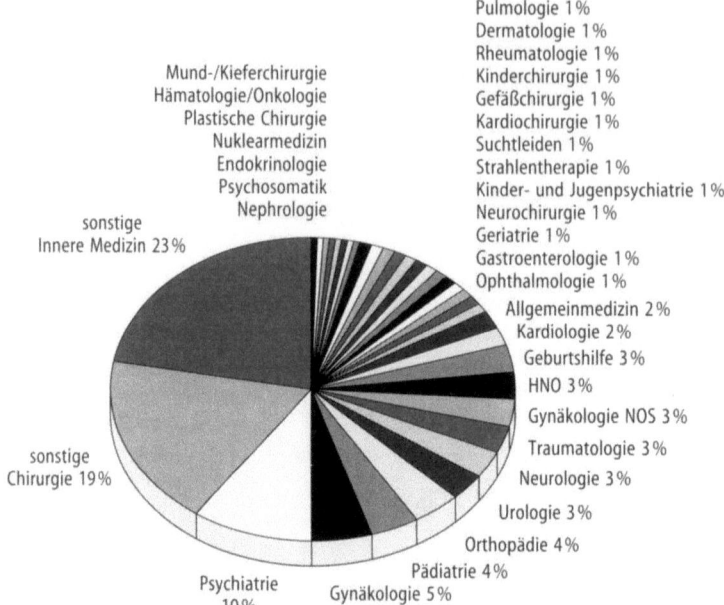

Abb. 11. Planbetten 1994 nach Fach- und Teilgebieten (stat. Bundesamt)

Zweifellos kommt der Psychiatrie angesichts der Häufigkeit psychischer Störungen eine herausragende gesundheitspolitische Bedeutung zu. Addiert man unter Berücksichtigung der häufigen Comorbiditäten die Prävalenzen, so sind 10–15 % der Bevölkerung zu einem Zeitpunkt und 25–30 % irgendwann in ihrem Leben

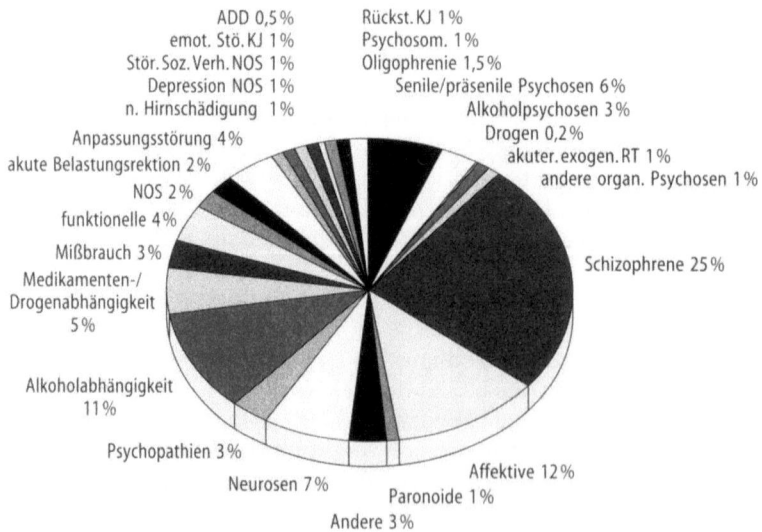

Abb. 12. Verteilung der stationären Behandlungskosten in der Psychiatrie auf Krankheitsgruppen

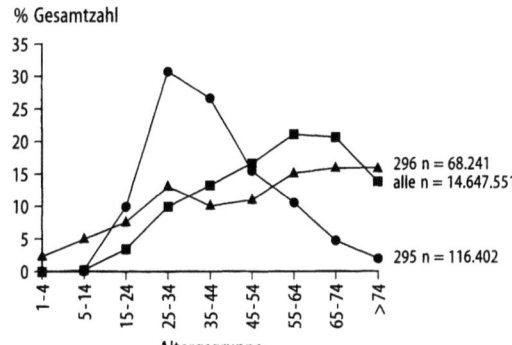

Abb. 13. Altersverteilung der Krankenhausaufnahmen wegen schizophrener Psychosen im Vergleich zu affektiven Störungen und allen übrigen Krankenhausaufnahmen im Jahre 1995 (nach Daten des stat. Bundesamtes)

behandlungsbedürftig psychisch krank. Die gesundheitspolitische Bedeutung psychischer Krankheiten spiegelt sich ebenso in den beschriebenen Analysen der Krankenhausstatistik wider. Hier ragen die Schizophrenien besonders heraus, so daß es gesundheitspolitisch gerade hier Innovationen zu nutzen gelte. Dies verdeutlichen auch die von Schizophrenie betroffenen Altersgruppen (Abb. 13), deren Erkrankung besonders hohe indirekte Kosten nach sich ziehen, und die hier besonders langen stationären Verweildauern (Abb. 14).

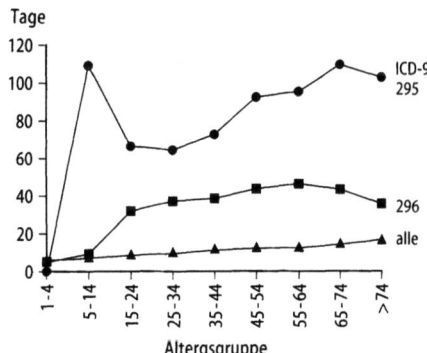

Abb. 14. Altersabhängige Verweildauer wegen schizophrener Psychosen im Vergleich zu affektiven Störungen und allen übrigen Krankenhausaufnahmen im Jahre 1995 (nach Daten des stat. Bundesamtes)

Neue Neuroleptika: Pharmakoökonomische Argumentation?

Die neuen, atypischen Neuroleptika stellen zumindest bezüglich der extrapyramidal-motorischen Verträglichkeit Innovationen dar. Dies detailliert zu begründen, kann nicht Gegenstand dieses Beitrags sein. Risperidon ist verträglicher als Haloperidol (15), Amisulprid ist verträglicher als Haloperidol (4, 10) und Flupentixol (4, 19), im oberen, gegen produktive Symptome getesteten Dosisbereich aber weniger verträglich als Risperidon (zur Publikation anstehend).

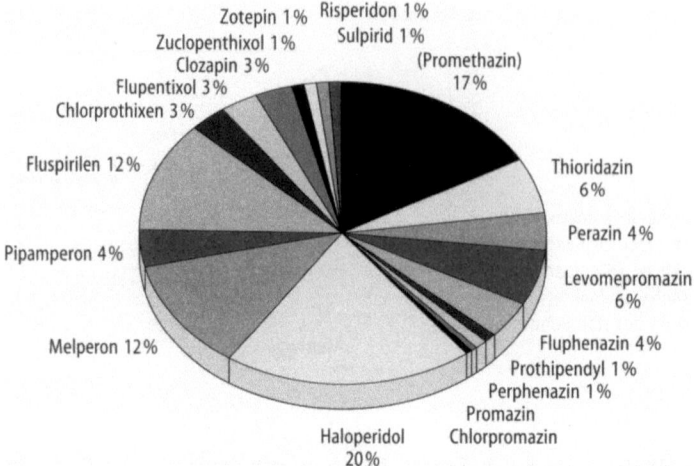

Abb. 15. Verordnung von Neuroleptika zu Lasten der GKV im Jahre 1996 (nach Daten des Arzneiverordnungs-Report 97)

Olanzapin ist verträglicher als Risperidon (17) und Sertindol unterscheidet sich im zugelassenen Dosisbereich nicht von Placebo (16, 18, 21). Jedoch schlägt sich der therapeutische Gewinn der neuen Neuroleptika bisher nicht im Verordnungsverhalten der niedergelassenen Ärzte nieder (Abb. 15). Dies ist ein deutsches Spe-

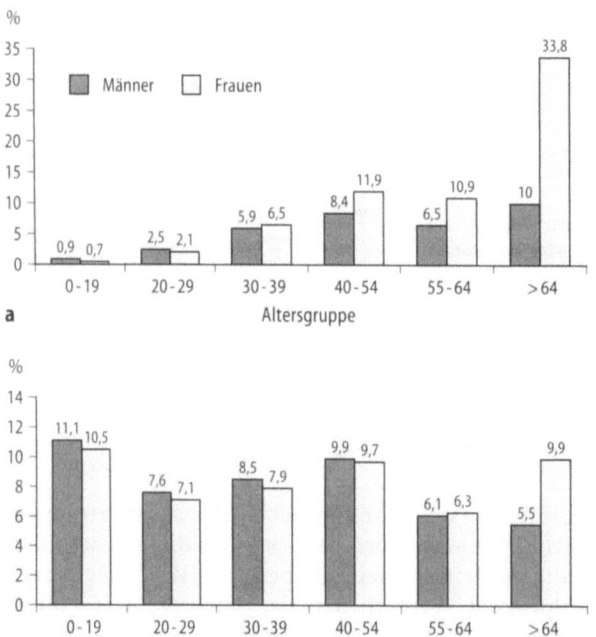

Abb. 16a/b. Verordnung von Neuroleptika in Abhängigkeit von Alter und Geschlecht (a) im Vergleich zum jeweiligen Anteil an der Bevölkerung (b)

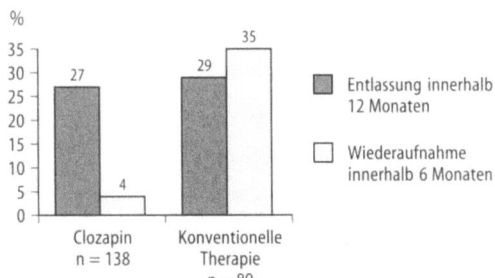

Abb. 17. Randomisierte Behandlung mit Clozapin oder konventionellen Neuroleptika: vergleichbare Entlassungsraten aber geringere Wiederaufnahmerate unter Clozapin (3)

zifikum im internationalen Vergleich. Dabei gilt es allerdings zu berücksichtigen, daß in Deutschland anscheinend ein erheblicher, kaum quantifizierbarer Teil der Neuroleptika außerhalb der formal zugelassenen Indikation Schizophrenie verordnet wird. Dafür spricht die unproportional mit dem Alter ansteigende Neuroleptika-Verordnung vor allem bei Frauen (Abb. 16a und 16b).

Derzeit wird nach amerikanischem Vorbild versucht, der neuen Quelle vermuteter Unterbehandlung schizophrener Psychosen mit Argumenten zur Lebensqualität und zur Gesundheitsökonomie zu begegnen. Die Frage, ob die extrapyramidalen Nebenwirkungen unter typischen Neuroleptika die Lebensqualität nachteilig beeinflussen, wird kontrovers diskutiert (11), was verdächtig auf ein Methodenartefakt ist. In der bisher anscheinend einzigen doppelblinden Vergleichsstudie (5) wurde die Lebensqualität unter Olanzapin signifikant günstiger als unter Haloperidol bewertet. Die pharmakoökonomischen Studien sind oft methodisch enttäuschend, indem die wenigsten den Forderungen eines prospektiven, doppelblinden Parallelgruppenvergleichs genügen (13). Die meisten Studien sind retrospektive Analysen z.B. durch Vergleich von Perioden mit unterschiedlicher Pharmakotherapie oder Modellkalkulationen. Immerhin fanden sich bei randomisierter Behandlung mit Clozapin oder konventionellen Neuroleptika weniger Rehospitalisierungen unter Clozapin (2, 3) (Abb. 17, 18). Bei doppelblindem, randomisiertem Vergleich war die Rehospitalisierungsrate unter Olanzapin geringer als unter Haloperidol (14) (Abb. 18). In einem offenen prä-post-Vergleich verbrachten die Patienten unter Sertindol weniger Tage im Hospital und wurden seltener hospitalisiert (12) (Abb. 19, 20).

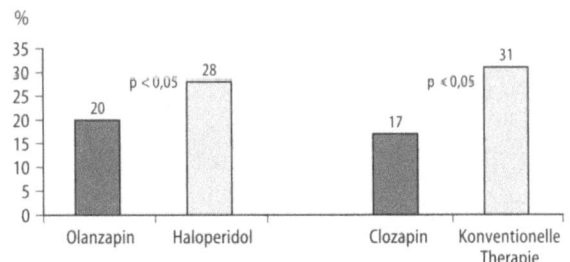

Abb. 18. Rehospitalisierungsraten bei doppelblindem Vergleich von Olanzapin und Haloperidol (14) bzw. bei offener, aber randomisierter Behandlung mit Clozapin oder konventionellen Neuroleptika (2)

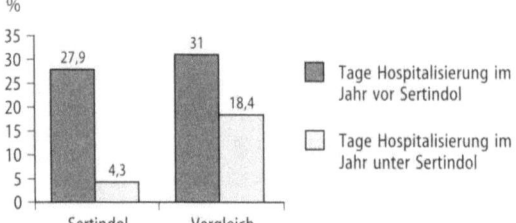

Abb. 19. Offener prä-post-Vergleich der Wirkung von Sertindol auf die Dauer der Hospitalisierung (12)

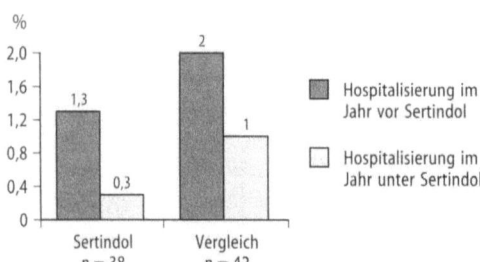

Abb. 20. Offener prä-post-Vergleich der Wirkung von Sertindol auf die Häufigkeit der Hospitalisierung (12)

Es ist aber fraglich, ob dieser gesundheitsökonomische Ansatz für das Problem adäquat ist. Es ist zu bezweifeln, daß die Kosten für Medikamente angesichts eines Anteils von nur 1 % bzw. 3 % gesundheitspolitisch hinreichend schwer wiegen, um eine politische Intervention zu rechtfertigen (Abb. 21, 22). Die medizinische Ethik gebietet, daß Allokationsentscheidungen sich nur dann an ökonomischen Kriterien orientieren dürfen, wenn sich die Therapieoptionen medizinisch nicht unterscheiden, wenn es also keine medizinischen Entscheidungskriterien gibt. Schließlich

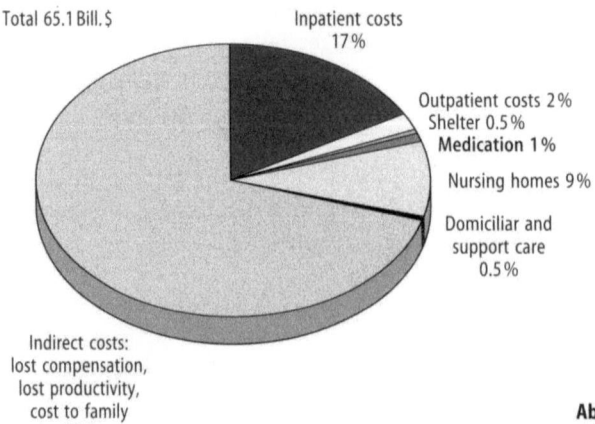

Abb. 21. Kosten der Schizophrenie in den USA im Jahre 1991 (20)

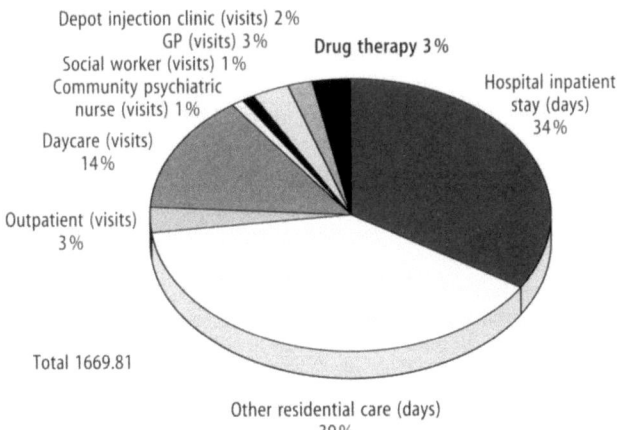

Abb. 22. Kosten der Schizophrenie in Großbritannien im Jahre 1987 (1)

wäre – so es ein gesundheitsökonomisches Problem neue Neuroleptika gäbe – die Dimension dieses Problems grundlegender, nämlich im Kontext des Verteilungskampfes unter gesundheitsökonomischem Druck, zu sehen und anzugehen. Letztlich geht es darum, daß die finanziellen Mittel nicht von medizinischen Notwendigkeiten losgelöst alloziert werden. Also bedarf es der Prüfung des Bedarfs und daraus abgeleiteter Definition von Gesundheitszielen.

Eine Methodik zur Priorisierung von Gesundheitszielen

Die folgenden Überlegungen wurden für die Arbeitsgruppe „Medizinische Orientierung" der Gesellschaft für Versicherungsforschung und -gestaltung (GVG) angestellt. Die GVG sucht nach Wegen, in der Allokation der Ressourcen eine Balance zwischen ökonomischen und medizinischen Gesundheitszielen herbeizuführen.

Gesundheitsziele hängen von besonderen Interessen ab; Individualinteressen sind von Kollektivinteressen zu unterscheiden. Die Motive sind vielfältig. Sie können egoistischen und altruistischen Hintergrund haben, was sich nicht gegenseitig ausschließt.

Gesundheitsziele setzt sich das Individuum oder eine Gruppe aus Individualinteresse an eigener Gesundheit. Gesundheit, d.h. zumindest das Fehlen von Krankheit, ist ein selbstverständliches, globales, vom Individuum selten explizit und differenziert formuliertes Ziel, dem es aber einen hohen Wert beimißt. Solange Krankheit fehlt, dringt das individuelle Gesundheitsziel kaum ins Bewußtsein. Nur begrenzt orientiert das Individuum sein Risikoverhalten am Ziel der Gesundheit. Die Gesundheit gerät erst angesichts ihrer konkreten, sei es auch nur vermeintlichen Bedrohung in den Fokus der Aufmerksamkeit. In einem solchen Fall kann eine Gruppe gemeinsam „Bedrohter", z.B. Bewohner einer Region, gemeinsame Gesundheitsziele definieren, z.B. daß bestimmte, als Bedrohung der Gesundheit erlebte Umwelteinflüsse als Bedrohung ausgeschaltet werden sollen.

Gesundheitsziele setzen auch nicht direkt Betroffene für Dritte, aus altruistischen und utilitaristischen Gründen. Angehörige von Medizinalberufen haben ein (verständliches) Interesse, durch Formulierung von Gesundheitszielen Nachfrage nach ihrer Dienstleistung zu generieren. Die verschiedenen Kostenträger haben – im Interesse der Gewinnmaximierung oder der Ausgabenbegrenzung – das Ziel, Krankheit und daraus resultierende Invalidisierung zu vermeiden oder zumindest die letztlich finanziellen Folgen von Krankheit in Form direkter und indirekter Krankheitskosten zu begrenzen. Hier vermischen sich zumindest in einem demokratischen Gemeinwesen mit solidarisch finanzierten Sicherungssystemen individualethische und kollektivethische Motive. Aufgabe des demokratischen Staates ist es, zwischen den ggf. divergierenden Interessen für den Ausgleich zu sorgen.

Zweck der Formulierung von Gesundheitszielen kann nur sein, sie auch zu erreichen. Die Formulierung von Zielen hat nur Sinn, wenn parallel das Instrumentarium beschrieben und implementiert wird, mit dem der Grad der Zielerreichung gemessen werden soll. Das bedeutet auch, daß Ziele erreichbar sein sollten; andernfalls bleibt ihre Formulierung ohne Folgen, d.h. der Aufwand der Zielformulierung rechtfertigt sich nicht. Die Erreichbarkeit ist dabei aber keine kategoriale, sondern eine dimensionale Größe. Die Wahrscheinlichkeit der Erreichbarkeit muß in Relation zu den Risiken bei Nicht-Erreichung gesetzt werden; davon hängen die zu investierenden Mittel nach Art und Umfang ab. Das Beispiel der AIDS-Forschung zeigt, wie ein anscheinend hohes Bedrohungsgefühl in breiten Bevölkerungskreisen trotz schwerer Erreichbarkeit und geringer Prävalenz eine hohe Investitionsbereitschaft generiert.

Ziele müssen von denjenigen, die letztlich an ihrer Realisierung arbeiten, mitgetragen werden, sie müssen sich damit identifizieren. Dies ist am ehesten zu gewährleisten, wenn die Betroffenen an der Zielplanung beteiligt werden. Dies gilt auch für Gesundheitsziele.

Gesundheitsziele müssen sich der öffentlichen Diskussion stellen, denn sie betreffen jeden Bürger, nicht nur in Form eines erhofften Gewinns (an Gesundheit), sondern auch in Form von Belastungen, indem die Allokation von Mitteln die Zurücksetzung ggf. anderer Interessen bedeutet.

Gesundheitsziele können individualethisch und idealistisch verabsolutiert werden („Gesundheit für alle") oder pragmatisch einen Kompromiß von an sich Wünschenswertem mit dem Machbaren anstreben. Im demokratischen Staat ist es letztlich Sache des Volkes als Souverän zu entscheiden, wie nahe man dem Wünschenswerten kommen will, d.h. welche Anstrengungen man sich das Wünschenswerte kosten lassen will. Hierüber kann nur dann ein rational begründeter Konsens erzielt werden, wenn die Bewertungskriterien von Gesundheitszielen einerseits und die mit ihrer Erreichung verbundenen Anstrengungen, Verzichte und Kosten transparent sind. Insofern lassen sich auf der Makroebene medizinische und ökonomische Dimension von Gesundheitszielen nicht trennen. Die Formulierung von Gesundheitszielen sollte rationalen Kriterien folgen, und wo sie es nicht tut, sollte dies erkennbar sein. Letzteres gilt z.B. für die „besonderen Therapierichtungen".

Gesundheitsziele sind am ehesten dann medizinisch orientiert, wenn sie sich auf das Gebiet der Medizin beschränken und wenn sie hier aus wissenschaftlichen Befunden abgeleitet werden. Die ursprüngliche medizinische Definition von

Gesundheit ist – abweichend von der idealisierenden Definition der WHO – die Abwesenheit von Krankheit. Krankheit ist dann abwesend, wenn sie vermieden (Prävention) oder geheilt wird.

Individualethisch und kollektivethisch kann man sich desto eher auf ein gemeinsames medizinisches Gesundheitsziel einigen, je wahrscheinlicher jeder einzelne von der Krankheit betroffen ist oder sein wird (Inzidenz), je schwerwiegender die Folgen der Krankheit sind (letal, chronisch; Minderung von Lebensqualität und Erwerbsfähigkeit, u.a.m.) und je weniger Belastungen mit dem Erreichen des Ziels verbunden sind. Die Belastungen sind desto geringer, je wirksamere und billigere Verfahren zur Vermeidung und/oder Therapie der Krankheit verfügbar und je unmittelbarer diese zugänglich sind. Insofern kann ein mit medizinischer Orientierung identifiziertes Gesundheitsziel auch darin liegen, unter verschiedenen gleichwertigen präventiven, diagnostischen oder therapeutischen Verfahren dasjenige mit der größten Kosteneffizienz auszuwählen. Das setzt aber den Nachweis bei jeder Anwendung gleicher Wirksamkeit und Verträglichkeit voraus, oder einen Konsens, welche Risiken mit welcher Wahrscheinlichkeit man beim Primat der Kosteneffizienz (d.h. nicht mehr individualisierter Auswahl) hinzunehmen bereit ist. Die Priorisierung muß sich nicht auf die ökonomische Sicht beschränken, sondern kann auch Kriterien wie Einflüsse des Verfahrens auf die Lebensqualität einbeziehen. Andererseits sind in ökonomische Analysen auch indirekte medizinische Folgen (und ihre Kosten) einzubeziehen, z.B. Risiken von Hospitalinfektionen bei ambulantem Operieren im Krankenhaus (statt in der Praxis).

Gesundheitsziele sind dann *nicht* medizinisch orientiert, wenn sie i.w. nichtmedizinische Motive haben. So liegt es z.B. wegen der Arbeitsplätze und der Steuereinnahmen im Interesse der Gemeinschaft, florierende „Medizin-Industrie" (pharmazeutische Industrie, Medizinprodukte-Industrie; medizinische Versorgung als Arbeitsmarkt und als Innovationsmotor) im Land zu halten und ins Land zu holen. Wenn dies eine inländische Nachfrage nach den entsprechenden Produkten verlangt, kann ein Gesundheitsziel sein, diese Nachfrage zu ermöglichen oder gar zu fördern (z.B. durch Streichung einer Positivliste oder durch Aufhebung der Verpflichtung zum Einsatz billigerer Reimporte). Dies ist kein aus medizinischer Orientierung definiertes Gesundheitsziel. Andere Beispiele geben die besonderen Therapierichtungen, bei denen u.a. das Kriterium Erreichbarkeit des Heilens von Krankheit der weltanschaulich geprägten Wahl des Weges zu dieser Heilung untergeordnet wird. Die Definition von Gesundheitszielen hängt auch von der Macht dahinter stehender, auch weltanschaulicher Interessen ab. In einem Grenzbereich kann ein Gesundheitsziel dann mit medizinischer Orientierung definiert sein, wenn von der Zielerreichung ein besonderer wissenschaftlicher Innovationsschub erwartet werden kann (z.B. humanes Genom-Projekt).

Immer sind die bei einer induktiven Priorisierung von Gesundheitszielen zu berücksichtigenden und bewertenden Faktoren vielfältig, mit einer Vielzahl von Interdependenzen, die letztlich vor allem bezüglich ihrer Gewichtung so unüberschaubar werden können wie eine Gleichung mit mehreren Unbekannten. Für viele Faktoren und ihre Interdependenzen werden empirische Daten fehlen. Es handelt sich letztlich immer um Entscheidungen aus Unsicherheit. Solche Entscheidungen aus Unsicherheit lassen sich operationalisieren mit Hilfe von semiquantitativen Schätzverfahren (Rating).

Aus diesen Darlegungen ergeben sich als Vorschlag einer Methodik zur induktiven medizinisch orientierten Definition von Gesundheitszielen folgende Priorisierungskriterien:

1. aktuelle Häufigkeit der Krankheiten
2. „Gefährlichkeit" (vital, Invalidisierung) und „Leidensdruck" (Lebensqualität) aus Sicht des betroffenen Individuums
3. „Gefährlichkeit" (vital, Invalidisierung), „Leidensdruck" (Lebensqualität) und zu erwartender Häufigkeit aus Sicht der Gemeinschaft
4. Vermeidbarkeit (Prävention) aus medizinisch-wissenschaftlicher und soziologischer (Akzeptanz) Sicht
5. Nutzungsgrad der bestehenden Optionen zur Prävention
6. Behandelbarkeit aus medizinisch-wissenschaftlicher Sicht
7. Nutzungsgrad der bestehenden Behandlungsoptionen
8. direkte Krankheitskosten
9. indirekte Krankheitskosten
10. Kosten der Krankheitsvermeidung
11. Kosten des Erreichens des Gesundheitsziels
12. Verläßlichkeit (semiquantitativ) der Priorisierung als Gesundheitsziel

Auf Ebene jedes dieser Kriterien ließe sich für jede Krankheit durch Rating-Verfahren eine Gewichtung erzielen. Dadurch kann z.B. eine seltene Krankheit wegen hoher Mortalität nach schwerem Leid selbst bei geringer Behandelbarkeit und damit hohen Kosten (Forschungsinvestitionen) des Erreichens des Gesundheitsziels eine hohe Priorität erlangen (z.B. AIDS). Die Priorisierung würde der regelmäßigen Aktualisierung bedürfen unter Berücksichtigung von Änderungen der Gewichte auf jeder Entscheidungsebene. Zum Beispiel könnte es durch eine neue Entdeckung zu einer Verschiebung der Prioritäten kommen.

Das Ziel ist in meßbaren Einheiten zu fassen, z.B. Senkung einer bestimmten Mortalität um x %, Minderung der Frühberentung um y %, Minderung der Arbeitsunfähigkeitstage um z %, jeweils in einer (realistisch abzuschätzenden) Zeit von xy Jahren. Ziele können in auch in der zeitlichen Dimension definierte Teilziele zerlegt werden („Meilensteine"). Zur Erreichung von so identifizierten Gesundheitszielen sind verschiedene Wege möglich und Instrumente hilfreich. Ein Instrument wäre Leitlinien-orientiertes Handeln, ein weiteres angesichts nahezu regelhaft interdisziplinärer medizinischer Probleme die Vernetzung der Disziplinen (Case Management) und Zuständigkeiten, auch sektorübegreifend des stationären und ambulanten Sektors und innerhalb des ambulanten Sektors zwischen hausärztlicher und spezialärztlicher Versorgung.

Diese Instrumente zu Gesundheitszielen zu deklarieren („der Weg ist das Ziel"), ist zwar möglich, kann aber vom Thema medizinischer Oientierung ablenken. Im Sinne der Management-Theorie können vielfältige Wege zum Ziel führen. Diejenigen, denen die Erreichung des Ziels obliegt, also hier die Ärzteschaft, sollte in den Mitteln frei sein. Leitlinien-orientiertes ärztliches Handeln ist heute eigentlich eine Selbstverständlichkeit; eine Leitlinie ist nichts anderes als eine systematische und wissenschaftlich begründete („evidence based") Konkretisierung dessen, was beim jeweiligen Krankheitsbild vernünftig ist. Bedeutsamer als die Festlegung von Wegen und Instrumenten als eigene Ziele erscheint das Monitorieren durch Vereinbarung von Teilzielen (Meilensteine) und die Vereinbarung von Interventionen, Gratifikationen (und auch Sanktionen) beim Erreichen (oder Verfehlen) der vereinbarten Teilziele und Ziele.

Exemplarische Anwendung der Methodik zur Priorisierung von Gesundheitszielen

Das skizzierte Vorgehen soll im folgenden beispielhaft (und ohne Anspruch auf Vollständigkeit und Korrektheit) illustriert werden. Einschränkungen ergeben sich dabei besonders aus der in Deutschland nur lückenhaften Gesundheitsberichterstattung.

Die stationäre Versorgung stellt mit ca. einem Drittel der Ausgaben den größten Kostenblock der Gesundheitskosten dar (Abb. 8). Es darf postuliert werden, daß sich in den Häufigkeiten der Diagnosen in der Krankenhaus-Statistik die Häufigkeiten der schwerer wiegenden Krankheiten widerspiegeln. Deshalb erscheint es sinnvoll, sich bei der Priorisierung von Gesundheitszielen auf die Krankenhaus-Statistik zu beziehen. Dies bietet auch den Vorteil, daß bei allen Einschränkungen (z.B. bezüglich der Diagosen) diese Daten noch am ehesten valide sind. Die Krankenhaus-Statistik erlaubt (mangels anderer Datenquellen) auch am ehesten ein Ranking nach direkten Krankheitskosten, indem Fallfrequenzen, Verweildauer und tagesgleiche Pflegesätze sich miteinander verbinden lassen.

Tabelle 1 zeigt die 21 häufigsten ICD-9 Diagnosen, die 1994 Anlaß zu stationärer Behandlung gaben, mit den jeweiligen Fallzahlen und mittleren Verweildauern. Die 21 häufigsten Diagnosen erfassen ca. 46 % aller stationären Behandlungsfälle, wobei Rangplatz 21 (Meniskusschäden) bereits in der Größenordnung von nur 1 % liegt. Die ersten 100 Diagnosen erfassen ca. 81 %, wobei Rangplatz 100 (Harnblasenentzündung) bereits unter 0,2 % liegt. Die Diagnosen wurden aus medizinischen Gründen z.T. in Gruppen zusammengefaßt, z.T. als Einzeldiagnosen berücksichtigt, nämlich abhängig davon, ob sich medizinische Interventionen auf Krankheitsgruppen oder nur auf Einzelentitäten auswirken können.

Die Verletzungen führen mit fast 10 % bei den Krankenhausbehandlungen bei weitem, gefolgt von ischämischen Herzkrankheiten (fast 5 %), Entbindungen, bösartigen Neubildungen der Harn- und Geschlechtsorgane, gutartigen Neubildungen. Die führenden Todesursachen (Tabelle 2) sind in der Altersgruppe 15–45 Jahre Verletzungen (und Vergiftungen) gefolgt von bösartigen Neubildungen und dann psychiatrischen Krankheiten (i.w. Suizid), in der Altersgruppe 45–65 Jahre bösartige Neubildungen gefolgt von koronarer Herzkrankheit, in höherem Alter bösartige Neubildungen gefolgt von koronarer Herzkrankheit und von cerebrovaskulären Krankheiten.

Verletzungen sind vermutlich weit überwiegend Ausdruck und Folge der Risikobereitschaft der Bürger und damit am ehesten der Prävention zugänglich, aber entscheidend abhängig von deren Bereitschaft, Einschränkungen im Interesse der Prävention hinzunehmen. Die Grenzen dieser Bereitschaft sind daran zu erkennen, daß der Verzicht auf Alkohol im Straßenverkehr nicht realisiert werden kann, obwohl bei 12 % aller Verkehrsunfälle und bei ca. 15 % aller Verkehrsunfälle mit tödlichem Ausgang Alkohol beteiligt war. Die gesundheitlichen Folgen der Verletzungen werden vermutlich im wesentlichen vom Verletzungsmechanismus

Tabelle 1. Die 21 häufigsten eine stationäre Behandlung im Jahr 1994 begründenden Diagnosen mit Fallzahlen, prozentualem Anteil an allen Aufnahmen des Jahres und mittlerer Verweildauer (statistisches Bundesamt)

ICD-9	Aufnahmen	%	Verweildauer	Diagnose-Text
Alle	14455386	100,00	13,03	Insgesamt
800-959	1412145	9,77	11,99	Verletzungen
410-414	703996	4,87	11,75	Ischämische Herzkrankheiten
650-659	611130	4,23	6,75	Normale Entbindung sowie andere Indikationen zur Behandlung während der Schwangerschaft, bei Wehen und Entbindung
179-189	301309	2,08	12,34	Bösartige Neubildungen der Harn- und Geschlechtsorgane
210-229	295555	2,04	10,17	Gutartige Neubildungen
474	275295	1,90	4,99	Chron. Affektionen der Tonsillen und des adenoiden Gewebes
366	261822	1,81	5,38	Katarakt (Grauer Star)
550-553	251641	1,74	9,68	Eingeweidebrüche
428	215057	1,49	19,09	Herzinsuffizienz
715	210734	1,46	20,58	Osteoarthrose und entsprechende Affektionen
540-543	205453	1,42	7,60	Appendizitis
250	200958	1,39	17,39	Diabetes mellitus (Zuckerkrankheit)
295-299	194012	1,34	64,95	Schizophrene u.a. funktionelle Psychosen
490-496	193241	1,34	14,47	Chron. obstruktive Lungenkrankh. u. verwandte Affektionen
174	190167	1,32	10,32	Bösartige Neubildung der weiblichen Brustdrüse
640-648	189262	1,31	7,85	Komplikationen, die hauptsächlich im Zusammenhang mit der Schwangerschaft auftreten
427	186806	1,29	12,83	Herzrhythmusstörungen
574	183869	1,27	11,97	Cholelithiasis (Gallensteinleiden)
480-487	171573	1,19	15,68	Pneumonie (Lungenentzündung) und Grippe
303	164804	1,14	20,75	Alkoholabhängigkeit
717	164186	1,14	7,65	Innere Kniegelenkschädigung (Meniskusschäden)
Summe:	6583015	45,54		

und allenfalls zum kleinen Teil von medizinischen Interventionen bestimmt, so daß ein medizinisch orientiertes Gesundheitsziel kaum Anknüpfungspunkte hätte. Im Sinne von Krankheitskosten bedeuten Unfallfolgen eine wachsende Herausforderung, indem z.B. Hirn- und Rückenmarksverletzte überwiegend in jüngerem Alter aus dem Erwerbsleben ausscheiden und in ihrer Lebenserwartung kaum eingeschränkt sind.

Für die meisten bösartigen Neubildungen stellen präventiv beeinflußbare exogene Faktoren (z.B. Nikotinkonsum) bedeutsame Risikofaktoren mit wenn auch variablem Gewicht dar. Dies ist seit vielen Jahren bekannt, die Bevölkerung hat sich aber zumindest zu grundlegenden Verhaltensänderungen nur schwer entschließen können. Die Effizienz der Vorsorgeuntersuchungen wird kontrovers diskutiert.

Tabelle 2. Mortalität je 100000 Einw. gleichen Alters 1995 Westdeutschland

ICD-9	<1 J	1–15 J	15–45 J	45–65 J	>65 J	Diagnose-Klartext
001-139	4,3	0,8	5,5	9,6	41	I. Infektiöse und parasitäre Krankheiten
140-208	2,8	2,9	20,2	271,8	1181,9	II. bösartige Neubildungen
250		0,1	0,8	12,2	153	Diabetes mellitus
290-319		6	7,4	12,2	68,7	V. Psychiatrische Krankheiten
320-389	7,7	1,7	2,1	10,7	154,3	VI. Krankheiten des Nervensystems und der Sinnesorgane
410-414			4,4	103,5	1131,9	Ischämische Herzkrankheiten
415			0,7	5,7	39,7	Akute pulmonale Herzkrankheit (Lungenembolie)
428	0,6	0,1	0,7	12,2	476,4	Herzinsuffizienz
430-438		0,3	2,9	32,3	685,5	Krankheiten des zerebrovaskulären Systems
440			0,1	2	120,2	Arteriosklerose
460-519	3,7	0,7	2,1	27,3	384,4	VIII. Krankheiten der Atmungsorgane
520-579	2,2	0,2	6,6	52	204,3	IX. Krankheiten der Verdauungsorgane
580-629	0,1	0,1	0,4	5,2	70,2	X. Krankheiten der Harn- und Geschlechtsorgane
780-799	111,1	1	6	23,6	135	XVI. Symptome und schlecht bezeichnete Affektionen
800-999	11,9	6,7	33,8	38,9	119,5	XVII. Verletzungen und Vergiftungen

Konservative und operative Onkologie haben bei einzelnen Malignomarten Heilungen ermöglicht. Überwiegend aber (wie die Mortalitätsstatistik zeigt) sind die Behandlungsmöglichkeiten begrenzt, d.h. als Gesundheitsziel würde z.B. die Halbierung der Malignom-bedingten Mortalität einer langfristigen Perspektive (Delphi '98: „wirksame Bekämpfung von Krebs" erreichbar in den Jahren 2011–2015) und zunächst weiterer Investitionen in die Forschung bedürfen.

Auch für die ischämischen Krankheiten des Herzens und Gehirns sind seit vielen Jahren exogene, einer Primärprävention zugängliche Risikofaktoren (Nikotinkonsum, Alkoholkonsum, essentielle und sekundäre Hypertonie, Adipositas, Bewegungsmangel, etc.) bekannt, die Bevölkerung hat sich aber auch hier zumindest zu grundlegenden Verhaltensänderungen nur schwer entschließen können. Neue Perspektiven eröffnet die Infektionshypothese (Chlamydia pneumoniac u.ä.) der Arteriosklerose. Auf den Forschungsbedarf (auch zur Vermeidung einer inadäquaten Mengenausweitung der Antibiotikatherapie und damit verbundenen Kosten) wie auch auf die Probleme, diese Forschung zu realisieren, sei hier nur hingewiesen. Jedenfalls kann sich hier ein neuer Ansatz für das Gesundheitsziel „Halbierung der kardiovaskulären und zerebrovaskulären Morbidität und Mortalität" ergeben.

Vermutlich korreliert die Bettenbelegung mit den Krankheitskosten nicht nur der stationären Behandlung, sondern auch der ambulanten Behandlung. Sie wäre also zumindest bei der hier interessierenden Rangstatistik ein Spiegel der direkten Krankheitskosten. In Tabelle 3 sind die Diagnosen nach dem prozentualen Anteil an der gesamten Bettenbelegung (Produkt aus Fallzahlen und mittlerer Verweildauer) im Jahre 1994 sortiert. Zumindest partiell wird ein Zusammenhang zwischen der Länge der Verweildauer und auch längerfristiger Beeinträchtigung der Lebensqualität bestehen. Über den Einfluß der verschiedenen Krankheiten auf die Lebensqualität liegen wenig objektive Daten vor, erst recht nicht solche, die einen umfassenden, quantitativen Vergleich zwischen den Krankheiten und damit eine differentielle Gewichtung erlauben würden. Dies gilt erst recht für Cost-Benifit-Analysen mit Quantifizierung von „Quality adjusted Life years" (QALYs) in finanziellen Dimensionen.

Die nach dem Anteil an der gesamten Bettenbelegung 50 häufigsten Krankheiten (Tabelle 3) erfassen 64 % aller Belegungstage, wobei Rang 50 (zerebrale ischämische Attacken) mit 0,5 % vertreten ist. Mit 9 % der Belegungstage führen wieder die Verletzungen, gefolgt von schizophrenen Psychosen mit fast 7 %, dann ischämischen Herzkrankheiten (4,5 %), dann Osteoarthrosen der Gliedmaßen (2,3 %). Besonders hingewiesen sei auf die chronischen Krankheiten an hohen Rangplätzen, nämlich den Diabetes mellitus (Rang 9, 1,9 %), die Alkoholkrankheit (Rang 10, 1,8 %, wobei die rehabilitative Entwöhnungsbehandlung hier zumindest weitgehend ausgeschlossen ist), die obstruktiven Atemwegserkrankungen (Rang 12, 1,5 %), die manisch-depressiven Krankheiten (Rang 13, 1,5 %), Arteriosklerose-Folgekrankheiten (Rang 17, 1,3 %), Demenzen (Rang 18, 1,3 %), Bandscheibenschäden (Rang 19, 1,3 %), sog. Neurosen (Rang 20, 1,2 %; hierbei handelt es sich um eine Zusammenfassung von i.w. Depressionen, Zwangskrankheit, Panikkrankheit), dann erst an Rang 22, 23 und 25 bösartige Neubildungen der Atemwege, der Brustdrüse bzw. der blutbildenden Organe. Zur Primärprävention und Behandelbarkeit der ischämischen Krankheiten wurde oben bereits Stellung genommen.

Tabelle 3. Die 50 häufigsten eine stationäre Behandlung im Jahr 1994 begründenden Diagnosen mit Fallzahlen, Produkt aus Fallzahl (Fz) und Verweildauer (Vwd) und prozentualem Anteil an der gesamten Bettenbelegung des Jahres (statistisches Bundesamt), absteigend sortiert nach Anteil an der gesamten Bettenbelegung

ICD	Aufnahmen	Fz × Vwd	%	Diagnose-Text
alle	14455386	188423687	100,00	Insgesamt
800-959	1412145	16931619	8,99	Verletzungen
295-299	194012	12601191	6,69	Schizophrene u.a. funktionelle Psychosen
410-414	703996	8274198	4,39	Ischämische Herzkrankheiten
715	210734	4336129	2,30	Osteoarthrose und entsprechende Affektionen
650-659	611130	4124121	2,19	Normale Entbindung sowie andere Indikationen zur Behandlung während der Schwangerschaft, bei Wehen und Entbindung
428	215057	4104541	2,18	Herzinsuffizienz
179-189	301309	3717135	1,97	Bösartige Neubildungen der Harn- und Geschlechtsorgane
436	159407	3528764	1,87	Akute, aber mangelhaft bezeichnete Hirngefäßkrankheiten
250	200958	3495618	1,86	Diabetes mellitus (Zuckerkrankheit)
303	164804	3418980	1,81	Alkoholabhängigkeit
210-229	295555	3006705	1,60	Gutartige Neubildungen
490-496	193241	2796421	1,48	Chron. obstruktive Lungenkrankh. u. verwandte Affektionen
296	64029	2758342	1,46	Affektive (manische, depressive) Psychosen
480-487	171573	2690076	1,43	Pneumonie (Lungenentzündung) und Grippe

Tabelle 3. Fortsetzung

ICD	Aufnahmen	Fz × Vwd	%	Diagnose-Text
550-553	251641	2436141	1,29	Eingeweidebrüche
427	186806	2396194	1,27	Herzrhythmusstörungen
440	117440	2381386	1,26	Arteriosklerose
290	47869	2376000	1,26	Senile und präsenile organische Psychosen
722	146845	2295041	1,22	Intervertebrale Diskopathien (Bandscheibenschäden)
300	57203	2257998	1,20	Neurosen
574	183869	2201541	1,17	Cholelithiasis (Gallensteinleiden)
160-165	149283	2155338	1,14	Bösartige Neubildung der Atmungs- u. intrathorakalen Organe
174	190167	1961608	1,04	Bösartige Neubildung der weiblichen Brustdrüse
317-319	8319	1818253	0,96	Oligophrenien
200-208	146401	1679311	0,89	Bösart. Neubild. des lymphat. und hämatopoetischen Gewebes
540-543	205453	1560678	0,83	Appendizitis
401	125804	1538072	0,82	Essentielle Hypertonie
640-648	189262	1486341	0,79	Komplikationen, die hauptsächlich im Zusammenhang mit der Schwangerschaft auftreten
366	261822	1407877	0,75	Katarakt (Grauer Star)
680-686	121277	1402974	0,74	Infektionen der Haut und des Unterhautzellgewebes
153	94690	1390470	0,74	Bösartige Neubildung des Dickdarmes
345	102354	1387947	0,74	Epilepsie
474	275295	1372876	0,73	Chron. Affektionen der Tonsillen und des adenoiden Gewebes
717	164186	1256130	0,67	Innere Kniegelenkschädigung (Meniskusschäden)
454	137942	1215904	0,65	Varizen der unteren Extremitäten
380-389	148970	1211994	0,64	Krankheiten des Ohres und des Warzenfortsatzes
571	67776	1189225	0,63	Chronische Leberkrankheit und -zirrhose
740-759	114135	1181153	0,63	XIV. Kongenitale Anomalien
ohne	82642	1172944	0,62	Ohne Diagnoseangabe
660-669	125745	1163744	0,62	Komplikationen, die hauptsächlich im Verlauf der Wehen und der Entbindung auftreten
725-729	118418	1150916	0,61	Rheumatismus, ausgen. des Rückens
154	75978	1145851	0,61	Bösartige Neubildung des Rektums, der Übergangsstelle des Colon sigmoideum in das Rektum und des Anus
301	20381	1080423	0,57	Persönlichkeitsstörungen (Psychopathien, Charakterneurosen)
724	68075	1026986	0,55	Sonstige und n.n.bez. Affektionen des Rückens
600	76197	984125	0,52	Prostatahyperplasie (Prostatavergrößerung)
577	55082	948682	0,50	Krankheiten der Bauchspeicheldrüse (Pankreatitis)
309	30790	945600	0,50	Psychogene Reaktion (Anpassungsstörung)
765	32094	934131	0,50	Affektionen durch verkürzte Schwangerschaftsdauer und n.n.bez. Geburtsuntergewicht
780	111885	917297	0,49	Allgemeine Symptome (Schwindel, Schlafstörung, Asthenie)
435	65609	914377	0,49	Zerebrale ischämische Attacken
Summe:	9255655	129729368	68,85	

Tabelle 4. Die belegungsstärksten (ca. 65 % aller stationären Aufnahmen, 74 % aller Belegungstage) Krankheiten sortiert nach langfristiger Beeinträchtigung der Lebensqualität, Nutzungsgrad der Behandlungsoptionen (einschließlich Sekundärprävention) und Behandelbarkeit

ICD	Fz × Vwd	%	Vmbk	Ng	Bhbk	Ng	Bt der QoL	Diagnose-Text
alle	188423687	100,00						Insgesamt
431	457503	0,24	2	2	4	3	4	Intrazerebrale Hämorrhagie (Gehirnblutung)
300	2257998	1,20	1	1	4	2	4	„Neurosen"
250	3495618	1,86	3	2	4	2	4	Diabetes mellitus (Zuckerkrankheit)
296	2758342	1,46	1	1	4	1	4	Affektive (manische, depressive) Psychosen
340	571732	0,30	1	1	3	4	4	Enzephalomyelitis disseminata (Multiple Sklerose)
332	633272	0,34	1	1	3	4	4	Parkinson Syndrome
585	825380	0,44	1	1	3	4	4	Chronisches Nierenversagen
714	850695	0,45	1	1	3	4	4	Primär-chronische Polyarthritis und sonstige entzündliche Polyarthropathien
154	1145851	0,61	2	2	3	4	4	Bösartige Neubildung des Rektums, der Übergangsstelle des Colon sigmoideum in das Rektum und des Anus
153	1390470	0,74	2	2	3	4	4	Bösartige Neubildung des Dickdarmes
200-208	1679311	0,89	1	1	3	4	4	Bösart. Neubild. des lymphat. und hämatopoetischen Gewebes
440	2381386	1,26	3	3	3	4	4	Arteriosklerose
490-496	2796421	1,48	3	2	3	4	4	Chron. obstruktive Lungenkrankh. u. verwandte Affektionen
304	704088	0,37	4	2	3	2	4	Medikamenten-, Drogenabhängigkeit
295-299	12601191	6,69	1	1	3	2	4	Schizophrene u.a. funktionelle Psychosen
157	396723	0,21	1	1	2	4	4	Bösartige Neubildung der Bauchspeicheldrüse (Pancreas)
191	405488	0,22	1	1	2	4	4	Bösartige Neubildung des Gehirns
434	757401	0,40	3	2	2	4	4	Verschluß zerebraler Arterien
151	758213	0,40	1	1	2	4	4	Bösartige Neubildung des Magens
577	948682	0,50	4	1	2	4	4	Krankheiten der Bauchspeicheldrüse (Pankreatitis)
571	1189225	0,63	4	1	2	4	4	Chronische Leberkrankheit und -zirrhose
160-165	2155338	1,14	4	2	2	4	4	Bösartige Neubildung der Atmungs- u. intrathorakalen Organe
436	3528764	1,87	3	2	2	4	4	Akute aber mangelhaft bezeichnete Hirngefäßkrankheiten

Tabelle 4. Fortsetzung

ICD	Fz × Vwd	%	Vmbk	Ng	Bhbk	Ng	Bt der QoL	Diagnose-Text
290	2376000	1,26	1	1	2	3	4	Senile und präsenile organische Psychosen
740-759	1181153	0,63	1	1	1	1	4	XIV. Kongenitale Anomalien
317-319	1818253	0,96	2	4	1	1	4	Oligophrenien
722	2295041	1,22	2	3	4	4	3	Intervertebrale Diskopathien (Bandscheibenschäden)
401	1538072	0,82	2	2	4	3	3	Essentielle Hypertonie
415	457623	0,24	1	1	3	4	3	Akute pulmonale Herzkrankheit (Lungenembolie)
140-149	610402	0,32	4	1	3	4	3	Bösartige Neubildungen der Lippe, der Mundhöhle und des Rachens
725-729	1150916	0,61	2	2	3	4	3	Rheumatismus, ausgen. des Rückens
174	1961608	1,04	2	2	3	4	3	Bösartige Neubildung der weiblichen Brustdrüse
427	2396194	1,27	3	3	3	4	3	Herzrhythmusstörungen
179-189	3717135	1,97	3	2	3	4	3	Bösartige Neubildungen der Harn- und Geschlechtsorgane
428	4104541	2,18	2	3	3	4	3	Herzinsuffizienz
453	474474	0,25	1	1	3	3	3	Sonstige venöse Embolien und Thrombosen
733	542183	0,29	2	1	3	3	3	Sonst. Affektionen der Knochen und Knorpel (Osteoporose)
435	914377	0,49	3	2	3	2	3	Zerebrale ischämische Attacken
715	4336129	2,30	3	2	2	4	3	Osteoarthrose und entsprechende Affektionen
444	484709	0,26	1	1	2	3	3	Arterielle Embolie und Thrombose
730	368114	0,20	1	1	4	4	2	Osteomyelitis, Periostitis und sonstige Infektionen mit Knochenbeteiligung
996-999	716822	0,38	1	1	4	4	2	Komplikationen nach chirurgischen Eingriffen und ärztlicher Behandlung, anderweitig nicht klassifiziert
291	832189	0,44	4	1	4	4	2	Alkoholpsychosen
454	1215904	0,65	2	2	4	4	2	Varizen der unteren Extremitäten
717	1256130	0,67	3	2	4	4	2	Innere Kniegelenkschädigung (Meniskusschäden)
800-959	16931619	8,99	4	2	4	4	2	Verletzungen
620	380048	0,20	1	1	3	4	2	Nichtentzündliche Affektionen der Ovarien (Eierstöcke), der Eileiter und des Ligamentum latum uteri (Mutterbandes)
555-558	896887	0,48	1	1	3	4	2	Nichtinfektiöse Enteritis und Kolitis
345	1387947	0,74	1	1	3	4	2	Epilepsie
410-414	8274198	4,39	3	3	3	4	2	Ischämische Herzkrankheiten

Tabelle 4. Fortsetzung

ICD	Fz × Vwd	%	Vmbk	Ng	Bhbk	Ng	Bt der QoL	Diagnose-Text
303	3418980	1,81	4	1	3	2	2	Alkoholabhängigkeit
312	472384	0,25	1	1	2	4	2	Anderweitig nicht klassifizierbare Störungen des Sozialverhaltens
301	1080423	0,57	1	1	2	3	2	Persönlichkeitsstörungen (Psychopathien, Charakterneurosen)
564	370978	0,20	1	1	4	4	1	Funkt. Verdauungsstörungen, anderw. nicht klassifiziert
626	456705	0,24	1	1	4	4	1	Menstruationsstörungen und sonstige abnorme Blutungen aus dem weiblichen Genitaltrakt
470	482440	0,26	1	1	4	4	1	Nasenscheidewandverbiegung (Septumdeviation)
242	556118	0,30	1	1	4	4	1	Thyreotoxikose mit oder ohne Struma
535	561167	0,30	1	1	4	4	1	Gastritis und Duodenitis
560	579088	0,31	1	1	4	4	1	Darmverschluß (Ileus) ohne Angabe eines Eingeweidebruchs
707	585460	0,31	4	3	4	4	1	Chronisches Ulcus der Haut (Dekubitus)
562	605382	0,32	2	2	4	4	1	Darmdivertikel (Diverticulitis)
010-018	631780	0,34	1	1	4	4	1	Tuberkulose
451	665083	0,35	2	4	4	4	1	Phlebitis und Thrombophlebitis
241	693024	0,37	1	1	4	4	1	Knotenstruma ohne Thyreotoxikose (Schilddrüsenüberfunkt.)
001-009	738765	0,39	1	1	4	4	1	Infektiöse Krankheiten des Verdauungssystems
460-466	841387	0,45	2	3	4	4	1	Akute Infektionen der Atmungsorgane
592	875575	0,46	2	1	4	4	1	Nieren- und Harnleitersteine
600	984125	0,52	1	1	4	4	1	Prostatahyperplasie (Prostatavergrößerung)
680-686	1402974	0,74	1	1	4	4	1	Infektionen der Haut und des Unterhautzellgewebes
366	1407877	0,75	1	1	4	4	1	Katarakt (Grauer Star)
540-543	1560678	0,83	1	1	4	4	1	Appendizitis
574	2201541	1,17	3	2	4	4	1	Cholelithiasis (Gallensteinleiden)
550-553	2436141	1,29	1	1	4	4	1	Eingeweidebrüche
480-487	2690076	1,43	1	1	4	4	1	Pneumonie (Lungenentzündung) und Grippe
210-229	3006705	1,60	1	1	4	4	1	Gutartige Neubildungen
531	771265	0,41	1	1	4	3	1	Magengeschwür
532	504057	0,27	1	1	4	2	1	Ulcus duodeni (Zwölffingerdarmgeschwür)

Tabelle 4. Fortsetzung

ICD	Fz × Vwd	%	Vmbk	Ng	Bhbk	Ng	Bt der QoL	Diagnose-Text
309	945600	0,50	2	1	3	4	1	Psychogene Reaktion (Anpassungsstörung)
	138833538	73,68						

Fz = Fallzahl; Vwd = Verweildauer; Vmbk = Vermeidbarkeit; Ng = Nutzungsgrad; Bhbk = Behandelbarkeit; Bt der QoL = Beeinträchtigung der Lebensqualität; 1 = überhaupt nicht; 2 = wenig; 3 = mäßig; 4 = ausgezeichnet bzw. sehr stark

Tabelle 4 zeigt ein Ranking innerhalb der Gruppe der 78 belegungsstärksten Krankheiten entsprechend Vermeidbarkeit (Prävention), aktuellem Nutzungsgrad der Prävention, Behandelbarkeit, aktuellem Nutzungsgrad der Behandlung der verfügbaren Therapieoptionen und anhaltender Beeinträchtigung der Lebensqualität (ohne Entbindungen und unbekannte Diagnosen). Dies können nur grobe Schätzungen sein, die der Präzisierung durch entsprechende Experten bedürften. Auch wäre innerhalb der berücksichtigten ICD-9 Gruppen zu differenzieren (z.B. Verletzungen). Bei einer Reihe von Krankheiten wäre die Prävention nach Primärprävention und Sekundärprävention zu differenzieren. Die Sekundärprävention wurde in der vorliegenden (ohnehin nur exemplarischen) Analyse in der Dimension Behandelbarkeit mitberücksichtigt.

Da es sich hier um nur exemplarische Überlegungen zu einer Methodik der medizinisch-orientierten Identifikation von Gesundheitszielen handelt, soll auf explizite Priorisierungen der übrigen unter 1.–12. vorgeschlagenen Priorisierungskriterien verzichtet werden, zumal die verfügbare Datenbasis begrenzt ist.

Tabelle 5. Die belegungsstärksten (ca. 65 % aller stationären Aufnahmen, 74 % aller Belegungstage) Krankheiten sortiert nach dem Quotienten (Ratio) des Produktes langfristiger Beeinträchtigung der Lebensqualität (QoL), Vermeidbarkeit und Behandelbarkeit einerseits und deren Nutzungsgraden andererseits

ICD	Fz × Vwd %	Vmbk	Ng	Bhbk	Ng	Bt der QoL	Ratio (Vmbk × Bhbk × QoL)/ N-grade	Diagnose-Text
alle	100,00							Insgesamt
296	1,46	1	1	4	1	4	16	Affektive (manische, depressive) Psychosen
250	1,86	3	2	4	2	4	12	Diabetes mellitus (Zuckerkrankheit)
303	1,81	4	1	3	2	2	12	Alkoholabhängigkeit
304	0,37	4	2	3	2	4	12	Medikamenten-, Drogenabhängigkeit
140-149	0,32	4	1	3	4	3	9	Bösartige Neubildungen der Lippe, der Mundhöhle und des Rachens
300	1,20	1	1	4	2	4	8	„Neurosen"
571	0,63	4	1	2	4	4	8	Chronische Leberkrankheit und -zirrhose

Tabelle 5. Fortsetzung

ICD	Fz × Vwd %	Vmbk	Ng	Bhbk	Ng	Bt der QoL	Ratio (Vmbk × Bhbk × QoL)/ N-grade	Diagnose-Text
577	0,50	4	1	2	4	4	8	Krankheiten der Bauchspeicheldrüse (Pankreatitis)
291	0,44	4	1	4	4	2	8	Alkoholpsychosen
435	0,49	3	2	3	2	3	7	Zerebrale ischämische Attacken
295-299	6,69	1	1	3	2	4	6	Schizophrene u.a. funktionelle Psychosen
733	0,29	2	1	3	3	3	6	Sonst. Affektionen der Knochen und Knorpel (Osteoporose)
431	0,24	2	2	4	3	4	5	Intrazerebrale Hämorrhagie (Gehirnblutung)
490-496	1,48	3	2	3	4	4	5	Chron. obstruktive Lungenkrankh. u. verwandte Affektionen
800-959	8,99	4	2	4	4	2	4	Verletzungen
160-165	1,14	4	2	2	4	4	4	Bösartige Neubildung der Atmungs- u. intrathorakalen Organe
401	0,82	2	2	4	3	3	4	Essentielle Hypertonie
740-759	0,63	1	1	1	1	4	4	XIV. Kongenitale Anomalien
179-189	1,97	3	2	3	4	3	3	Bösartige Neubildungen der Harn- und Geschlechtsorgane
436	1,87	3	2	2	4	4	3	Akute, aber mangelhaft bezeichnete Hirngefäßkrankheiten
440	1,26	3	3	3	4	4	3	Arteriosklerose
200-208	0,89	1	1	3	4	4	3	Bösart. Neubild. des lymphat. und hämatopoetischen Gewebes
153	0,74	2	2	3	4	4	3	Bösartige Neubildung des Dickdarmes
717	0,67	3	2	4	4	2	3	Innere Kniegelenkschädigung (Meniskusschäden)
154	0,61	2	2	3	4	4	3	Bösartige Neubildung des Rektums, der Übergangsstelle des Colon sigmoideum in das Rektum und des Anus
714	0,45	1	1	3	4	4	3	Primär-chronische Polyarthritis und sonstige entzündliche Polyarthropathien
585	0,44	1	1	3	4	4	3	Chronisches Nierenversagen
434	0,40	3	2	2	4	4	3	Verschluß zerebraler Arterien
332	0,34	1	1	3	4	4	3	Parkinson Syndrome
340	0,30	1	1	3	4	4	3	Enzephalomyelitis disseminata (Multiple Sklerose)
453	0,25	1	1	3	3	3	3	Sonstige venöse Embolien und Thrombosen
290	1,26	1	1	2	3	4	3	Senile und präsenile organische Psychosen

Tabelle 5. Fortsetzung

ICD	Fz × Vwd %	Vmbk	Ng	Bhbk	Ng	Bt der QoL	Ratio (Vmbk × Bhbk × QoL)/ N-grade	Diagnose-Text
715	2,30	3	2	2	4	3	2	Osteoarthrose und entsprechende Affektionen
427	1,27	3	3	3	4	3	2	Herzrhythmusstörungen
174	1,04	2	2	3	4	3	2	Bösartige Neubildung der weiblichen Brustdrüse
725-729	0,61	2	2	3	4	3	2	Rheumatismus, ausgen. des Rückens
415	0,24	1	1	3	4	3	2	Akute pulmonale Herzkrankheit (Lungenembolie)
722	1,22	2	3	4	4	3	2	Intervertebrale Diskopathien (Bandscheibenschäden)
317-319	0,96	2	4	1	1	4	2	Oligophrenien
454	0,65	2	2	4	4	2	2	Varizen der unteren Extremitäten
592	0,46	2	1	4	4	1	2	Nieren- und Harnleitersteine
151	0,40	1	1	2	4	4	2	Bösartige Neubildung des Magens
996-999	0,38	1	1	4	4	2	2	Komplikationen nach chirurgischen Eingriffen und ärztlicher Behandlung, anderweitig nicht klassifiziert
532	0,27	1	1	4	2	1	2	Ulcus duodeni (Zwölffingerdarmgeschwür)
444	0,26	1	1	2	3	3	2	Arterielle Embolie und Thrombose
191	0,22	1	1	2	4	4	2	Bösartige Neubildung des Gehirns
157	0,21	1	1	2	4	4	2	Bösartige Neubildung der Bauchspeicheldrüse (Pancreas)
730	0,20	1	1	4	4	2	2	Osteomyelitis, Periostitis und sonstige Infektionen mit Knochenbeteiligung
410-414	4,39	3	3	3	4	2	2	Ischämische Herzkrankheiten
428	2,18	2	3	3	4	3	2	Herzinsuffizienz
574	1,17	3	2	4	4	1	2	Cholelithiasis (Gallensteinleiden)
345	0,74	1	1	3	4	2	2	Epilepsie
309	0,50	2	1	3	4	1	2	Psychogene Reaktion (Anpassungsstörung)
555-558	0,48	1	1	3	4	2	2	Nichtinfektiöse Enteritis und Kolitis
620	0,20	1	1	3	4	2	2	Nichtentzündliche Affektionen der Ovarien (Eierstöcke), der Eileiter und des Ligamentum latum uteri (Mutterbandes)
301	0,57	1	1	2	3	2	1	Persönlichkeitsstörungen (Psychopathien, Charakterneurosen)
531	0,41	1	1	4	3	1	1	Magengeschwür
707	0,31	4	3	4	4	1	1	Chronisches Ulcus der Haut (Dekubitus)
210-229	1,60	1	1	4	4	1	1	Gutartige Neubildungen
480-487	1,43	1	1	4	4	1	1	Pneumonie (Lungenentzündung) und Grippe

Tabelle 5. Fortsetzung

ICD	Fz × Vwd %	Vmbk	Ng	Bhbk	Ng	Bt der QoL	Ratio (Vmbk × Bhbk × QoL)/ N-grade	Diagnose-Text
550-553	1,29	1	1	4	4	1	1	Eingeweidebrüche
540-543	0,83	1	1	4	4	1	1	Appendizitis
366	0,75	1	1	4	4	1	1	Katarakt (Grauer Star)
680-686	0,74	1	1	4	4	1	1	Infektionen der Haut und des Unterhautzellgewebes
600	0,52	1	1	4	4	1	1	Prostatahyperplasie (Prostatavergrößerung)
001-009	0,39	1	1	4	4	1	1	Infektiöse Krankheiten des Verdauungssystems
241	0,37	1	1	4	4	1	1	Knotenstruma ohne Thyreotoxikose (Schilddrüsenüberfunkt.)
010-018	0,34	1	1	4	4	1	1	Tuberkulose
562	0,32	2	2	4	4	1	1	Darmdivertikel (Diverticulitis)
560	0,31	1	1	4	4	1	1	Darmverschluß (Ileus) ohne Angabe eines Eingeweidebruchs
535	0,30	1	1	4	4	1	1	Gastritis und Duodenitis
242	0,30	1	1	4	4	1	1	Thyreotoxikose mit oder ohne Struma
470	0,26	1	1	4	4	1	1	Nasenscheidewandverbiegung (Septumdeviation)
312	0,25	1	1	2	4	2	1	Anderweitig nicht klassifizierbare Störungen des Sozialverhaltens
626	0,24	1	1	4	4	1	1	Menstruationsstörungen und sonstige abnorme Blutungen aus dem weiblichen Genitaltrakt
564	0,20	1	1	4	4	1	1	Funkt. Verdauungsstörungen, anderw. nicht klassifiziert
460-466	0,45	2	3	4	4	1	1	Akute Infektionen der Atmungsorgane
451	0,35	2	4	4	4	1	1	Phlebitis und Thrombophlebitis

Fz = Fallzahl; Vwd = Verweildauer; Vmbk = Vermeidbarkeit; Ng = Nutzungsgrad; Bhbk = Behandelbarkeit; Bt der QoL = Beeinträchtigung der Lebensqualität; 1 = überhaupt nicht; 2 = wenig; 3 = mäßig; 4 = ausgezeichnet bzw. sehr stark

Die vorgelegte exemplarische Analyse hat sich auf häufige Krankheiten beschränkt; dies soll nicht bedeuten, daß die Häufigkeit (und damit die gesundheitsökonomische Relevanz) unbedingt ein prioritäres Kriterium wäre. Die direkten Krankheitskosten sind zumindest indirekt und partiell im Kriterium Belegungsanteil abgebildet, wobei hier nicht die jeweils absolute Höhe interessiert, vielmehr nur die Relationen. Die indirekten Krankheitskosten sind weitgehend unbekannt. Sie sind in sofern relevant, als manche Krankheiten nicht in allen sozialen Schichten gleichermaßen vorkommen. Noch unsicherer ist die Datenbasis für Kosten der

Krankheitsvermeidung (Primärprävention). Die Verläßlichkeit (semiquantitativ) der hier exemplarisch vorgeführten Priorisierung von Gesundheitszielen müßte durch Konsens von Experten der jeweiligen Fachgebiete zunächst optimiert werden, um sie dann quantifizieren zu können.

Schließlich wäre ein Ranking zu versuchen, wie mit den relativ geringsten Mitteln am schnellsten die am stärksten langfristig die Lebensqualität (QoL) beeinträchtigenden und kostenträchtigsten Krankheiten bei gerechtester Verteilung welche Gesundheitsziele zu erreichen wären. Dies wären Krankheiten mit hoher Prävalenz und geringer aktueller Nutzung wirksamer Behandlungsmöglichkeiten. Dieses Ranking (Tabelle 5) ließe sich als Produkt aus Beeinträchtigung (QoL), Behandelbarkeit (Bhbk) und Vermeidbarkeit (Nmbk; Primärprävention) dividiert durch den aktuellen Nutzungsgrad (Ng) der Primärprävention und der Behandlungsoptionen (und die Tagesbehandlungskosten) operationalisieren (Ratio = (QoL $\times$ Bhbk $\times$ Vmbk)/(Ng$_{Vmbk}$ $\times$ Ng$_{Bhbk}$).

Bei dieser Art Analyse finden sich an den führenden Rangplätzen (Tabelle 5) die depressive und manisch-depressive Krankheit, Diabetes mellitus, Alkoholabhängigkeit, Medikamenten- und Drogenabhängigkeit und auch die Schizophrenien.

Schlußfolgerungen

Wenn es denn ein gesundheitspolitisches Problem „neue Neuroleptika" gibt, so resultiert es nicht direkt aus rechtlichen Vorgaben, sondern aus dem Verteilungskampf bei begrenzten (aber dennoch im internationalen Vergleich reichlichen) Ressourcen. Hier fragt man sich, ob in diesem Verteilungskampf die Interessen der psychisch Kranken hinreichend verteidigt werden. Zweifel daran ergeben sich aus der bereits vor der Einführung innovativer Psychopharmaka in den letzten Jahren bestehende Unterbehandlung psychischer Störungen (7–9), die ein internationales Problem darstellt. Die exemplarische Analyse zeigt, daß der Behandlung von psychischen Störungen allgemein und derjenigen der Schizophrenien im besonderen eine hohe Priorität zukommt, sofern man der Methodik und den Voraussetzungen dieser Analyse folgen will. Ob man sich für eine solche Priorisierung entscheidet, ist letztlich im gesellschaftlichen Konsens keine wissenschaftliche, sondern eine normative Frage. Das bedeutet, daß die psychiatrische Wissenschaft an dieser Konsensbildung aktiv mitwirken muß. Dieser Konsens wird nicht durch Maßnahmen der Gesetzgebung gestaltet. Die Gesetzgebung sieht ausdrücklich vor, daß mehr Ressourcen zur Verfügung gestellt werden dürfen (und müssen), wenn medizinische Innovationen dies verlangen. Gerade in der Behandlung psychischer Störungen aber könnte eine bessere Koordinierung der Abläufe z.B. durch geringere Hospitalisierungsbedürftigkeit (Abb. 19, 20) Ressourcen freisetzen, die dem Problem „neue Neuroleptika" zugeführt werden könnten.

Literatur

1. Davies LM, Drummond MF (1993) Assessment of costs and benefits of drug therapy for treatment-resistant schizophrenia in the United Kingdom. Br J Psychiatry 162: 38–42
2. Essock SM, Hargreaves WA, Covell NH, Goethe J (1996) Clozapine's effectiveness for patients in state hospitals: Results from a randomized trial. Psychopharmacol Bull 32: 683–697

3. Essock SM, Hargreaves WA, Dohm FA, Goethe J, Carver L, Hipshman L (1996) Clozapine eligibility among state hospital patients. Schizophr Bull 22: 15–25
4. Freeman HL (1997) Amisulpride compared with standard neuroleptics in acute exacerbations of schizophrenia: Three efficacy studies. Int Clin Psychopharmacol 12: S11–S17
5. Hamilton SH, Revicki DA, Genduso LA, Besley CM (1998) Olanzapine versus placebo and haloperidol: Quality of life and efficacy results of the North American double-blind trial. Neuropsychopharmacology 18: 41–49
6. Henke KD, Martin K, Behrens C (1997) Direkte und indirekte Kosten von Krankheiten in der Bundesrepublik Deutschland 1980 und 1990. Z f Gesundheitswiss 5: 123–145
7. Kennedy BL, Schwab JJ (1997) Utilization of medical specialists by anxiety disorder patients. Psychosomatics 38: 109–112
8. Kissling W (1994) Compliance, quality assurance and standards for relapse prevention in schizophrenia. Acta Psychiatr Scand Suppl 89: 16–24
9. Lepine JP, Gastpar M, Mendlewicz J, Tylee A (1997) Depression in the community: The first pan-European study DEPRES (Depression Research in European Society). Int Clin Psychopharmacol 12: 19–29
10. Moller HJ, Boyer P, Fleurot O, Rein W (1997) Improvement of acute exacerbations of schizophrenia with amisulpride: A comparison with haloperidol. Psychopharmacology 132: 396–401
11. Naber D (1998) Subjective experiences of schizophrenic patients treated with antipsychotic medication. Int Clin Psychopharmacol 13: 41–45
12. Nabulsi AA, Braus AJ, Mack RJ et al. (1996) Reduction of hospital days in sertindole treated patients – one year findings. (Abstract) APA Congress
13. Revicki DA (1997) Methods of pharmacoeconomic evaluation of psychopharmacologic therapies for patients with schizophrenia. J Psychiatry Neurosci 22: 256–266
14. Satterlee W, Dellce M, Beasley C (1996) Effectiveness of olanzapine in long-term continuation treatment. (Abstract) Boca Raton
15. Song F (1997) Risperidone in the treatment of schizophrenia: A meta-analysis of randomized controlled trials. J Psychopharmacol 11: 65–71
16. Tamminga CA, Mack RJ, Granneman GR, Silber CJ, Kashkin KB (1997) Sertindole in the treatment of psychosis in schizophrenia: Efficacy and safety. Int Clin Psychopharmacol 12: 29–35
17. Tran PV, Hamilton SH, Kuntz AJ, Potvin JH, Andersen SW, Beasley CJ, Tollefson GD (1997) Double-blind comparison of olanzapine versus risperidone in the treatment of schizophrenia and other psychotic disorders. J Clin Psychopharmacol 17: 407–418
18. van Kammen DP, McEvoy JP, Targum SD, Kardatzke D, Sebree TB (1996) A randomized, controlled, dose-ranging trial of sertindole in patients with schizophrenia. Psychopharmacology 124: 168–175
19. Wetzel H, Grunder G, Hillert A, Philipp M, Gattaz WF, Sauer H, Adler G, Schröder J, Rein W, Benkert O (1998) Amisulpride versus flupentixole in schizophrenia with predominantly positive symptomatology – a double-blind controlled study comparing a selective D2-like to a mixed D1-/D2-like antagonist. The amisulpride study group. Psychopharmacology 137: 223–232
20. Wyatt RJ (1994) The cost of schizophrenia-productive person years: making direct and indirect costs understandable. Neuropsychopharmacology 10: 597
21. Zimbroff DL, Kane JM, Tamminga CA, Daniel DG, Mack RJ, Wozniak PJ, Sebree TB, Wallin BA, Kashkin KB, and the Sertindole Study Group (1997) Controlled, dose-response study of sertindole and haloperidol in the treatment of schizophrenia. Am J Psychiatry 154: 782–791

Für die Verfasser:
Prof. Dr. med. J. Fritze
Leitender Arzt
Verband der Privaten Krankenversicherung
Bayenthalgürtel 26
50968 Köln

Sachregister

A
Akathisie 7
Amisulprid 1, 19, 20, 29
- Charakterisierung 59
- Ergebnisse neuerer Studien 37, 38
- placebokontrollierte Studie bei Patienten mit Negativsymptomatik 29
Anhedonie, neuroleptisch-induzierte 8
anticholinerge Nebenwirkungen 69
Antipsychotika
- atypische 2
- neue 94-100
- typische 2
APA-Praxisleitlinie zur Schizophreniebehandlung 83-85
- *Algorithmus* 85
Arzneimittelwirkungen, unerwünschte (s. Nebenwirkungen)

B
Befindlichkeit, subjektive 7, 8
- SWN („subjective well-being under neurleptic treatment") 8
Belegungszahlen, stationärer Aufnahmen (*Übersicht*) 149-152
berufliche Funktionsfähigkeit, schlechte 45
Bezirkskrankenhaus (s. Landes- und Bezirkskrankenhäuser)

C
Charakterisierung atypischer Neuroleptika 58, 59
Cholestase und Leberwerterhöhung 69
Clozapin
- Charakterisierung 58
- Ergebnisse neuerer Studien 31, 32
- erstes atypisches Neuroleptikum 25
- subjektive Nebenwirkungen 11
- Therapieresistenz 47
- weitere Neuroleptika 1
Compliance 1-9
CPMP-Richtlinien 30

D
Defizitsyndrom
- chronisches 28
- Kriterien für Schizophrenie mit Defizitsyndrom 29
- neuroleptisch-induziertes 8
Depot-Applikationsformen, Neuroleptika 4, 94
- Nebenwirkungen (*Übersicht*) 4
- Vorteile 118
Depression / depressive Symptome 6, 8
- akinetische 8
- pharmakogene 8
DGPPN-Leitlinien (*Übersicht*) 86-88
Diagnosenfallzahlen, stationäre Behandlung (*Übersicht*) 144-149
Dyskinesie 2
- Spätdyskinesie 2
- tardive 2
Dysphorie / dysphorische Reaktion 7
- neuroleptische 8

E
Einzelprädiktoren 46
Entlassungsmedikation 113
Erschöpfungssyndrom, postremissives 8
„evidence-based medicine working group" 79
extrapyramidal-motorische Symptome 62, 63

F
Funktionsfähigkeit, schlechte berufliche und soziale 45

G
gesundheitsökonomische Analyse 123-153
gesundheitspolitische Bedeutung 132
Gesundheitswesen, Ressourcenverteilung 125-129
Gesundheitsziele 137-153
Gewichtszunahme 5, 71

H

hämatopoetisches System, Wirkung auf 70
Hauptindikation, atypisches Neuropleptikum 113
Hyperprolaktinämie 4

K

kardiovaskuläre Nebenwirkungen 66–68
- Verlängerung der QT-Zeit 67
klinische Prüfungen mit atypischen Neuroleptika 30
kognitive Symptome 6
Kombinationsbehandlung, medikamentöse 52
- Indikation 115
- Mehrfachmedikation / Kombinationsbehandlung (*Übersicht*) 96
Kosten / Behandlungskosten 130, 131
- Kostenarten 130
- der Schizophrenie 136
Krampfanfälle, zerebrale 65
Krankenhausverweildauer 131

L

Landes- und Bezirkskrankenhäuser, Schizophrenie-Therapie 93–100, 103–106
- Anspruch und Wirklichkeit 93–100
- Verordnungszahlen 95, 96
Lebensqualität 9–12
Leberwerterhöhung und Cholestase 69
Leitlinien der Schizophreniebehandlung 79–89
- andere Leitlinien 87
- APA-Praxisleitlinie zur Schizophreniebehandlung 83–85
- DGPPN-Leitlinien (*Übersicht*) 86–88
- Disseminierung, Implementierung und Evaluation 81
- Eigenschaften effektiver und effizienter Leitlinien (*Übersicht*) 81
- Expertenkonsens (*Übersicht*) 82, 83
- PORT-Behandlungsempfehlungen 84
- Psychiatrieleitlinien 80, 81

M

malignes neuroleptisches Syndrom 68, 69
medikamentöse Kombinationsbehandlung 52, 115
Mehrfachmedikation / Kombinationsbehandlung (*Übersicht*) 96

N

Nebenwirkungen / unerwünschte Arzneimittelwirkungen
- andere 71
- anticholinerge 69
- Depot-Neuroleptika 4
- extrapyramidal-motorische 62, 63
- Gewichtszunahme 71
- hämatopoetisches System, Wirkung auf 70
- kardiovaskuläre 66–68
- Leberwerterhöhung und Cholestase 69
- malignes neuroleptisches Syndrom 68, 69
- nicht-ZNS-bezogene 66–68
- sexuelle Störungen 70, 71
- subjektive 11
- *Übersicht* 61–62
- zentralnervöse 62
Negativsymptomatik / negative Symptomenbehandlung 5, 6, 25–38
- Ätiologie, heterogene 26
- Interpretationsfehler, mögliche 27
- persistierende 45
- sekundäre 6, 27
- Therapie 30
Nervenarzt, niedergelassener, Schizophrenie-Therapie 117–121
nicht-ZNS-bezogene unerwünschte Arzneimittelwirkungen 66–68
Nonresponder 46

O

Olanzapin 1, 17, 18
- Charakterisierung 58
- Ergebnisse neuerer Studien 35–37
- extrapyramidal-motorische Nebenwirkungen 63
- Therapieresistenz 49

P

Pfadanalyse 26
Pharmakoepidemiologie 95
Pharmaökonomie 133–137
Plasmaspiegelbestimmung 51
PORT-Behandlungsempfehlungen 84
Positivsymptomatik 44, 45
- andauernde 44
Prädiktionsforschung 46
- Einzelprädiktoren 46
Praxis des niedergelassenen Nervenarztes, Schizophrenie-Therapie 117–121
- APA-Praxisleitlinie 83, 84
Prolaktinspiegel 4
Psychiatrie
- Leitlinien (*s. dort*) 80, 81
- Position der 131–133
Psychopharmakotherapie 104

Q

QT-Zeit-Verlängerung als Nebenwirkung 67
Qualitätsmanagement 79
Quetiapin 1, 20, 21
- Charakterisierung 59
- Therapieresistenz 50

R

rechtliche Sicht 123-125
Rehabilitation 11, 12
Rehospitalisierungsraten 135
Ressourcenverteilung im Gesundheitswesen 125-129
Rezeptorbindungsprofile atypischer Neuroleptika (*Übersicht*) 60
Rezidivprophylaxe 117
Risperidon 1, 17
- Charakterisierung 58
- Ergebnisse neuerer Studien 33, 34
- extrapyramidal-motorische Nebenwirkungen 63
- Therapieresistenz 48

S

Schizophreniebehandlung
- Kosten 136
- Leitlinien 79-89
Sedierung 65
Sertindol 7, 19
- Charakterisierung 58
- Ergebnisse neuerer Studien 34, 35
- extrapyramidal-motorische Nebenwirkungen 63
- Therapieresistenz 50
sexuelle Störungen 4, 70, 71
soziale Funktionsfähigkeit, schlechte 45
sozialpsychiatrische Konzepte 104
Spätdyskinesien 64, 65
Standards 79
stationäre medikamentöse Therapie (*Übersicht*) 112
SWN („subjective well-being under neurleptic treatment") 8

T

Therapie der Schizophrenie
- Evaluierung von neuen Therapieansätzen 112
- Kosten (*s. dort*) 130, 131
- Landes- und Bezirkskrankenhäuser 93-100, 103-106
- niedergelassener Nervenarzt 117-121
- Übersicht 119
- Universitätsklinik, Schizophrenie-Spezialstation 109-115
Therapie-Nonresponse 43
therapierefraktäre Schizophrenie 43

Therapieresistenz 43-52
- Bedingungsfaktoren auf eine antipsychotische medikamentöse Behandlung 46
- - Clozapin 47
- - Olanzapin 49
- - Quetiapin 50
- - Risperidon 48
- - Sertindol 50
- - Ziprasidon 50
- - Zotepin 50
- Definition 44
- Einflußfaktoren 46
- Häufigkeit 45
Therapierichtlinien 51, 52
Therapiewandel mit atypischen Neuroleptika 105
Toleranzphänomene, Neuroleptika 21

U

unerwünschte Arzneimittelwirkungen (*s. Nebenwirkungen*)
Universitätsklinik, Schizophrenie-Spezialstation 109-115
- Patientenbeschreibung 110, 111
- Pharmakotherapie 111-115

V

Verordnung von Neuroleptika 134
versicherungsrechtliche Aspekte 124
Verträglichkeitsaspekte 2-5, 57-72

W

Wiedereingliederung 11
Wirkungen
- auf Positivsymptomatik bei Schizophrenie 17-21
- subjektive 1

Z

zerebrale Krampfanfälle 65
Ziprasidon 1
- Charakterisierung 59
- Therapieresistenz 50
Zotepin 1
- Charakterisierung 58
- Ergebnisse neuerer Studien 32
- Therapieresistenz 50

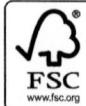

MIX
Papier aus verantwortungsvollen Quellen
Paper from responsible sources
FSC® C105338

If you have any concerns about our products,
you can contact us on
ProductSafety@springernature.com

In case Publisher is established outside the EU,
the EU authorized representative is:
**Springer Nature Customer Service Center GmbH
Europaplatz 3, 69115 Heidelberg, Germany**

Printed by Libri Plureos GmbH
in Hamburg, Germany